HIV-Arbeitskreis Südwest
und Deutsche AIDS-Hilfe e.V. (Hrsg.)

HIV und AIDS

Ein Leitfaden für Ärzte, Helfer und Betroffene

3. Auflage

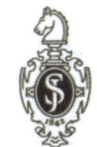

Herausgeber:
HIV-Arbeitskreis Südwest
Q 1, 17—18
68161 Mannheim
Tel. 06 21 / 1 22 02 79
Fax 06 21 / 1 22 02 89

Deutsche AIDS-Hilfe e.V.
Dieffenbachstr. 33
10967 Berlin
Tel. 0 30 / 6 90 08 70

Redaktion und wissenschaftlicher Beirat:
G. Ader, J. Brust, H. Butscher, M. Hartmann, S. Holm, H. Klinker, U. Meurer, F. Mosthaf, D. Schuster

Weitere Autoren:
M. Beichert, Th. Böhler, G. Eigel, R. v. Einsiedel, K. Fleischer, J. Gölz, J. Goldbach, B. Gröschel, H. Gümbel, K. Heintz, E. Klinker, G. Kremer, P. Losse Brust, H. Mosthaf, M. Nowak, W. Pfitzer, E. Schielke, A. Schwenk

Idee und Koordination:
Gerhard Ader und Helmut Butscher

Stand: Juli 1998

ISBN 978-3-662-07795-5   ISBN 978-3-662-07794-8 (eBook)
DOI 10.1007/978-3-662-07794-8

Die Deutsche Bibliothek – CIP-Einheitsaufnahme
HIV und AIDS : ein Leitfaden für Ärzte, Helfer und Betroffene / Ed.: Deutsche Aids-Hilfe e.V., Berlin ; HIV-Arbeitskreis Südwest, Mannheim. – Berlin ; Heidelberg ; New York ; Barcelona ; Budapest ; Hongkong ; London ; Mailand ; Paris ; Santa Clara ; Singapur ; Tokio : Springer

Dieses Werk ist urheberrechtlich geschützt. Die dadurch begründeten Rechte, insbesondere die der Übersetzung, des Nachdrucks, des Vortrags, der Entnahme von Abbildungen und Tabellen, der Funksendung, der Mikroverfilmung oder der Vervielfältigung auf anderen Wegen und der Speicherung in Datenverarbeitungsanlagen bleiben, auch bei nur auszugsweiser Verwertung, vorbehalten. Eine Vervielfältigung dieses Werkes oder von Teilen dieses Werkes ist auch im Einzelfall nur in den Grenzen der gesetzlichen Bestimmungen des Urheberrechtsgesetzes der Bundesrepublik Deutschland vom 9. September 1965 in der jeweils geltenden Fassung zulässig. Sie ist grundsätzlich vergütungspflichtig. Zuwiderhandlungen unterliegen den Strafbestimmungen des Urheberrechtsgesetzes.

© Springer-Verlag Berlin Heidelberg 1998
Ursprünglich erschienen bei Springer-Verlag Berlin Heidelberg New York 1998
Die Wiedergabe von Gebrauchsnamen, Handelsnamen, Warenbezeichnungen usw. in diesem Werk berechtigt auch ohne besondere Kennzeichnung nicht zu der Annahme, daß solche Namen im Sinne der Warenzeichen- und Markenschutz-Gesetzgebung als frei zu betrachten wären und daher von jedermann benutzt werden dürfen.

Produkthaftung: Für Angaben über Dosierungsanweisungen und Applikationsformen kann vom Verlag keine Gewähr übernommen werden. Derartige Angaben müssen vom jeweiligen Anwender im Einzelfall anhand anderer Literaturstellen auf ihre Richtigkeit überprüft werden.

Satz: Mitterweger Werksatz GmbH, Plankstadt

Vorwort der Deutschen AIDS-Hilfe e.V.

Liebe Leserin, lieber Leser,

als uns die Idee zu diesem Handbuch vorgestellt wurde, haben wir uns spontan entschlossen,
es mit herauszugeben. Gewiß gibt es mittlerweile eine Fülle von Literatur zum Thema AIDS.
In seiner komprimierten Form, praktisch für die Kitteltasche, stellt dieser Leitfaden etwas Neues dar.
Das gesamte Wissen zu HIV läßt sich sicher nicht so kurz darstellen;
wichtige Themen können nur angerissen werden.
Die wesentlichen Erkenntnisse sind aber durch die Kurzform schnell abrufbar,
für ausführlicheren Lektürebedarf haben wir eine Literaturliste beigefügt.
Wir hoffen also, mit diesem Kompendium einen Beitrag zur
Verbesserung der medizinischen Versorgung für Menschen mit HIV leisten zu können.
Bedanken möchten wir uns bei dem HIV-Arbeitskreis Südwest,
durch dessen Initiative dieser Leitfaden entstanden ist.

Uli Meurer
Deutsche AIDS-Hilfe e.V.

Inhaltsverzeichnis

Vorwort der Deutschen AIDS-Hilfe e.V.
Autoren
Einleitung

I GRUNDLAGEN
A Epidemiologie
    A1 Weltweit
    A2 In Deutschland
B Das Virus
    B1 Aufbau
    B2 Vermehrung
    B3 Zielzellen für HIV
    B4 Übertragung
    B5 HIV-Subtypen
C Infektionsverlauf
    C1 Klinischer Verlauf
    C2 Laborverlauf

II DIAGNOSTIK
A CDC-Klassifikation (1993)
B HIV-Tests
    B1 Teststandard
    B2 Heimtest
    B3 Testberatung
C Vorgehen bei diagnostizierter HIV-Infektion
D Laboruntersuchungen
    D1 Anforderung an die Laborleistungen

    D2 Problematik der Laborparameter
    D3 Einteilung in Behandlungsgruppen
    D4 Viruslastbestimmung

III THERAPIE
A Antiretrovirale Therapie
    A1 Prognose in Abhängigkeit von der Viruslast
    A2 Indikation für den Beginn der antiretroviralen Therapie
    A3 Aktuelle antiretrovirale Therapien
    A4 Einnahmehinweise für Medikamente zur antiretroviralen Therapie
    A5 Nukleosidale Reverse Transkriptasehemmer (NRTI)
    A6 Proteasehemmer
    A7 Nicht-Nukleosidale Reverse Transkriptasehemmer (NNRTI)
    A8 Neue antiretrovirale Substanzen
    A9 Immunogene Bestandteile zur Vakzination
    A10 Molekularbiologische und sonstige Therapieansätze
    A11 Eradikation
    A12 Immunglobuline
    A13 HIV und Schwangerschaft
    A14 Nadelstichverletzung – Berufliche HIV-Exposition
B Wirkverlust antiretroviraler Medikamente (Resistenzentwicklung)
    B1 Mutationen in der Reversen Transkriptase
    B2 Mutationen in der HIV-Protease

IV KOMPLEMENTÄRE THERAPIEFORMEN

V HÄUFIGSTE KRANKHEITSBILDER UND IHRE THERAPIE
A Orale Haarleukoplakie
B Candida-Infektionen
C Herpes simplex-Infektionen
D Varizella zoster-Infektionen
E CMV-Infektionen
F Pneumocystis carinii-Pneumonie (PcP)
G Zerebrale Toxoplasmose
H Tuberkulose
I Atypische Mykobakteriose
J Kryptosporidiosen
K Aspergillose
L Kryptokokkose
M Wasting-Syndrom
N HIV-Enzephalopathie (AIDS-Demenz-Komplex)
O Kaposi-Sarkom (KS)
P Lymphome
Q Andere Tumoren

VI VOM SYMPTOM ZUR DIAGNOSE
A Fieber und/oder Gewichtsverlust
B Gastrointestinaler Symptomenkomplex
C Pulmonaler Symptomenkomplex
D Neurologisch-psychiatrischer Symptomenkomplex
E Ophthalmologischer Symptomenkomplex

VII SONSTIGES
A Dermatologische Manifestationen bei HIV-Infektion
   A1 Viren
   A2 Bakterien
   A3 Pilze
   A4 Sonstige
B Neurologische Manifestationen
   B1 Zerebrale Erkrankungen
      B1a *HIV-Enzephalopathie*
      B1b *Zerebrale Toxoplasmose*
      B1c *Kryptokokken-Meningitis*
      B1d *Primäres ZNS-Lymphom*
      B1e *Progressive multifokale Leukenzephalopathie (PML)*
   B2 Erkrankungen des Rückenmarks und des peripheren Nervensystems
      B2a *HIV-assoziierte Myelopathie / HIV-assoziierte akute Polyradikulitis*
      B2b *CMV Myeloradikulitis / HIV-assoziierte dystal-symmetrische Polyneuropathie*
   B3 Erkrankungen der quergestreiften Muskulatur
      B3a *HIV-assoziierte Myopathie*
C Häufigste Augenaffektionen
D Diagnose und Therapie der HIV-Infektion bei Kindern
   D1 Betreuung HIV-exponierter bzw. HIV-infizierter Neugeborener und Säuglinge
   D2 Supportivtherapie
   D3 Indikationen für die antiretrovirale Therapie

E   HNO-Manifestationen
  E1   Äußeres Ohr/Gehörgang
  E2   Mittelohr
  E3   Innenohr
  E4   Nasen- und Nasennebenhöhlen
  E5   Mundhöhle
  E6   Pharynx
  E7   Speicheldrüsen
F   Zahnkomplikationen
G   Impfschutz
H   HIV-infizierte Drogenkonsumenten
  H1   Besonderheiten im Verlauf der HIV-Infektion
  H2   Spezielle Regeln
  H3   Günstige Therapieschemata bei Drogenkonsumenten
  H4   Screening der antiretroviralen Therapie bei Drogenab-
        hängigen
  H5   Methadonverordnung und Dosierung
  H6   Indikation zur Substitution als Kassenleistung
I   Tips zur Lebensführung
J   Psychiatrische Krankheitsbilder
K   Psychotherapie bei HIV-Patienten
L   Schmerztherapie
M   Ernährung
  M1   Mangelernährung
  M2   Methoden der Ernährungstherapie
  M3   Medikamentöse Therapie bei Mangelernährung
  M4   Ernährungsprobleme und Lösungen
  M5   HIV-Medikamente und Ernährung
N   Pflegeversicherung

VIII DIE ROLLE DES HAUSARZTES

IX TYPISCHE BEFUNDE

X   LITERATURLISTE

XI ADRESSENVERZEICHNIS
A   Liste der Schwerpunktpraxen und Ambulanzen
B   Verbände
C   AIDS-Hilfen und andere Beratungsstellen
D   AIDS-Spezialpflegedienste
E   Tropenmedizinische Institutionen in Deutschland
**F   Zentren für die medizinische Betreuung und Beratung
       in Österreich**
**G   Zentren für die medizinische Betreuung und Beratung
       in der Schweiz**
H   Liste internationaler AIDS-Organisationen

XII ANHANG
**A   Deutsch-Österreichische Richtlinien zur antiretroviralen
       Therapie der HIV-Infektion**
B   Kongreßbericht Chicago, Februar 1998

Autoren

Gerhard Ader
Am Kocherbach 12 A
69483 Waldmichelbach 1

Dr. med. Matthias Beichert
Klinikum Mannheim der
Universität Heidelberg
Frauenklinik
Theodor-Kutzer-Ufer
68135 Mannheim

Dr. med. Thomas Böhler
Universitätsklinik
Kinderklininik
Prittwitz Straße 43
89075 Ulm

Dr. phil. nat. Jürgen Brust
Praxis für Innere Medizin, Hämatologie
und Internistische Onkologie
Q1, 17-18
68161 Mannheim

Helmut Butscher
Hauäckerstraße 36
70771 Leinfelden-Echterdingen

Dr. med. dent. Gernot Eigel
Neuer Markt 9
76275 Ettlingen

Dr. med. Regina von Einsiedel
Universitätsklinikum
Psychiatrische Klinik
Voßstraße 4
69115 Heidelberg

Prof. Dr. med. Klaus Fleischer
Missionsärztliche Klinik
Tropenmedizinische Abteilung
Salvatorstraße 7
97074 Würzburg

Dr. med. Jörg Gölz
Arzt für Allgemeinmedizin
Kaiserdamm 24
14057 Berlin

Dr. rer. nat. Joachim Goldbach
Hartwicusstraße 8
22087 Hamburg

Dr. rer. nat. Bettina Gröschel
Universität
Zentrum der Hygiene
Institut für Medizinische Virologie
Paul-Ehrlich-Straße 40
60596 Frankfurt/Main

PD Dr. med. Herrmann Gümbel
Universitätsklinikum
Zentrum für Augenheilkunde
Theodor-Stern-Kai 7
60596 Frankfurt/Main

Dr. med. Martin Hartmann
Universitätsklinikum
Hautklinik
Voßstraße 2
69115 Heidelberg

Dr. rer. nat. Klaus Heintz
Görzallee 89
12207 Berlin

Dr. med. Stefanie Holm
Klinikum Mannheim der
Universität Heidelberg
I. Innere Medizin
Theodor-Kutzer-Ufer
68135 Mannheim

PD Dr. med. Hartwig Klinker
Universitätsklinikum
Schwerpunkt Infektiologie und Hepatologie
Josef-Schneider-Straße 2
97080 Würzburg

Dr. med. Erdwine Klinker
Universitätsklinikum
Transfusionsmedizin
Josef-Schneider-Straße 2
97080 Würzburg

Gisela Kremer
Universitätsklinikum
I. Medizinische Klinik
Joseph-Stelzmannstraße 9
50924 Köln

Petra Losse-Brust
Ergotherapeutische Praxis
H1, 6-7
68159 Mannheim

Uli Meurer
Deutsche AIDS-Hilfe
Dieffenbachstraße 33
10967 Berlin

Dr. med. Franz Mosthaf
Praxis für Innere Medizin,
Hämatologie und Internistische Onkologie
Bettina von Arnim-Weg 3
76135 Karlsruhe

Hannelore Mosthaf
Fachapothekerin für Offizinpharmazie
Schillerstraße 53
76135 Karlsruhe

Dr. med. Wilfried Pfitzer
Hals-, Nasen-, Ohrenarzt
Georg-Friedrich-Straße 24
76131 Karlsruhe

Dr. med. Eva Schielke
Universitätsklinikum Charité
Neurologische Klinik
Schumannstraße 20-21
10117 Berlin

Dr. med. Dieter Schuster
Praxis für Innere Medizin, Hämatologie
und Internistische Onkologie
Q1, 17-18
68161 Mannheim

Dr. med. Achim Schwenk
Universitätsklinikum
I. Medizinische Klinik
Joseph-Stelzmannstraße 9
50924 Köln

Einleitung

Mitte 1990 gründeten wir den HIV-Arbeitskreis Südwest, um den Erfahrungsaustausch aller mit der HIV-Thematik betrauten Personen unserer Region zu verbessern. Durch die Komplexität der HIV-Infektion im medizinisch-wissenschaftlichen und psychosozialen Bereich ergibt sich inzwischen eine nahezu unüberschaubare Informationsfülle. Täglich werden neue Erfahrungsberichte und Studienergebnisse veröffentlicht.

Unser Ziel war es daher, eine übersichtliche, individuell strukturierbare und einfach zu aktualisierende Arbeitshilfe für Ärzte, Helfer und Betroffene zu erstellen. Dieses Ringbuch enthält die für den täglichen Bedarf wichtigen Informationen, vorwiegend in Form von Tabellen.

Durch fortschreitende Forschung und Erfahrung wird eine Korrektur und Ergänzung dieses Leitfadens ständig notwendig sein.

Dieser Entwicklung wollen wir durch die Lose-Blatt-Sammlung nachkommen.
Anregungen und Verbesserungen von Ihrer Seite sind deswegen willkommen.
Dank gilt allen, die an der Entstehung dieses Kompendiums mitgearbeitet haben.

Die Redaktion

I GRUNDLAGEN
Epidemiologie
Weltweit

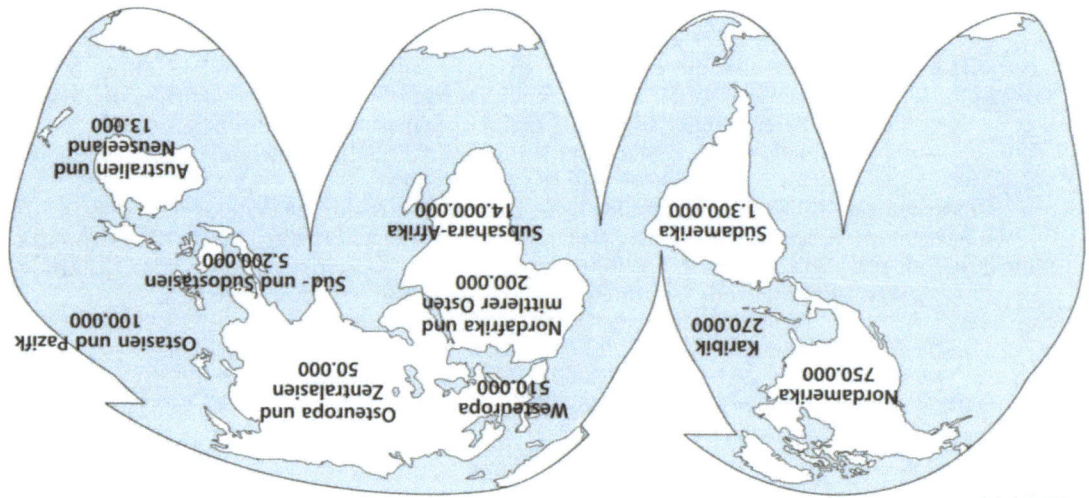

Verteilung der HIV-Infektionen auf die Erdregionen bezogen (Stand 12/97)

- Nordamerika 750.000
- Karibik 270.000
- Südamerika 1.300.000
- Westeuropa 510.000
- Osteuropa und Zentralasien 50.000
- Nordafrika und mittlerer Osten 200.000
- Subsahara-Afrika 14.000.000
- Ostasien und Pazifik 100.000
- Süd- und Südostasien 5.200.000
- Australien und Neuseeland 13.000

In Deutschland (Stand 12/97)

	HIV-Infektion	AIDS-Fälle
Gesamtzahl	50.000 - 60.000 (geschätzt)	17.048 Meldungen seit 1982
Männer	80 %	89 %
Frauen	20 %	11 %
Kinder unter 13 J.	1 % (etwa 500)	0,7 % (110 Kinder)
Neuinfektionen bzw. Neuerkrankungen pro Jahr	2000 - 2500	um 1700
Homosexuelle Kontakte bei Männern	55 %	48 %
i.v.-Drogenmißbrauch	15 %	16 %
Heterosexuelle Kontakte	13 %	9 %
Personen aus Endemiegebieten (Pattern II)	17 %	7 %
Vertikale Transmission (Mutter - Kind)	< 1 %	< 1 %
Bluttransfusionen und -produkte	0	< 1 %
Hämophile	0 %	< 1 %
Ohne Angaben	./.	19 %
Bisher an AIDS verstorben		10.953

Tabelle aus: Robert-Koch-Institut (RKI), AIDS-Zentrum

Kumulierte Inzidenzen, AIDS-Fälle pro Mio. Einwohner

Kumulierte Inzidenzen, Aids-Fälle pro Mio. Einwohner

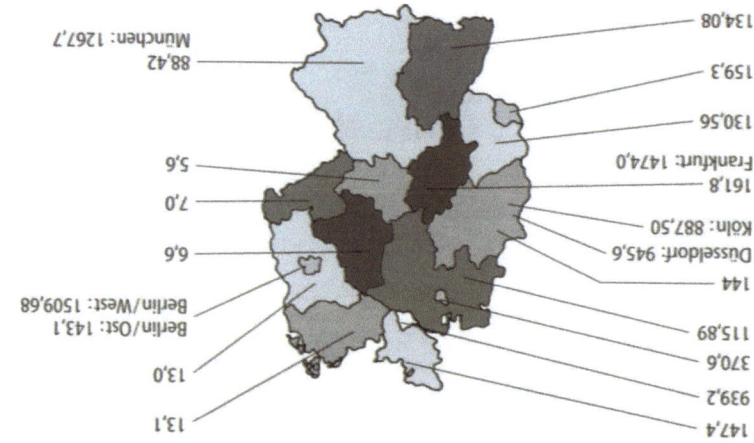

AIDS: Kumulierte Inzidenzen pro Mio. Einwohner nach Infektionsrisiken in Bundesländern bzw. ausgewählten Großräumen (Aus: Robert-Koch-Institut (RKI), AIDS-Zentrum 12/97)

- 134,08
- 159,3
- 130,56
- Frankfurt: 1474,0
- 161,8
- Köln: 887,50
- Düsseldorf: 945,6
- 144
- 115,89
- 370,6
- 939,2
- 147,4
- 13,1
- 13,0
- Berlin/Ost: 143,1
- Berlin/West: 1509,68
- 6,6
- 7,0
- 5,6
- 88,42
- München: 1267,7

Das Virus

Aufbau

Das HI-Virus gehört zur Gruppe der Retroviren. Es trägt seine genetische Information auf der RNA und benötigt somit zur Vermehrung in der menschlichen Wirtszelle ein Enzym, die Reverse Transkriptase (RT), das diese Information in proteincodierende DNA umschreibt. Die Virusmoleküle gp120, gp41 und p24 spielen direkt oder indirekt (in Form der gegen sie vom Körper gebildeten Antikörper) eine wichtige Rolle bei der HIV-Diagnostik.

Den Großteil des Virusgenoms bilden drei Strukturgene: gag, pol und env. Diese werden ergänzt durch diverse Regulatorgene (tat, ref, nef, vif, vpu, vpr), die für die Kontrolle der Virusreplikation wichtig sind.

Die terminalen Enden des Genoms bilden LTR-Sequenzen, die Start und Ende der Transkription steuern. Die viralen Gene codieren für die Virusproteine, Protease, Integrase, Reverse Transkriptase (pol), die Capsid-, Matrix- und Nukleocapsidproteine (gag), sowie die HIV-Hüllproteine gp120 und gp41 (env). gp120 ermöglicht die Ankoppelung des Virus an die CD4-Moleküle der menschlichen Zielzellen.

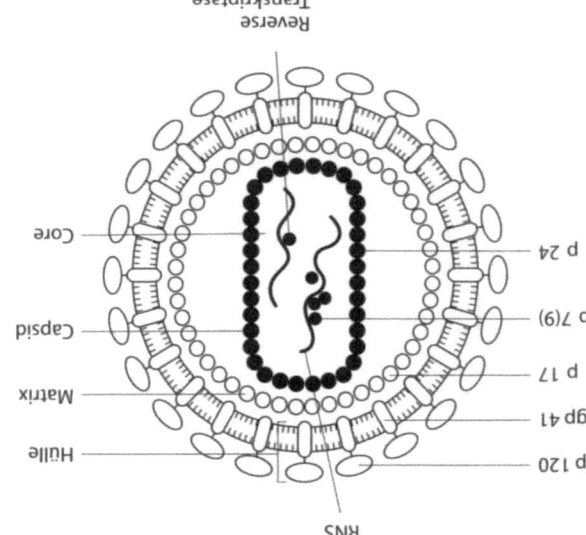

Schematische Darstellung des HI-Virus: Auf der linken Seite sind die am Aufbau des Viruspartikels beteiligten Moleküle und auf der rechten Seite die daraus resultierenden Viruskomponenten aufgeführt

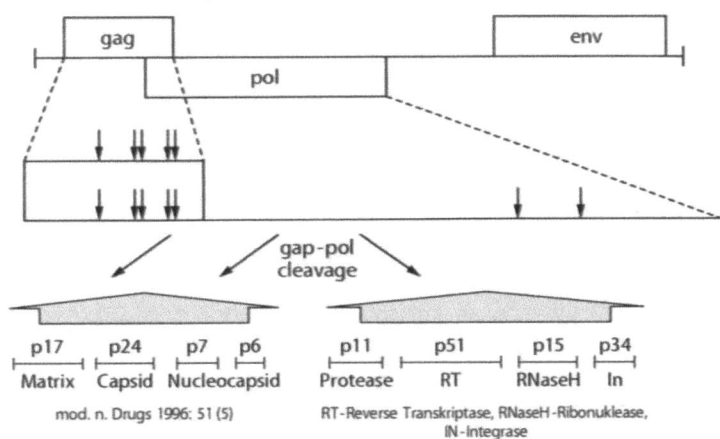

Virusgenom

Vermehrung

Durch die Bindung seines gp120-Hüllproteins an den CD4-Zellen-Rezeptor gelangt das Virus in die Körperzelle. Es verliert seine Hülle. Neben dem CD4-Rezeptor ist ein zweiter Rezeptor an der Einschleusung von HIV in die Zielzelle beteiligt. Dieser Kofaktor (CXCR4) wurde Fusin genannt. Im Juni 1996 wurde erstmals der Korezeptor CCR-5 auf Makrophagen identifiziert. Die Häufigkeit von HIV-Infektionen ist bei Personen, die eine genetische Veränderung an diesem Rezeptor haben, seltener. Die virale RNA wird mit Hilfe seiner RT in DNA umgeschrieben und in das Wirtsgenom integriert. Der Zellstoffwechsel der Körperzelle wird aktiviert und produziert Virusbestandteile, die zusammengebaut als neue HI-Viren durch die Zellmembran ausgeschleust werden.

Vermehrung

❶ Eintritts-Inhibitoren

❷ Reverse Transkriptase-Inhibitoren

❸ Integrase-Inhibitoren

❹ + ❺ Protease-Inhibitoren

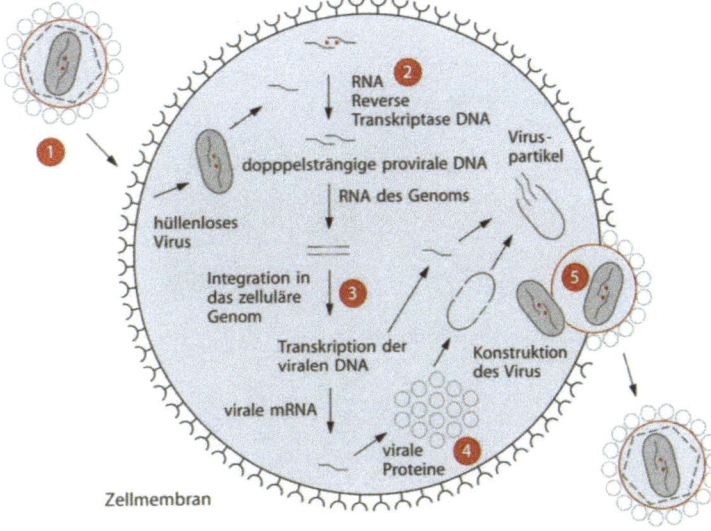

Replikationszyklus und Angriffspunkte der verfügbaren und potentiell wirksamen Medikamente

Zielzellen für HIV

sind die CD4-rezeptortragenden Zellen des Menschen: T-Zellen und Zellen des Monozyten-Makrophagen-Systems (Langerhans'sche-Zellen der Epidermis, follikuläre dendritische Zellen, antigenpräsentierende Zellen, Gehirnmikroglia sowie CD4-Zellen des Darms).

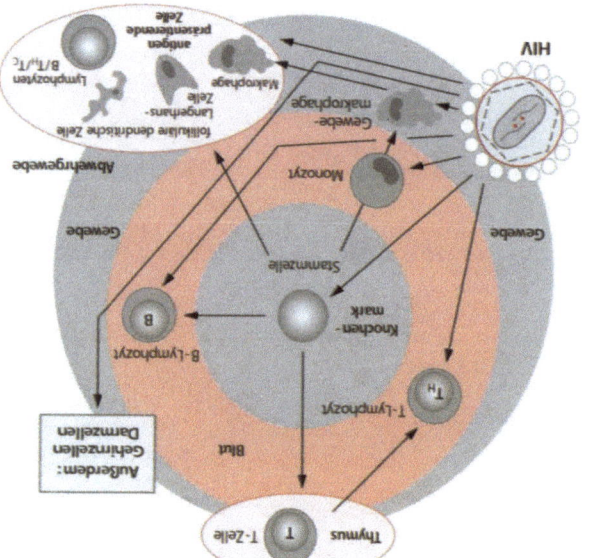

HIV-Zielzellen (Die Therapie der HIV-Infektion 1993. Hrsg. H.W. Busch / L. Gürtler)

Übertragung

HIV ist außerhalb von Körperflüssigkeiten sehr instabil.

HIV kann übertragen werden durch:

- ungeschützten Geschlechtsverkehr
- Gabe von Blut oder Blutderivaten
- Transplantation infizierter Organe
- Schwangerschaft, Geburt und Stillen
- gemeinsamen Gebrauch von kontaminierten Nadeln und Spritzen
- Nadelstichverletzungen, offene Hautwunden und Schleimhautkontakte (siehe Kapitel Nadelstichverletzungen)

HIV wird nicht übertragen durch:

- Toilettensitze, Schwimmbecken, Wasserhähne, Duschen
- Berühren und Umarmen von HIV-Infizierten
- Küssen
- Geschirr, Bettwäsche oder sonstige von HIV-Infizierten benutzte Gegenstände
- Nahrungsmittel, die von HIV-Infizierten zubereitet wurden
- Tröpfcheninfektion
- Mücken oder andere Insekten
- nichtsexuellen Sozial- und Körperkontakt
- Schmierinfektion (fäkal-oral)

HIV-Subtypen

Aufgrund umfangreicher Sequenzanalysen von HIV-1 wurden die Subtypen A bis J (HIV-1 Gruppe M) und das entfernt verwandte HIV-O (HIV-1 Gruppe O) nachgewiesen. Die Hauptsubtypen sind 1A, 1B, 1C und 1D. Die Subtypen 1E, 1G und 1H sind eng mit HIV-1A verwandt. Auch HIV-1A und 1C sowie 1B und 1D zeigen untereinander Homologien, so daß eine gemeinsame Abstammung des HIV angenommen wird. HIV-O ist heterogener in den einzelnen Virusisolaten als HIV-1. Eine Einteilung in Subtypen läßt sich nicht vornehmen.

Die derzeitige Einteilung der Subtypen wird in naher Zukunft revidiert. HIV-2 kann in die Subtypen A bis E unterteilt werden. Es hat eine mildere Pathogenität als HIV-1 und hat sich deshalb langsamer verbreitet.

Die genetische Variabilität führt zu Änderungen der externen Hüllproteine. Der Einfluß auf den Zelltropismus sowie die Frage, inwieweit das mit unterschiedlichen Transmissionswahrscheinlichkeiten einher geht, ist nicht ausreichend geklärt. Auch hinsichtlich der Entwicklung von Vakzinen ist noch kein allen Subtypen gemeinsamer Angriffspunkt gefunden worden. Doppelinfektionen mit verschiedenen Subtypen (z.B. B und E) wurden beobachtet.

Sämtliche HIV-1-, HIV-2- und HIV-0-Subtypen werden durch die gängigen Routine-Testmethoden erfaßt.

Literatur:
Gürtler L.G., Infection 25: 71-73, 1997
Merget-Millitzer H., AIDS-Forschung (AIFO) 10:531-532 (1995)
Artenstein A. W. et al., The Lancet 346:1197-1198 (1995)
Xin K.-Q., The Lancet 346: 1372-1373 (1995)

Subtyp	Ausbreitung
HIV-1 (Gruppe M)	
A	Zentral- und Ost-Afrika, selten Nordamerika, Europa
B	Zentral-Afrika, Nordamerika, Südamerika, hauptsächlich Europa, Indien, Indochina
C	Zentral- und Süd-Afrika, Europa, Indien, Indochina
D	Zentral-Afrika, Europa
E	Zentral-, Ost- und Süd-Afrika, Europa, Indien, Indochina
F	Zentral-Afrika, Südamerika, Europa
G	Zentral- und West-Afrika, Europa
H	Zentral-Afrika, Europa
I	Nahost
HIV-1 (Gruppe O)	
O	West-Afrika (Kamerun) vereinzelt Europa, USA
HIV-2	
A	Weltweit
B	West-Afrika, Europa, Indien
C, D, E	West-Afrika

Infektionsverlauf

Klinischer Verlauf

(ohne medikamentöse Therapie)

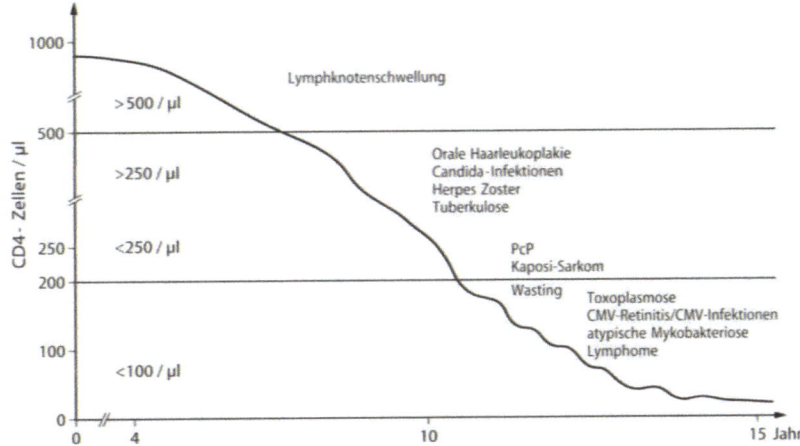

Beispielhafter Verlauf häufig auftretender Erkrankungen in Abhängigkeit vom Immunstatus. Komplette klinische Krankheitsbilder siehe Kapitel CDC-Klassifikation

Laborverlauf
(ohne medikamentöse Therapie)

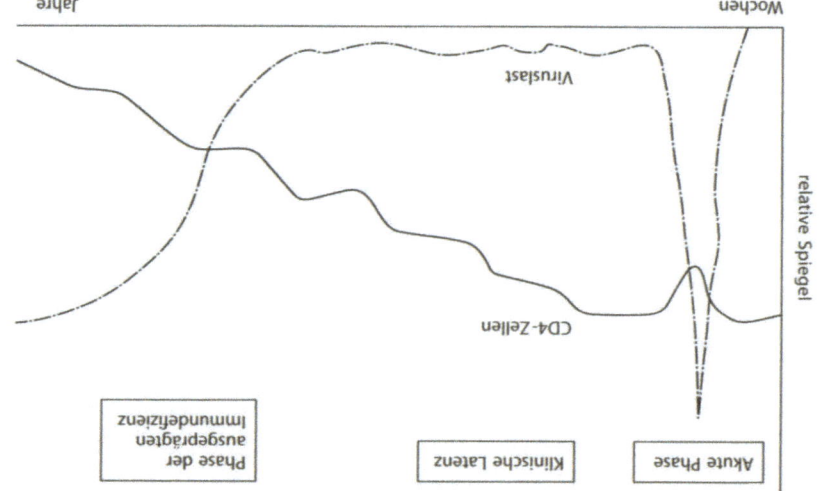

Mögliche Laborverlaufskurve der HIV-Infektion. Eine kontinuierliche HIV-Replikation findet in allen Phasen der Infektion statt.

II DIAGNOSTIK

CDC-Klassifikation (1993)

Die Laborkategorien 1 bis 3:

1: ≥ 500/µl CD4-Lymphozyten
2: 200 - 499/µl CD4-Lymphozyten
3: < 200/µl CD4-Lymphozyten

Die klinischen Kategorien A bis C

Kategorie A
- Asymptomatische HIV-Infektion
- persistierende generalisierte Lymphadenopathie (LAS)
- akute, symptomatische (primäre) HIV-Infektion (auch in der Anamnese)

Kategorie B
- Krankheitssymptome oder Erkrankungen, die nicht in die AIDS-definierende Kategorie C fallen, dennoch aber der HIV-Infektion ursächlich zuzuordnen sind oder auf eine Störung der zellulären Immunabwehr hinweisen
- Bazilläre Angiomatose
- Oropharyngeale Candida-Infektion
- Vulvovaginale Candida-Infektionen, die entweder chronisch (länger als ein Monat) oder nur schlecht therapierbar sind
- Zervikale Dysplasien oder Carcinoma in situ
- Konstitutionelle Symptome wie Fieber über 38,5 C oder länger als vier Wochen bestehende Diarrhöe
- Orale Haarleukoplakie
- Herpes Zoster bei Befall mehrerer Dermatome oder nach Rezidiven in einem Dermatom
- Idiopathische Thrombozytopenische Purpura
- Listeriose
- Entzündungen des kleinen Beckens, besonders bei Komplikationen eines Tuben- oder Ovarialabszesses
- Periphere Neuropathie

Kategorie C (AIDS-definierende Erkrankungen)
- Pneumocystis carinii-Pneumonie
- Toxoplasma Enzephalitis
- Ösophageale Candida-Infektion oder Befall von Bronchien, Trachea oder Lunge
- Chronische Herpes simplex-Ulcera oder Herpes-Bronchitis, -Pneumonie oder -Ösophagitis
- CMV-Retinitis
- generalisierte CMV-Infektion (nicht von Leber oder Milz)
- Rezidivierende Salmonellen-Septikämien
- Rezidivierende Pneumonien innerhalb eines Jahres
- Extrapulmonale Kryptokokken-Infektionen
- Chronische intestinale Kryptosporidien-Infektion
- Chronische intestinale Infektion mit Isospora belli
- Disseminierte oder extrapulmonale Histoplasmose
- Tuberkulose
- Infektionen mit Mykobakterium avium complex oder M. kansasii, disseminiert oder extrapulmonal
- Kaposi-Sarkom
- Maligne Lymphome (Burkitt's, immunoblastisches oder primär zerebrales Lymphom)
- Invasives Zervix-Karzinom
- HIV-Enzephalopathie
- Progressive multifokale Leukenzephalopathie
- Wasting-Syndrom

Laborkategorie (CD4-Lymphozyten)	Klinische Kategorie: A	B	C
1: (≥ 500/µl)	Stadium I	Stadium I	Stadium III
2: (200 - 499/µl)	Stadium I	Stadium II	Stadium III
3: (< 200/µl)	Stadium II	Stadium II	Stadium III

Die klinischen Kategorien der CDC-Klassifikation

HIV-Tests *(Erdwine Klinker)*

Prinzipiell gibt es zwei Wege zum Nachweis einer HIV-Infektion: den direkten **Virusnachweis** und den **Antikörpernachweis**. Ein direkter Virusnachweis ist mit der Polymerase Chain Reaction (PCR) möglich, mit der Teile weniger (integrierter) HIV-Genome oder viraler RNS-Moleküle vervielfältigt und sichtbar gemacht werden können. Der derzeit am weitesten verbreitete Antikörpernachweis beruht auf der Bestimmung von Antikörpern, die von HIV-Infizierten gegen HIV gebildet werden.

Diese Antikörper (anti-HIV) sind unmittelbar und kurzzeitig nach der Infektion noch nicht nachweisbar, so daß mit dieser Methode eine diagnostische Lücke entsteht. Die PCR eröffnet die Möglichkeit, diese diagnostische Lücke zu schließen.

Über 90 % der HIV-Infizierten sind jedoch 3-6 Monate nach der HIV-Infektion anti-HIV-positiv. Die Basismethode zur Bestimmung der Antikörper ist der sensitive anti-HIV-Enzym-Immunoassay (**anti-HIV-ELISA**) der alle Subtypen erfaßt. Er beruht auf dem Prinzip, daß anti-HIV-positive Seren die Bindung von enzymmarkierten HIV-Antikörpern an HIV-Antigene kompetitiv inhibieren. Desweiteren steht zum HIV-Antikörpernachweis ein Partikel-Immunassay zur Verfügung, der auf dem Prinzip der indirekten Partikelagglutination beruht. Chemisch inerte und biologisch inaktive Gelatinepartikel, die mit inaktivierten HIV-1- und HIV-2-Antigenen sensibilisiert wurden, agglutinieren in Gegenwart von HIV-1- und HIV-2-Antikörpern in Serumproben. Die Reaktion kann direkt abgelesen werden (A.J. Elavia et al., Vox Sang, 1995; 69:23-26). Positive oder grenzwertig positive Ergebnisse **müssen** zum Ausschluß falsch positiver Ergebnisse in einem Bestätigungstest überprüft werden, wozu derzeit ein Western Blot durchgeführt wird.

Dabei werden HIV-Proteine (-Antigene) in einem Gel entsprechend ihrer Größe aufgetrennt, mit den Antikörpern des HIV-Infizierten inkubiert und mittels anti-Human-IgG und einer Peroxidase-Reaktion sichtbar gemacht. Bei Verdacht auf eine frische HIV-Infektion sind ELISA und Western Blot nicht aussagekräftig. Hier hilft ein direkter Virusnachweis mit dem PCR-Verfahren.

Teststandard:

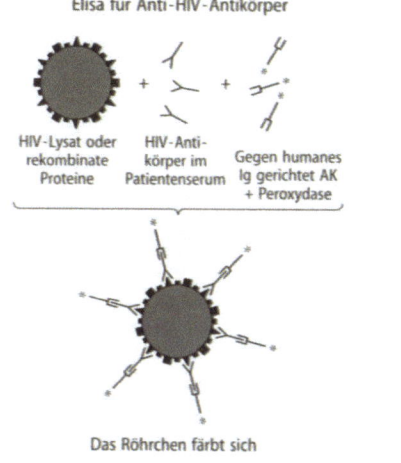

Elisa für Anti-HIV-Antikörper

HIV-Lysat oder rekombinate Proteine

HIV-Antikörper im Patientenserum

Gegen humanes Ig gerichtet AK + Peroxydase

Das Röhrchen färbt sich

1. Elisa-Test (Suchtest) → positiv → 2. Western Blot Kontrolltest (Bestätigungstest)

Die Testfolge des HIV-Nachweises

Heimtest

In Deutschland werden alle vorgenannten Tests in medizinischen Einrichtungen von einem Arzt veranlaßt und durch ihn eine Blutprobe durch Venenpunktion gewonnen. Ein in den USA durch die FDA inzwischen zugelassenes Testverfahren, ein sog. Heimtest bzw. Home-Collecting-Test für den Nachweis von HIV-1-AK, soll der testwilligen Person ein höheres Maß an Anonymität gewährleisten.

Das Prinzip:

Ein käuflich zu erwerbender Testkit, der alle notwendigen Utensilien enthält, ermöglicht es dem medizinischen Laien anhand geeigneter schriftlicher Instruktionen, selbst einige Blutstropfen durch Stich in die Fingerbeere zu gewinnen und diese auf ein spezielles Filterpapier aufzubringen. Nach Trocknung dieser Blutproben werden sie, mit dem individuellen Testbarcode gekennzeichnet, in beigefügtem Versandmaterial an ein professionelles Labor zur Auswertung verschickt. Die Ergebnismitteilung erfolgt bei telefonischem Rückruf durch die getestete Person, die Identifikation und Testzuordnung wird durch Nennung des Testbarcodes sichergestellt. Die Detektion der HIV-1-AK basiert auf dem bekannten Elisa-Prinzip (s.o.), lediglich die venöse Blutprobe wird durch die aufgetrockneten Blutstropfen ersetzt. Bei Testreaktivität ist auch hier ein Bestätigungstest zwingend notwendig.

Es konnte gezeigt werden, daß das vorgestellte Heimtest-Verfahren in Sensitivität und Spezifität den konventionellen venösen HIV-1-Antikörper-Testverfahren gleichkommt, zudem die Probengewinnung durch medizinische Laien den Anforderungen genügt.

Problematisch ist die telefonische Ergebnismitteilung bei Testreaktivität. Speziell geschulte Berater sollten hierfür zur Verfügung stehen. Offen bleibt weiterhin die Frage, welchen langfristigen Nutzen oder möglicherweise auch Schaden ein insoweit anonymisierter Test für die epidemiologische Entwicklung der HIV-Infektion erbringt.

In Deutschland ist dieses Testverfahren nicht zugelassen und der Nationale AIDS Beirat hat sich dagegen ausgesprochen.

Literatur:

Frank, A.P. et al., Archives of Internal Medicine, 1997, 157:309-314

Testberatung

Vor jedem Test auf HIV-Antikörper ist die Einwilligung des Patienten einzuholen. Der HIV-Test ist zustimmungspflichtig.

Ebenso wichtig ist eine umfassende Beratung vor und nach dem Test. Auch ein negatives Testergebnis bedarf der Beratung, um weitere Risikosituationen des Patienten zu minimieren.

Beratung vor dem Test:

- Auf die psychologischen Folgen eines positiven Testergebnisses hinweisen
- Will der Patient diesen Test wirklich selbst?
- Risikoanamnese: Gab es riskante Situationen? Ist der Test notwendig?
- Sensibel vorgehen (nicht jeder ist in der Lage, über seine Sexualität offen zu sprechen)
- Auf Serokonversion hinweisen (nach 12 - 16 Wochen sind AK in der Regel zuverlässig nachweisbar)
- Unterstützungsmöglichkeiten ansprechen (evtl. mit Begleitperson zum Abholen des Testergebnisses kommen)

Beratung bei HIV-negativem Testergebnis

- Hinweise auf Safer-Sex-Regeln und HIV- und AIDS-Leitfaden zur Information

Beratung bei HIV-positvem Testergebnis:

- Zeit nehmen
- Positives Testergebnis sensibel mitteilen

- Selbst wenn der Patient mit diesem Ergebnis gerechnet hat, kann es trotzdem für ihn ein Schock sein
- Gefühle des Patienten zulassen
- Darauf hinweisen, daß HIV-positiv nicht gleich Tod bedeutet.
- Evtl. verkürzte Lebensperspektive **heißt nicht:** keine Lebensqualität
- Hinweise auf Infektiosität im Alltag: Ein Mensch mit HIV ist keine „Virusschleuder"
- Hinweise auf gesunde Lebensführung
- Empfehlen, nicht drängen
- Wie sieht die derzeitige Lebenssituation aus, kann evtl. etwas verändert werden?
- Untersuchung anbieten, auf medizinische Möglichkeiten hinweisen
- Braucht der Patient Hilfe in seiner Situation? Wer kann ihn unterstützen? In welchem sozialen Umfeld lebt er (Familie, AIDS-Hilfe)? Mit wem wird er über seine Infektion sprechen können?
- Auf Hilfsmöglichkeiten hinweisen, z. B. Beratungsstellen der AIDS-Hilfen
- Fragen des Patienten offen beantworten
- Bei Fragen zur Sexualität: Auch ein Mensch mit HIV hat sexuelle Bedürfnisse und das Recht auf Sexualität
- Safer-Sex-Regeln erläutern

Vorgehen bei diagnostizierter HIV-Infektion

I. Anamnese

A Aktuelle Anamnese
derzeitige Beschwerden (z.B. Nachtschweiß, Fieber, Gewichtsverlust, neurologische Auffälligkeiten)

B Eigenanamnese
generelles Befinden
Kinderkrankheiten
Vorerkrankungen (z.B. Tbc)
Krankenhausaufenthalte
Erhalt von Blutprodukten
sexuell übertragbare Krankheiten
(z.B. Lues, Gonorrhoe, Hepatitis)
Impfungen
psychisches Befinden/Krankheitsverarbeitung

C Medikamente- und Drogenanamnese
komplementäre Behandlungen
Medikamente
Drogen (Heroin, Kokain, Alkohol etc.)

D Sozialanamnese
Partnerschaft
Beruf
soziales Umfeld
finanzielle Situation
Krankenversicherung,
Anspruch auf Renten- und Pflegeversicherung

E Familienanamnese
Tumorerkrankungen
Tbc

F Tierkontakte

G Auslandsanamnese

II. Untersuchung

1. Erstuntersuchung
Körperlicher Untersuchungsstatus incl.
 Lymphknotenstatus
 Neurologischer Status
 Inspektion der anogenitalen Region incl. rektaler Untersuchung
 Größe und Gewicht
 Augenhintergrund
 gynäkologischer Status

2. Folgeuntersuchung (symptomorientiert)
Gewicht
Bei CD4 < 200/µl:
regelmäßige Augenfunduskontrolle
regelmäßiger Neurostatus
weibliche Patienten: regelmäßiger Gyn-Status
Drogen- bzw. Medikamentenmißbrauch beim Partner

3. Labor (siehe Kapitel Labor)

4. Technische Untersuchungen
 A Initial
  Rö-Thorax
  EKG
  Oberbauchsonographie (Milzgröße, LK)

 B Folgeuntersuchungen
  Symptom-klinikorientiert bei fortgeschrittenem Immundefekt, evtl. regelmäßige Kontrolle auf opportunistische Erreger (z.B. MAI etc.)

Laboruntersuchungen

Parameter	Erstuntersuchung	CD4 > 500/μl symptomlos	CD4 200-499/μl symptomlos	CD4 200-499/μl symptomatisch	CD4 < 200/μl stabil	CD4 < 200/μl symptomatisch Prophylaxe	AIDS
BSG	X	Q (,*)	Q	2 mtl.*)	Q	mtl.	(mtl.)
BB + Thrombozyten	X	Q	Q	mtl.	mtl.	mtl.	mtl.
Diff.-BB	X	Q	Q	mtl.	mtl.	mtl.	mtl.
PTT, PTZ	X			(2 mtl.)	(2 mtl.)	(2 mtl.)	(mtl.)
Urinstatus	X	Q	Q	2 mtl.	2 mtl.	mtl.	mtl.
AP, GOT, GPT, γGT, Glc	X	Q	Q	2 mtl.	mtl.	mtl.	mtl.
LDH, Na, K, Ca, Lipide	(X)	(Q)	(Q)	2 mtl.	(mtl.)	mtl.	mtl.
Krea, Hst, Hrst, CHE	(X)	(Q)	(Q)	(2 mtl.)	(mtl.)	(mtl.)	(mtl.)
Elpho, IgG, IgM	X			(2 mtl.)	(mtl.)	(mtl.)	(mtl.)
IgA	X	Q	Q	Q	Q	Q	Q
Amylase, Lipase	X	(Q)	(Q)	2 mtl.	mtl.	mtl.	mtl.
Ferritin, Fe, Zink	(X)	(Q)	(Q)	(2 mtl.)	(mtl.)	(mtl.)	(mtl.)
Vit. B12, Folsäure	(X)	(Q)	(Q)	(2 mtl.)	(Q)	(mtl.)	(mtl.)
Lymphozytensub.	X	Q	Q	2 mtl.	2 mtl.	mtl.	mtl.
β2-Mikroglobulin	X	Q	Q	2 mtl.	2 mtl.	2 mtl.	mtl.
Neopterin	(X)	(Q)	(Q)	(2 mtl.)	(Q)	(2 mtl.)	(mtl.)
Quant. HIV-RNA	X	(Q)	Q	(2 mtl.)	Q	(2 mtl.)	mtl.
HIV-WB	X						
Hep. A, B, C	X	(Q)	(Q)	(Q)	(Q)	(Q)	(Q)
Lues-Serologie	X	(Q)	(Q)	(Q)	(Q)	(Q)	(Q)
CMV, EBV, HSV	X	(Q)	(Q)	(Q)	(Q)	(Q)	(Q)
VZV (IgG, IgM)	X	(Q)	(Q)	(Q)	(Q)	(Q)	(Q)
Toxo IgG / IgM	X	(Q)	(Q)	(Q)	(Q)	(Q)	(Q)

Zeichenerklärung: Q *) = Quartal, mtl.*) = monatlich

Anforderungen an die Laborleistungen

Neben der HIV-Erkrankung gibt es nur wenige Krankheiten, die ein vergleichbares Ausmaß an Laborkontrollen erfordern. Hierfür gibt es vielfältige Gründe:

1. Der Verlauf und die Prognose dieser Krankheit sind schwer abschätzbar, so daß mehrere Laborparameter gleichzeitig herangezogen werden müssen.
2. Für die Komplexität und Vielzahl der verschiedenen klinischen Zustandsbilder sind zur Diagnostik zahlreiche Laborbestimmungen nötig.
3. Die oft gleichzeitige Gabe verschiedener z.T. nebenwirkungsreicher Medikamente, deren Toxizität sich z.T. potenziert und eine frühzeitige laborchemische Erfassung bedingt.

Bei dem individuell unterschiedlichen Verlauf der Erkrankung kann es keine absolut gültigen Schemata geben, die jede Situation vollständig erfassen.

Die folgende Zusammenstellung soll als Anregung dienen und mögliche Handlungsstrategien anbieten. In keiner Weise soll sie die individuelle ärztliche Handlungsweise einschränken.

Selbstverständlich können je nach klinischer Situation Untersuchungen weggelassen oder um eine entsprechende, weiterführende Diagnostik erweitert werden.

Problematik der Laborparameter

Die Schwierigkeit, allgemeingültige Empfehlungen zu geben, kann am Beispiel der Bestimmung der Lymphozyten-Subpopulationen verdeutlicht werden.

Aufgrund der wenig verläßlichen Aussage einer einmaligen Bestimmung können etwa bei neuen Patienten zu Beginn einige kurzfristige Bestimmungen sinnvoll sein, um die teilweise hohe Varianz dieser Parameter auszugleichen und eine „base line" zu definieren.

Ebenso müssen vor der Einleitung einer antiretroviralen Therapie zur Absicherung dieser Entscheidung unter Umständen kurzfristige Bestimmungen durchgeführt werden. Ein weiteres Problem ist die Bewertung plötzlich stark veränderter Werte bei sonst stabilem Verlauf. Hier muß insbesondere an die erhebliche Beeinflußbarkeit der Viruslast durch Störungen der Abwehrlage wie z.B. bei Virusinfektionen oder Impfungen gedacht werden.

Die Bedeutung der Viruslast als Marker für die Krankheitsprogression und zum „Monitoring" der antiretroviralen Therapie ist als gesichert anzusehen. Das Unvermögen, die Viruslast in den ersten vier Wochen einer neuen Behandlung deutlich - mindestens eine Logstufe - zu senken, ist nach derzeitigem Wissensstand mit geringer Effizienz der Fortsetzung der betreffenden antiviralen Therapie korreliert. Ungeklärt bleibt die Vorgehensweise bei Patienten mit niedriger CD4-Lymphozytenzahl und gleichzeitig niedriger Viruslast sowie Patienten mit sehr guten, stabilen CD4-Lymphozytenzahlen über Jahre bei gleichzeitig deutlicher Viruslast.

Die Abschätzung der Prognose ist mit der Einführung der Viruslastbestimmung wesentlich erleichtert worden. Solange es keine gänzlich verläßlichen Prognoseparameter gibt, muß der Krankheitsprozeß jedoch weiterhin im Zusammenhang mit der Symptomatik und aus der Verlaufsbeobachtung zahlreicher prognostischer Parameter (u.a. $\beta 2$-Mikroglobulin, Neopterin, Immunglobuline) abgeschätzt werden. Hierzu gehört auch die Erfassung von Blutbildveränderungen, die sowohl eine Krankheitsprogression (z.B. Pancytopenie bei fortgeschrittener Erkrankung, HIV-assoziierte Thrombopenie) als auch myelotoxische Wirkungen verschiedener Medikamente (z.B. AZT, Sulfonamide, Ganciclovir) anzeigen können.

Das Spektrum der Laborparameter aus der klinischen Chemie ergibt sich aus ihrer Bedeutung einerseits für die Diagnostik (zum Beispiel Erhöhung der alkalischen Phosphatase bei Kryptosporidiose mit Beteiligung der Gallenwege, Erhöhung der LDH bei Pneumocystis carinii-Pneumonie), andererseits auch bei der Erfassung zahlreicher Medikamentennebenwirkungen mit entsprechender Veränderung der Laborwerte (Glucose- und Lipidstoffwechsel). Die serologischen Untersuchungen für die wichtigsten opportunistischen Erreger geben Hinweise über das Risiko einer Reaktivierung sowie auf die Diagnose der entsprechenden Erkrankungen.

Schließlich müssen Mangelerscheinungen aufgrund von schlechter Resorption oder anderer Ernährungsstörungen rechtzeitig erfaßt und korrigiert werden.

Einteilung in Behandlungsgruppen

Da die verschiedenen Stadien der Erkrankung unterschiedliche Probleme hinsichtlich der Abschätzung der Prognose sowie für die Diagnostik und Therapieüberwachung aufwerfen, wurden die Laboruntersuchungen in vier Behandlungsgruppen unterteilt, um der entsprechenden Situationen gerecht zu werden:

Die Behandlungsgruppen

1. Patienten mit   CD4 > 500/µl

2. Patienten mit   CD4 200-499/µl
   a) Patienten mit   CD4 200-499/µl, symptomlos
   b) Patienten mit   CD4 200-499/µl, symptomatisch

3. Patienten mit   CD4 < 200-499/µl, stabil

4. Patienten mit   AIDS, symptomatisch, Prophylaxe, opport. Infektionen

Viruslastbestimmung (B. Gröschel)

Bestimmung der Virusbelastung HIV-1-infizierter Patienten

Seit bekannt ist, daß während der langen asymptomatischen Phase HIV-1-infizierter Patienten eine ständige, dynamische Virus-Replikation stattfindet, gilt die Anzahl der HIV-1-RNA-Kopien im Plasma der Patienten (Virusbelastung, „Viral load") als ein prognostischer Marker der HIV-1-Krankheit. In klinischen Studien konnte nachgewiesen werden, daß eine hohe Virusbelastung (> 100.000 HIV-1-RNA-Kopien/ml) sowie eine niedrige CD_4-T-Zellzahl mit einer schnelleren Krankheitsprogression assoziiert ist. Daher kann die Virusbelastung HIV-1-infizierter Patienten zusammen mit der CD_4- und CD_8-T-Zellzahl, dem HIV-1-p24-Antigen-Gehalt und dem klinischen Krankheitsbild zur Bewertung der Krankheitsprogression oder einer antiretroviralen Chemotherapie eingesetzt werden. Von einem Therapieansprechen kann ausgegangen werden, wenn die Virusbelastung 8–12 Wochen nach Therapiestart um ein 5 bis 10-faches (0.7-1 log-Stufe) gesunken ist. Ziel der antiretroviralen Therapie ist die vollständige Senkung der Virusbelastung und die Wiederherstellung eines intakten Immunstatus' der Patienten (Ansteigen der CD_4-T-Zellzahl). Zum Nachweis der HIV-1-RNA-Kopien-Anzahl im Plasma HIV-1-infizierter Patienten sind verschiedene Methoden, die auf dem Prinzip der Nukleinsäure-Amplifikation (1., 2.) oder Signal-Amplifikation (3.) beruhen, anwendbar und als kommerzielle Testsysteme erhältlich (siehe auch Tabelle 1):

1. Quantitative kompetitive Reverse-Transkriptase Polymerase-Kettenreaktion (HIV-1-Monitor™; Hoffmann La Roche, Grenzach Whylen)
2. Isotherme quantitative RNA-Amplifikation (NucliSense NASBA*-Methode, Organon Teknika Rockville, USA)
3. „Branched"-DNA-Methode (QUANTIPLEX* HIV-1-RNA-Assay, Chiron).

Diese Methoden erlauben eine direkte Bestimmung der HIV-1-RNA-Kopienzahl im Plasma der Patienten und besitzen den Vorteil, daß ein Virusnachweis noch vor Serokonversion (HIV-1 Antikörperbildung) des Patienten möglich ist. Mit Hilfe dieser Testsysteme wird eine Nachweisgrenze von 20–500 HIV-1-RNA-Kopien/ml Plasma erreicht (siehe Tabelle 1). Ein Bestreben ist es, Testverfahren zu entwickeln, mit deren Hilfe noch weniger HIV-1-RNA-Kopien im Blut der Patienten nachweisbar sind. Die Bestimmung der Virusbelastung wird bei unbehandelten HIV-1-Patienten alle 6–12 Monate, bei antiretroviral behandelten HIV-1-Patienten alle 3–6 Monate empfohlen. Das Ergebnis sollte möglichst durch eine zweite Bestimmung bestätigt werden, um eventuelle technische Variationen zu vermeiden.

Zusammenfassung:
- Die Virusbelastung im Plasma HIV-1-infizierter Patienten kann als zuverlässiger Marker zur Bewertung der Krankheitsprogression und antiretroviralen Therapie eingesetzt werden. Die Bewertung sollte jedoch stets in Zusammenhang mit der CD_4-T-Lymphozytenzahl und klinischen Symptomen der Patienten erfolgen.
- Ein Unterdrücken der Virusbelastung unter die Nachweisgrenze zeigt einen Therapie-Erfolg an, gibt jedoch nicht an, ob das Virus vollkommen aus dem Körper entfernt wurde.
- In klinischen Patienten-Studien konnte nachgewiesen werden: je niedriger die Virusbelastung der HIV-1-Patienten zu Beginn einer Therapie ist, desto länger ist die Zeitspanne des Therapieansprechens.
- Wird die Virusbelastung nicht unter die Nachweisgrenze gedrückt, können sich resistente Virusmutanten bevorzugt bilden.

Vergleich der Reduktion in log-Stufen im Vergleich zur prozentualen Reduktion vom Ausgangswert

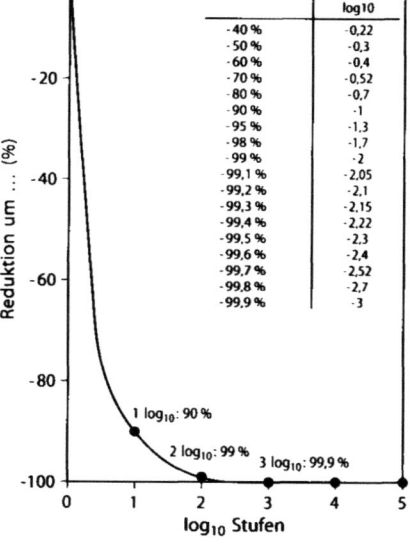

Reduktion	Reduktion in log10
-40 %	-0,22
-50 %	-0,3
-60 %	-0,4
-70 %	-0,52
-80 %	-0,7
-90 %	-1
-95 %	-1,3
-98 %	-1,7
-99 %	-2
-99,1 %	-2,05
-99,2 %	-2,1
-99,3 %	-2,15
-99,4 %	-2,22
-99,5 %	-2,3
-99,6 %	-2,4
-99,7 %	-2,52
-99,8 %	-2,7
-99,9 %	-3

Tabelle 1: Testsysteme zum Nachweis von HIV-1-RNA-Kopien im Plasma HIV-infizierter Patienten

	Q-PCR	Ultra-Sensitiv	NASBA	bDNA
RNA-Quelle	Plasma aus EDTA-Blut		Plasma	Plasma aus EDTA-Blut
Proben-volumen	200 µl	500 µl	100 – 2000 µl	1000 µl[a]
Sensitivität	200 HIV-1-RNA-Kopien/ml	20 HIV-1-RNA-Kopien/ml	40 HIV-1-RNA-Kopien/ml[b]	50 HIV-1-RNA-Kopien/ml
Linearer Meßbereich	$200 – 7.5 \times 10^5$ HIV-1-RNA-Kopien/ml	$20 – 3 \times 10^4$ HIV-1-RNA-Kopien/ml	$40 – 1 \times 10^7$ HIV-1-RNA-Kopien/ml[b]	$50 – 5\text{-}8 \times 10^5$ HIV-1-RNA-Kopien/ml

[a] im Doppelansatz
[b] bei einem Probenvolumen von 2000 µl, bei kleinerem Probenvolumen vermindert sich die Sensitivität

Bestimmung des Geno- und Phänotyps der HI-Virusisolate HIV-1-infizierter Patienten

Eine hohe Virusbelastung und damit fortschreitende Virusreplikation unter antiretroviraler Therapie stellt einen kritischen Faktor dar, da die Entwicklung resistenter Virusmutanten gefördert wird. Durch die Bestimmung der Virusbelastung können resistente Virusmutanten sowie Zell-Tropismus oder Zytopathogenität des Virus jedoch nicht nachgewiesen werden.

Die Langzeitbehandlung von HIV-1-Patienten mit antiretroviral wirksamen Chemotherapeutika kann zur Bildung von Punktmutationen im viralen Reverse-Transkriptase- oder Protease-Gen und zu Aminosäuresubstitutionen in den Proteinen führen. Dadurch kann sich die Empfindlichkeit gegenüber den Substanzen vermindern und die therapeutische Wirksamkeit der Medikamente versagt. Diese genotypischen Muster der HI-Virusisolate, die zur Resistenzbildung beitragen, können durch Sequenzierung des Reverse Transkriptase- oder Protease-Gens der HIV-1-RNA-Patienten-Isolate erkannt werden.

Eine phänotypische Resistenzbestimmung ist notwendig, um die Beziehung zwischen dem Genotyp des HIV-1-Patienten-Isolates und des daraus resultierenden Phänotyps des Virus herzustellen. Die phänotypische Resistenzbestimmung kann mit Hilfe eines *in vitro* Assays (Protease-RT-Antivirogramm™; VIRCO, Antwerpen, Belgien) nachgewiesen werden. Dazu wird ein genetisches Konstrukt des HI-Virus Typ-1, dem die Reverse-Transkriptase- und Protease-kodierende Sequenz fehlt, angewendet. Der fehlende Bereich wird aus den im Blut der Patienten zirkulierenden HIV-1-Virus-Populationen isoliert, amplifiziert und in das Konstrukt eingesetzt. Auf einer Trägerzellinie kann *in vitro* die Empfindlichkeit des Virus-Konstruktes gegenüber allen zur Zeit klinisch anwendbaren Reverse-Transkriptase- sowie Protease-Inhibitoren untersucht werden.

III THERAPIE

Antiretrovirale Therapie

Prognose in Abhängigkeit von der Viruslast

Studienteilnehmer der Multicenter Aids Cohort Study (MACS) wurden im Mittel über 10,6 Jahre beobachtet. Keiner der Studienteilnehmer bekam eine antiretrovirale Therapie zum Zeitpunkt der Studienaufnahme oder zum Zeitpunkt des Follow-up-Besuches nach 6 Monaten. Nur 41% der Patienten erhielten eine antiretrovirale Therapie im weiteren Verlauf der Beobachtung. Die Viruslast lag zu Beginn der Studie bei den Teilnehmern zwischen <500 und 294.200 HIV-RNA-Kopien/ml. Hinsichtlich der Viruslast und der CD4-Zellzahl wurden die Patienten in verschiedene Gruppen unterteilt. Dabei zeigt sich ein deutlicher Vorteil für die Patienten mit initial niedriger Viruslast.

HIV-RNA Kopien/ml	Mediane Zeit bis AIDS oder Tod (Jahre)
< 500	> 10
500 - 3.000	> 10
3.000 - 10.000	8,3
10.000 - 30.000	5,5
> 30.000	2,8

Nach Mellors et al. XI. Int. Conf. on Aids, 1996.

Erweiterte Analyse der Daten aus der MACS-Studie mit 1604 Teilnehmern.

Die herkömmliche Einleitung von therapeutischen Maßnahmen ab einer CD4-Zellzahl von <500/µl muß nach Ansicht der Autoren neu überdacht werden. Bei Patienten mit einer CD4-Zellzahl von >500/µl gibt es einen Vorteil hinsichtlich der Überlebensrate, wenn die anfänglich bestimmte Viruslast niedrig ist. Das gleiche gilt für Patienten mit einer CD4-Zellzahl von < 500/µl. D.h. nicht die CD4-Zellzahl, sondern die Viruslast ist für die Prognose von entscheidender Bedeutung.

- Die Basiswerte der HIV-1 RNA-Konzentration sind wichtige Indikatoren für die Prognose.

- Es gibt eine enge zeitabhängige prognostische Beziehung zwischen HIV-1 RNA-Konzentration und Progression.

- Verringerte Konzentrationen von HIV-1 RNA als Ergebnis einer antiretroviralen Therapie weisen auf eine verbesserte Prognose.

Literatur:

Mellors J.W., Rinaldo Jr. C.R., Gupta P. et al.:
Prognosis in HIV-1 Infection Predicted by the Quantity of Virus in Plasma. Science 272: 1167-1170, 1996

Indikation für den Beginn der antiretroviralen Therapie

Impfstoffe und immunstimulierende Substanzen haben bei der Therapie der HIV-Infektion bisher zu keinen positiven Ergebnissen geführt. Daher ruhen weiterhin die Hoffnungen der Betroffenen und Therapeuten auf einer Optimierung der antiretroviralen Therapie.

Obwohl es derzeit keinen „Goldstandard" für die Therapie der HIV-Infektion gibt, können die folgenden Empfehlungen gegeben werden. **Zu beachten ist, daß die Therapie immer individuell gestaltet werden sollte.** Hierbei kommt neben den klinischen und immunologischen Gesichtspunkten insbesondere dem Gespräch mit dem Patienten eine große Bedeutung zu.

Eine antiretrovirale Therapie ist indiziert:

- bei jeder symptomatischen HIV-Infektion
- bei jeder asymptomatischen HIV-Infektion unter 350–500/μl Helferzellen (kontrolliert)
- bei asymptomatischen Patienten mit Helferzellen über 500/μl und einer Viruslast über 5–20.000 Eq/ml
- bei akuter HIV-Infektion.

Anmerkung: die Strenge der Therapieindikation richtet sich zum einen nach der individuellen Prognose in Abhängigkeit von Viruslast und Geschwindigkeit des Helferzellabfalls. Zum anderen nach der zu erwartenden Compliance, auch in Hinsicht auf die Lebensqualität des Patienten unter der Therapie

Therapiebeginn

In der Regel erfolgt eine **3-fach Therapie** mit 2 RTI und einem PI. Vor der Therapie muß in einem ausführlichen Gespräch zwischen Arzt und Patienten besprochen werden, daß die Therapie

- komplex ist
- über einen sehr langen Zeitraum durchgeführt werden muß
- eine 100%ige Compliance voraussetzt und
- Nebenwirkungen haben kann.

Die Therapieeinstellung oder -umstellung sollte immer in Zusammenarbeit mit einem in der HIV-Therapie erfahrenen Arzt oder Zentrum erfolgen.

Aktuelle antiretrovirale Therapien

Aktuelle antiretrovirale Therapien

2 Nukleosidale Reverse Transkriptasehemmer (NRTI)	Proteaseinhibitor (PI)	Nicht-Nukleosidale Reverse Transkriptasehemmer (NNRTI)
	und	und / oder

2 Nukleosidale Reverse Transkriptasehemmer (NRTI):
Combivir® oder
AZT (Retrovir®) + 3TC (Epivir®)
oder
d4T (Zerit®) + 3TC (Epivir®)
oder
AZT (Retrovir®) + ddI (Videx®)
oder
ddI (Videx®) + d4T (Zerit®)
oder
AZT (Retrovir®) + ddC (Hivid®)

Proteaseinhibitor (PI):
Indinavir (Crixivan®)
oder
Saquinavir (Invirase® Fortovase®)
oder
Ritonavir (Norvir®)
oder
Nelfinavir (Viracept®)

Nicht-Nukleosidale Reverse Transkriptasehemmer (NNRTI):
Nevirapin (Viramune®)
Delavirdin (Rescriptor®)
Sustiva (Efavirenz®)

Wechsel der Therapie:

bei Anstieg der Viruslast unter Therapie
oder
bei CD4-Zellzahl-Abfall
oder
bei ungenügendem Abfall der Viruslast unter Therapie (Abfall > 1 log)
oder
bei klinischer Progression → Austausch von mindestens 2 Substanzen

Unverträglichkeit → Austausch der nicht tolerierten Substanz

Einnahmehinweise für Medikamente zur antiretroviralen Therapie (in alphabetischer Reihenfolge)

Name, (Freiname) Darreichungsform	Einnahmeintervall, Dosierung	Einnahmehinweise	Seitenverweis
Combivir® (Lamivudin + Zidovudin) Tbl. zu 150 mg + 300 mg	2 x tgl. 1 Tbl.	keine	III A5
Crixivan® (Indinavir) Kps. zu 200 u. 400 mg	3 x tgl. (8-stdl.) 800 mg	nüchtern bis 1 Std. vor den Mahlzeiten; möglich ist die Einnahme mit einer leichten, **fettfreien** Mahlzeit; auf ausreichende Flüssigkeitszufuhr achten (2 – 3 Liter pro Tag)!	III A6
Epivir® (Lamivudin) Tbl. zu 150 mg	2 x tgl. (12-stdl.) 150 mg	keine	III A5
Fortovase™ (Saquinavirbase) Kps. zu 200 mg	3 x tgl. (8-stdl.) 1200 mg	siehe Invirase	III A6
Hivid® (Zalcitabin) Tbl. zu 0,375 u. 0,75 mg	3 x tgl. (8-stdl.) 0,375 – 0,75 mg	nüchtern, mind. 30 Min. vor den Mahlzeiten	III A5
Invirase® (Saquinavir) Kps. zu 200 mg	3 x tgl. (8-stdl.) 600 mg	unmittelbar bis zwei Std. nach den Mahlzeiten, Grapefruitsaft verbessert die Aufnahme!	III A6
Norvir® (Ritonavir) Kps. zu 100 mg	2 x tgl. (12-stdl.) 600 mg	zu den Mahlzeiten, **Therapie einschleichend beginnen:** 1. Tag 2 x 300 mg, 2. und 3. Tag 2 x 400 mg, 4. Tag 2 x 500 mg, dann 2 x 600 mg	III A6
Rescriptor™ (Delarvidine)	3 x tgl. (8-stdl.) 400 mg	in mind. 75 ml Wasser (Cola oder Orangensaft) auflösen	III A7
Retrovir® (Zidovudin) Kps. zu 100 u. 250 mg	2 x tgl. (12-stdl.) 250 mg	keine	III A5
Videx® (Didanosin) Tbl. zu 50 u. 100 mg	2 x tgl. (12-stdl.) 100 – 200 mg oder 1 x tgl. 300 mg	mind. 30 Minuten vor den Mahlzeiten; es müssen pro Einzelgabe **immer 2 Tbl.** sein; zerkauen oder in ca. 30 ml Wasser auflösen (zur Geschmacksverbesserung ist klarer Apfelsaft erlaubt – 15 ml Saft und 15 ml Wasser)	III A5
Viracept® (Nelfinavir) Kps. zu 250 mg	3 x tgl. (8-stdl.) 750 mg	zu den Mahlzeiten; zur Einnahme sollte immer eine Kleinigkeit gegessen werden!	III A6
Viramune® (Nevirapin) Kps. zu 200 mg	2 x tgl (12-stdl.) 200 mg	**Therapie einschleichend beginnen:** 14 Tage 1 x 200 mg, dann 2 x 200 mg, sonst keine Hinweise	III A7
Zerit® (Stavudin) Kps. zu 15, 20, 30, 40 mg	2 x tgl. (12-stdl.) 15 – 40 mg	keine	III A6

Bei Kombination mehrerer Medikamente sind andere Dosierungen möglich (siehe Seitenverweise)

Nukleosidale Reverse Transkriptasehemmer (NRTI)

Name (Freiname), Darreichungsformen, Packungsgrößen	Dosierung, Einnahmeintervall	Einnahmehinweise	häufige Nebenwirkungen	Kontraindikationen	Kontrollen	Pharmakokinetik, Wechselwirkungen	Tagesgabe, Lagerung, ...
Combivir® (Lamivudin 150 mg + Zidovudin 300 mg) OP à 60 Tbl.	2 x tgl. (12-std), 1 Tbl.	keine	Anämie, Kopfschmerzen, Übelkeit	Überempfindlichkeit gegen die Substanz; siehe Epivir und Retrovir, Patienten mit KG ≤ 50 kg, Hepatitis, eingeschränkte Leberfunktion, Niereninsuffizienz (Krea ≤ 50 ml/min).	Blutbild	siehe Epivir und Retrovir	44,00 DM; 60 Tbl.; Zimmertemperatur
Epivir® (Lamivudin = 3TC) OP à 60 Tbl. zu 150 mg	2 x tgl. (12-std), 150 mg	keine	Schlaflosigkeit, Kopfschmerz	Überempfindlichkeit gegen die Substanz, Pankreatitis, Leberzirrhose nach chron. Hepatitis-B-Infektion; Vorsicht bei Niereninsuffizienz	Blutbild	Ausscheidung über Niere, WW möglich bei Nierendisfunktion mit anderer Medikamente (Trimethoprim), Wirkungsverstärkung durch AZT, keine Kombination mit Ganciclovir und Foscarnet	18,00 DM; 60 Tbl.; Zimmertemperatur
Hivid® (Zalcitabin = DDC) OP à 100 Tbl. zu 0,375 mg, 0,75 mg	3 x tgl. (8-std), 0,375-0,75 mg	nüchtern, mind. 30 Min. vor den Mahlzeiten	periphere Neuropathie	Überempfindlichkeit gegen die Substanz, periphere Neuropathie	Blutbild	nicht zusammen mit AM, die Neuropathie hervorrufen können	16,00 DM; 90 Tbl.; Zimmertemperatur
Retrovir® (Zidovudin = AZT) OP à 100 Kps. zu 100 mg, OP à 40 Kps. (2 OP à 40)	2 x tgl. (12-std), 100-250 mg	keine	Übelkeit, Anämie, Leukopenie, Myalgie	Überempfindlichkeit gegen die Substanz, Neutropenie (< 750 µl), Anämie (Hb 8 mg/dl)	Blutbild, Leberwerte	Ganciclovir verstärkt myelotox. Wirkung Spiegelerh. durch ASS, Kodein, Indometacin, Naproxen, Oxazepam, Cimetidin; senkt Phenytoinspiegel	26,00 DM; 60 Kps. (2 OP à 40 Kps.); Zimmertemperatur
Videx® (Didanosin = DDI) OP à 60 Tbl. zu 25, 50, 100 und 150 mg	2 x tgl. (12-std), 100-200 mg oder 1 x tgl., 300 mg	mind. 30 Min. vor den Mahlzeiten; es müssen pro Einzelgabe immer 2 Tbl. sein, zerkauen oder in ca. 30 ml Wasser auflösen (zur Geschmacksverbesserung ist klarer Apfelsaft erlaubt – 15 ml Saft und 15 ml Wasser)	Pankreatitis, Neuropathie, Durchfall	Überempfindlichkeit gegen die Substanz, Pankreatitis in der Anamnese; Vorsicht bei eingeschränkter Leber- u. Nierenfunktion	Pankreasenzyme	AM mit Resorption im sauren pH-Bereich (z.B. Ketoconazol, Dapson), Rifabutin, Rifampicin oder Tetracycline 2 h vor Videx einnehmen, nicht zusammen mit AM, die Neuropathie oder Pankreatitis hervorrufen können!	20,00 DM; 120 bzw. 60 Tbl.; Zimmertemperatur
Zerit® (Stavudin = D4T) OP à 56 Kps. zu 15, 20, 30 u. 40 mg	2 x tgl. (12-std), 15-40 mg	mind. 1 Std. vor dem Essen (laut Studien beeinflusst die gleichzeitige Nahrungsaufnahme die Gesamtresorption nicht)	Periphere Neuropathie, Pankreatitis in der Anamnese	Überempfindlichkeit gegen die Substanz	Pankreasenzyme, Neurostatus	WW möglich mit Arzneimitteln, die aktiv über die Niere ausgeschieden werden; nicht zusammen mit anderen Medikamenten, die auch Neuropathie hervorrufen können	20,00 DM; 60 Kps.; Zimmertemperatur

Proteasehemmer

Proteasehemmer besitzen eine hohe Affinität zu dem Cytochrom-P450-Enzymsystem. Deshalb sind zahlreiche Wechselwirkungen mit allen Arzneimitteln zu erwarten, die ebenfalls mit diesem Enzymsystem abgebaut werden: Immunsuppressiva, Steroide, andere Proteasehemmer, Antihistaminika, Ca-Antagonisten, Antidepressiva, Neuroleptika, Antimykotika, Benzodiazepine, **Methadon**, Fentanyl, Carbamazepin, Warfarin. In der Tabelle wird nur auf Wechselwirkungen hingewiesen, die eine Dosisanpassung erfordern oder eine Kombination verbieten! (Einzelheiten bitte aus der Information für Fachkreise entnehmen!)

Name (Freiname), Darreichungsformen, Packungsgrößen	Dosierung, Einnahmeintervall	Einnahmehinweise	häufige Nebenwirkungen	Kontraindikationen	Kontrollen	Pharmakokinetik, Wechselwirkungen	Tagestherapiekosten; Monatsbedarf, Lagerung
Crixivan® (Indinavir) OP à 180, 270, 360 Kps. zu 200 mg; OP à 90, 180 Kps. zu 400 mg	3 x tgl. 800 mg (8-stdl.) (2 x tgl. 1200 mg wahrscheinlich genauso effektiv)	nüchtern bis 1 Std. vor den Mahlzeiten; möglich ist die Einnahme mit einer leichten, **fettfreien Mahlzeit**; auf ausreichende Flüssigkeitszufuhr achten (2 – 3 Liter pro Tag)!	Nierensteine, Kristallurie, Magen-Darmbeschwerden, Kopfschmerz, Hyperglykämie! **selten, aber schwerwiegend: hämolyt. Anämie** bei Hämophilen steigt die Blutungsneigung!	Überempfindlichkeit gegen die Substanz; Vorsicht bei schweren Leberfunktionsstörungen! **Therapie mit Rifampicin!**	Nierenfunktion, Transaminasen	hemmt Abbau von Terfenadin, Astemizol, Cisaprid (Herzrhythmusstörungen), Triazolam, Midazolam (anhaltende Sedierung, Atemlähmung) Spiegelanstieg durch Ketoconazol (→Dosisreduktion auf 3 x 600 mg), Delavirdine!, Nevirapin, Ritonavir, beschleunigter Abbau durch Phenobarbital Phenytoin, Carbamazepin, Dexamethason **nicht mit Itraconazol** **nicht mit Rifampicin**, in Kombi mit Rifabutin Rifa-Dosis reduzieren	30,00 DM; 360 Kps. bzw. 180 Kps.; Zimmertemperatur
Fortovase™ (Saquinavir, freie Base) OP à 180 Kps. zu 200 mg	3 x tgl. 1200 mg (8-stdl.)	innerhalb 2 Std. nach einer Mahlzeit	Magen-Darmbeschwerden, Ausschlag, Neuropathie	Überempfindlichkeit gegen die Substanz, schwere Leberfunktionsstörungen	Blutbild, Transaminasen	siehe Invirase	53,00 DM; 3 OP à 180 Kps. Kühlschrank

Name (Freiname), Darreichungsformen, Packungsgrößen	Dosierung, Einnahme-Intervall	Einnahmehinweise	häufige Nebenwirkungen	Kontraindikationen	Kontrollen	Pharmakokinetik, Wechselwirkungen	Tagestherapiekosten, Monatskosten, Lagerung
Invirase® (Saquinavir-Mesylat) OP à 270 Kps. zu 200 mg Saquinavir	3 x tgl. (8-stdl.) 600 mg in Kombination mit Ritonavir 2 x 400 mg	unmittelbar bis zwei Std. nach den Mahlzeiten, Grapefruitsaft verbessert die Aufnahme	Magen-Darm-beschwerden, Ausschlag, Neuropathie, selten, aber schwerwiegend: hämolytische Anämie, Stevens-Johnsons-Syndrom	Überempfindlichkeit gegen die Substanz, Vorsicht bei schweren Leberfunktionsstörungen Therapie mit Rifampicin!	Blutbild, Transaminasen	hemmt Abbau von Terfenadin, Astemizol, Cisaprid (Herzrhythmusstörungen), Triazolam, Midazolam (anhaltende Sedierung, Atemlähmung) Spiegelerhöhung durch Rifampicin um 80 % (nicht kombinieren), durch Abbau durch Phenobarbital Phenytoin, Carbamazepin, Dexamethason	37,00 DM; 270 Kps.; Zimmertemperatur!
Norvir® (Ritonavir) OP à 336 Kps. zu 100 mg	2 x tgl. (12-stdl.) 600 mg in Kombination mit Saquinavir 2 x tgl. 400 mg	zu den Mahlzeiten, Therapie einschleichend beginnen: 1. Tag 2 x 300 mg, 2. und 3. Tag 2 x 400 mg, 4. Tag 2 x 500 mg, dann 2 x 600 mg	Durchfall, Übelkeit, Ausschlag, Geschmacksstörungen, Parästhesien bei Hämophilen steigt die Blutungsneigung	Überempfindlichkeit gegen die Substanz, schwere Leberfunktionsstörung	Blutbild, Transaminasen	erhöht Plasmaspiegel von Saquinavir (Dosisspannung) Fluconazol, Nelfinavir, Makroliden, Carbamazepin, Steroiden, Ciclosporin. Hemmt Abbau von Terfenadin, Astemizol, Cisaprid (Herzrhythmusstörungen), Triazolam, Midazolam (anhaltende Sedierung, Atemlähmung) Senkt Spiegel oraler Kontrazeptiva (bis 50 %) (→ andere Verhütungsmethode anwenden!) **Nicht mit Rifabutin!**	37,00 DM; 336 Kps.; Kühlschrank (für max. 7 Tage auch Zimmertemperatur!)
Viracept® (Nelfinavir) OP à 270 Tbl. zu 250 mg Granulat mit 50 mg NLV/g	3 x tgl. (8-stdl.) 750 mg	zu den Mahlzeiten; zur Einnahme sollte immer eine Kleinigkeit gegessen werden!	Durchfall, Übelkeit, Exanthem, Panzytopenie	Überempfindlichkeit gegen die Substanz, schwere Leberfunktionsstörung	Transaminasen	Hemmt Abbau von Terfenadin, Astemizol, Cisaprid (Herzrhythmusstörungen), Triazolam, Midazolam (anhaltende Sedierung, Atemlähmung) Senkt Spiegel oraler Kontrazeptiva (bis 50 %) (→ andere Verhütungsmethode Rifabutindosis halbieren!) Nicht mit Rifampicin!	50,00 DM; 270 Tbl.; Zimmertemperatur

Proteasehemmer-Plasmakonzentrationsbestimmung

Proteasehemmer weisen eine sehr unterschiedliche, z.T. nur geringe Bioverfügbarkeit auf. Die Substanzen werden intensiv in der Leber am Zytochrom P 450 metabolisiert und werden hier von einer Vielzahl von anderen Medikamenten in ihrem Abbau beeinflußt. So können z.B. die Plasmaspiegel von Saquinavir durch eine zusätzliche Medikation mit Ritonavir um das Zehn- bis Fünfzehnfache ansteigen. Zum Teil wird in differenzierten Therapieregimen versucht, sich diese Phänomene zunutze zu machen und damit die Effektivität der Proteasehemmer-Therapie zu steigern, die Einnahmeintervalle der Medikation zu verlängern und auch die Anzahl der täglich einzunehmenden Kapseln zu reduzieren. Daneben sind natürlich auch eine Vielzahl unerwünschter Arzneimittel-Interaktionen denkbar.

Die antiretrovirale Kombinationstherapie stellt an die Patienten-Compliance erhebliche Anforderungen, da über einen langen Zeitraum kontinuierlich eine Vielzahl von Medikamenten nach einem festgelegten täglichen Plan eingenommen werden muß.

Durch sog. „Drug-Monitoring", also die Messung der Blutplasmakonzentration der Proteasehemmer, ist seit kurzem auch eine objektive Kontrolle der Patienten-Compliance möglich. Sinnvoll sind derartige Untersuchungen, wenn Schwierigkeiten bei der Einnahme der Medikamente, ein unzureichender Therapieeffekt oder eine umfangreiche Komedikation bestehen.

Die Blutentnahmen zur Proteasehemmer-Plasmakonzentrationsbestimmung sollten am besten morgens nüchtern, unmittelbar vor der geplanten Einnahme der nächsten Medikamentendosis, erfolgen, so daß die jeweiligen „Talspiegel" bestimmt werden können.

Die Bestimmung von Proteasehemmer-Plasmakonzentrationen kann in den nachstehenden Einrichtungen erfolgen:
PD Dr. Klinker/Dr. Langmann/Prof. Dr. Richter, Klinikum der Universität, Medizinische Poliklinik, Standort Luitpoldkrankenhaus, Schwerpunkt Hepatologie/Infektiologie, Leberlabor, Josef-Schneider-Str. 2, 97080 Würzburg, Tel. 0931/201-3174 (Sekretariat), 0931/201-1 (Funk), Fax 0931/201-3485
PD Dr. Dr. Kurowsky, Labor für Pharmakologie und Toxikologie, Spenerstr. 1, 10557 Berlin, Tel. 0172/3277199; **Probenversandadresse:** Auguste-Viktoria-Krankenhaus, Immunologische Tagesklinik, – Therapeutisches Drug-Monitoring – Rubensstr. 125, 12157 Berlin

Es wird gebeten, sich wegen Einzelheiten des Probenversands (benötigte Informationen, Plasmamenge, Versandart etc.) zuvor mit den o.g. Einrichtungen in Verbindung zu setzen!

Nicht-Nukleosidale Reverse Transkriptasehemmer (NNRTI)

Name (Freiname), Darreichungsformen, Packungsgrößen	Dosierung, Einnahme-intervall	Einnahmehinweise	häufige Nebenwirkungen	Kontraindikationen	Kontrollen	Pharmakokinetik, Wechselwirkungen	Tagestherapie-kosten; Mo.-natsdosis/Lagerung
Viramune® (Nevirapin) OP à 60 Tbl. zu 200 mg	2 x tgl. (12-stdl.) 200 mg	Therapie einschleichend beginnen: 14 Tage 1 x 200 mg, dann 2 x 200 mg, sonst keine Hinweise	allerg. Reaktionen bis Stevens-Johnson-Syndrom	Überempfindlichkeit gegen die Substanz, Vorsicht bei Nieren- und Leberinsuffizienz	Blutbild, Leberwerte	senkt Plasmaspiegel von Protease-hemmer, nicht zusammen mit Keto-konazol, Wirkungsabschwächung von oralen Kontrazeptiva (andere Verhütungsmethode anwenden); Plasma-spiegelabfall durch Rifabutin, Rifam-picin; Plasmaspiegelanstieg durch Ci-metidin und Makrolide	21,00 DM; 60 Tbl.; Zimmer-temperatur
Rescriptor® (Delarvidine) OP à 360 Tbl. zu 100 mg	3 x tgl. 400 mg (8-stdl.)	in mind. 75 ml Wasser auflösen, auch Cola oder Oransgensaft	Hautaus-schläge, Übel-keit, Durch-fall	Vorsicht bei Leberinsuffizienz	Blutbild	bei Kombi mit Videx 1 h zeitversetzt, nicht zusammen mit Antazida	24,00 DM; 360 Tbl.; Zimmer-temperatur

Neue antiretrovirale Substanzen

Name Hersteller	Wirkansatz	Kurzinfo	Literaturstelle
Abacavir 1592U89 Glaxo Wellcome	NRTI	Zur Kombinationstherapie mit AZT und 3TC. Synergistisch mit 141W94. Gute ZNS-Penetration	Daluge et al., Antimicrob. Agents Chem. 41:1082-1093, 1997
GS840 Adefovir Dipivoxil Gilead	NRTI	Einmal tägliche Einnahme. Wirksamkeit gegen HIV, HBV und CMV. Bislang zwei Phase I/II-Studien mit über 200 Patienten. In Planung ist eine CPCRA Phase III-Studie mit 120 mg/d bei über 2.000 Patienten (CD4<100µl)	Cherrington et al., 4th Conference on Retroviruses and Opportunistic Infections, Washington, 1997
PMPA Gilead	NRTI	PMPA ist dem Adefovir sehr ähnlich. In einem vorklinischen Primatenmodell wurden gute Erfolge gegen SIV gesehen. Zur Zeit wird eine Phase I Studie gestartet	Bischofberger et al., Merreill et al., 4th Conference on Retroviruses and Opportunistic Infections, Waschington, 1997
141W94 / VX 478 Glaxo Wellcome / Vertex	PI	Synergistische Wirksamkeit mit AZT, ddI, 1592U89 und Saquinavir. Mit Indinavir und Ritonavir additive Wirksamkeit	Schooley et al., 4th Conference on Retroviruses and Opportunistic Infections, Washington, 1997
HBY 097 Hoechst / Bayer	NNRTI	Untersuchungen in Phase I-Studien	Kleim et al., Antimicrob. Agents Chem. 39:2253-2257, 1995 Rübsamen-Waigmann et al., XI. In. Conf. on AIDS, Vancouver, 1996
R89439 alpha-APA Lovirid Janssen	NNRTI	Gute Verträglichkeit in einer Pilotstudie mit AZT und 3TC. In der CAESAR-Studie wurde 3TC oder 3TC und Lovirid einer Basistherapie hinzugefügt. Es war kein zusätzlicher Benefit durch Lovirid beobachtbar. Allerdings war die Studie dafür nicht ausgelegt	Staszewski et al., AIDS 10:F1-F7, 1996 CAESAR Coordinating Committee, The Lancet 349:1413-1421, 1997
DMP-266 DuPont Merck Efavirenz Sustiva	NNRTI	In Kombination mit Indinavir waren nach 24 Wochen 82% der Patienten (CD4 100-500 µl) mit der Viruslast unter der Nachweisgrenze	Riddler et al., 4th Conference on Retroviruses and Opportunistic Infections, Washington, 1997
AR 177 Zintevir Aronex Pharm.	Integrase Inhibitor	Oligonukleotid. Wird in Phase I-Dosisfindungsstudien geprüft	Mazumder A. et al., Wallace T.L. et al., Kahn J. et al., XI. Int. Conf. on AIDS, Vancouver, 1996
GEM 91	Antisense-Nukleotid	Gute Erfolge bei in vitro-Untersuchungen. Es folgt eine Phase I/II-Studie in Kombination mit AZT	Lisziewicz et al., PNAS 91:7942-7946, 1994

Immunogene Bestandteile zur Vakzination

Bestandteile von HIV in versch. Adjuvantien

Immunogene Reaktionen	Untersuchung bei Primaten (Affen)	Untersuchung bei Menschen	Anstieg der CD4+ Zellzahl	Induktion von CD8-zytotoxischen Zellen	Induktion von neutralisierenden Antikörpern gegen Laborstämme / gegen primäre Isolate
Rekomb. gp 120	ja	ja	ja	selten	ja	nein
gag Core-Protein	ja	ja	ja	ja	nein	nein
gp 120 + V3 Peptide	ja	ja	ja	ja	ja	nein
Hüllproteine + gag in Virus-fragmenten	ja	nein	ja	ja	ja	nein
HIV Proteine in lebenden Vektoren						
gp 120 oder gp 160 + gag p 24 in Vaccinia-Virus	ja	ja	ja	ja	schwach	nein
Hüllprotein ± gag p 24 in Canarypox-Virus	ja	ja	ja	ja	schwach	nein
Hüllprotein ± gag p 24 in BCG	ja	nein	ja	ja	nein	nein
Gesamtvirus Vakzine						
nicht vermehrungsfähiges HIV oder SIV	ja	ja	ja	selten	ja	?
abgeschwächtes HIV oder SIV	ja	nein	?	ja	ja	nein
Andere						
Hüllproteine und andere HIV-Proteine in DNA Vakzinen	ja	ja	?	ja	ja	nein
gemischte oder sequenzielle Immunisierung mit HIV-Proteinen in lebenden Vektoren und HIV-Hüllproteinen	ja	ja	ja	ja	ja	nein

Literatur: Haynes B.F., Lancet 348:933-937, 1996   Graham B.S. u. Wright P.F., New Engl.J.Med.333:1331-1339, 1995

Molekularbiologische und sonstige Therapieansätze

Interleukin-2

Interleukin-2 ist ein Zytokin, welches die Differenzierung und Proliferation von Lymphozyten reguliert. In vorhergehenden Studien mit intermittierenden Interleukin-2-Infusionen konnte ein Anstieg der CD4-Zellzahlen bei HIV-Patienten (CD4 > 200/µl) beobachtet werden.

In einer Studie wurden 60 HIV-infizierte Patienten (CD4 > 200/µl) in zwei Gruppen aufgeteilt. Eine Gruppe erhielt die antiretrovirale Standardtherapie plus Interleukin-2 und die andere Gruppe erhielt nur die antiretrovirale Standardtherapie. Die antiretrovirale Standardtherapie wurde mit AZT, ddI, ddC, d4T, allein oder in Kombination durchgeführt. Interleukin-2 wurde alle zwei Monate mit sechs Zyklen von je fünf Tagen verabreicht. Die Behandlung begann mit 18 Mio. U pro Tag.

Bei Patienten mit Interleukin-2-Behandlung erhöhte sich die CD4-Zellzahl pro Mikroliter von 428 ± 25 auf 916 ± 128 nach 12 Monaten. In der Kontrollgruppe verringerte sich die CD4-Zellzahl von 406 ± 29 auf 349 ± 41 pro Mikroliter. Über den Zeitraum von 12 Monaten ergaben sich keine signifikanten Unterschiede hinsichtlich der Viruslast oder der p24-Antigenwerte zwischen den Gruppen.

Allerdings waren Begleiterscheinungen wie Fieber, Unwohlsein und Abgeschlagenheit sowie asymptomatische Hyperbilirubinämie die hauptsächlichen dosislimitierenden Nebenwirkungen der Interleukin-2-Therapie.

Ribozyme

Ribozym ist eine einzelsträngige RNS mit katalytischen Eigenschaften. Es spaltet RNS an bestimmten Stellen und somit auch das RNA-HIV-Genom. In vorklinischen Untersuchungen konnten reife Monozyten erfolgreich vor einer Infektion mit HIV geschützt werden. Eine Phase I/IIa-Studie mit fünf Patienten ist geplant. Stammzellen sollen mit einem Vektor, der zwei Ribozyme gegen die tat-Region und gegen die tat/rev-Region trägt, transduziert werden. Die transduzierten Zellen werden den Patienten anschließend reinfundiert.

Antisense-Moleküle

Antisense-Moleküle sind synthetische Oligonukleotide mit einer Sequenz, die der Messenger-RNA von HIV komplementär sind und so eine Proteinsynthese verhindern.

Insbesondere wird versucht, die regulatorischen Proteine zu blockieren, die für den Einbau der proviralen DNA ins menschliche Genom verantwortlich sind. In vitro war diese Methode bereits erfolgreich. Das 25-mer-Oligonukleotid GEM91 (Gene Expression Modulator 91) bindet an eine Sequenz des gag-Gens von HIV. Die Replikation von verschiedenen Laborstämmen und Primärisolaten wurde in vitro effizient inhibiert. In einer ersten klinischen Studie war die Therapie zwar relativ gut verträglich. Bei vier von sechs Patienten zeigte sich ein antiviraler Effekt. Potentere Nachfolgesubstanzen, GEM92 und GEM93, sind in der präklinischen Entwicklung.

Hydroxyurea

Hydroxyurea inhibiert HIV-1 indirekt durch Bindung an ein zelluläres Protein. Die Kombination von Hydroxyurea und Nukleosidanaloga wirkt synergistisch. Hydroxyurea (2 x 500 mg/Tag) wurde in einer Pilotstudie mit 12 nicht vorbehandelten Teilnehmern in Kombination mit ddI (2 x 200 mg/Tag) über einen Zeitraum von 3 Monaten untersucht. Die CD4-Zellzahlen verbesserten sich von 340/µl auf 540/µl und die Viruslast verringerte sich um durchschnittlich 1,7 Logstufen.

Chemokine

Die Suche nach zellulären antiretroviralen Faktoren geht weiter. Levy fand neue Indizien für den Faktor CAF, welcher von CD8-Zellen produziert wird, aber bislang nicht isoliert werden konnte. Die Chemokine RANTES, MIP-1α und MIP-1β werden von der Arbeitsgruppe um R. Gallo untersucht. Mit IL-16 ist bislang keine vollständige Inhibition der HIV-Replikation gelungen, obgleich das Paul-Ehrlich-Institut mit der Entdeckung für Schlagzeilen sorgte.

Unter Beteiligung der Glaxo Wellcome-Forschung ist in Genf ein innovativer Therapieansatz untersucht worden.

Ausgangspunkt war die Entdeckung eines Rezeptormoleküls, das neben dem CD4-Rezeptor an der Einschleusung von HIV in die Zielzelle beteiligt ist. Dieser erste Kofaktor (CXCR4) wurde Fusin genannt. Schon lange ist bekannt, daß auch Makrophagen von HIV befallen werden und daß diese bei der Infektion nach sexueller Übertragung von HIV eine entscheidende Rolle spielen. Im Juni 1996 wurde erstmals der Korezeptor CCR-5 auf Makrophagen identifiziert. Die Häufigkeit von HIV-Infektionen ist bei Personen, die eine genetische Veränderung an diesem Rezeptor haben, seltener. Daraus ergab sich die Idee, den Rezeptor zu blockieren, um das Eindringen von HIV in die Zielzelle zu erschweren. Dafür wurden erst einmal die natürlichen Liganden des Rezeptors gesucht. Die Chemokine MIP-1-alpha, MIP-1-beta und RANTES binden an die von HIV benötigten Korezeptoren und können in vitro mit HIV in einen Verdrängungswettbewerb treten. Da die natürlichen Chemokine eine Stoffwechselfunktion haben und intrazelluläre Signale auslösen, die zu entzündlichen Prozessen führen, wurde von der Forschungsgruppe in Genf ein verändertes Molekül entwickelt, welches effektiv an den Rezeptor bindet, aber keine Funktion hat. AOP-RANTES ist durch chemische Modifikation am aminoterminalen Ende des Moleküls konstruiert worden, induziert keine chemotaktischen Signale und war ein guter Antagonist für die CCR5-Rezeptorfunktion bei Monozyten. Die Substanz inhibiert die Infektion durch nicht-Syncytium-induzierende, makrophagenbefallende HIV-Stämme bei diversen Zelltypen (z.B. Makrophagen und Lymphozyten). Ein Antagonist des HIV-Korezeptors CCR5, wie AOP-RANTES, ist somit ein aussichtsreicher Kandidat für die Entwicklung neuer Therapiestrategien zur Behandlung der HIV-Infektion.

Eradikation

Die Entwicklung neuer Medikamente zur Behandlung der HIV-Infektion und deren Anwendung in schlagkräftigen Kombinationstherapien hat die Diskussion um eine Eradikation von HIV erneut aufflammen lassen. Im Vordergrund stehen die Fragen, wo sich das Virus im Immunsystem versteckt und wie lange ein Patient behandelt werden muß, bis alle latenten Viren eliminiert worden sind. Drei Gruppen von Wissenschaftlern haben dazu einige Antworten gefunden.

Bei einer HIV-infizierten Person besteht eine kontinuierliche Virämie und Replikation von Viren bei einem gleichzeitig schnellen Turnover des gesamten Immunsystems. Es gibt einige Zellen, z.B. die Gruppe der Memory-T-Zellen oder Makrophagen, die ein langfristiges Reservoir für HIV darstellen können. Für eine mathematische Erfassung der Vorgänge untersuchten Alan Perelson und David Ho mit ihren Teamkollegen acht Patienten, die eine Therapie mit AZT/3TC plus Nelfinavir bekamen. Nach Voraussage des mathematischen Modells gibt es zwei therapeutische Phasen, einen Abfall der Viruslast und eine nachfolgende komplette Suppression der HIV-Replikation. In der ersten Phase werden die infizierten Zellen mit hohem Virusausstoß schnell weniger und es kommt zu einem deutlichen Abfall der Plasmavirämie. In der zweiten Phase verringert sich die Viruslast langsamer, aber bei allen Patienten wurde die untere Nachweisgrenze nach 8 Wochen der Behandlung erreicht.

Der danach folgende Verlauf resultiert aus der Virusproduktion der länger lebenden Zellpopulationen, zu denen auch die Makrophagen sowie latent infizierte CD4-Zellen und möglicherweise die follikulären dendritischen Zellen des Lymphgewebes gehören.

Legt man das mathematische Modell zugrunde, so erwarten die Forscher nach einer Behandlungsdauer von zwei bis drei Jahren eine komplette Hemmung der HIV-Replikation. Falls es noch weitere Reservoire von HIV geben sollte, so müßte der Zeitraum bis zur Eradikation weiter ausgedehnt werden. Geht man davon aus, daß die Halbwertszeit von proviraler HIV-DNA in Lymphozyten etwa 150 Tage dauert, so könnte man mit der Eradikation nach etwa 10 Jahren rechnen. In Gliazellen des ZNS könnte die Halbwertsleit für provirale HIV-DNA noch sehr viel länger sein.

Eine weitere Forschergruppe kam zu Ergebnissen, die dieses Modell unterstützen. Sie untersuchten die Lymphknoten von zehn Patienten, die mit AZT, 3TC und Ritonavir behandelt worden waren. Mit dem Absterben der infizierten Zellen ging eine Verringerung von Viren einher und innerhalb von sechs Monaten waren 99% der infizierten lymphatischen Zellen eliminiert. Die Forscher postulierten anhand dieser Ergebnisse, daß HIV nach 30 Monaten einer solchen Therapie verschwunden sein könnte.

Eine andere Forschergruppe untersuchte verschiedene Zellen des Immunsystems bei 14 asymptomatischen HIV-Infizierten. Sie fanden dabei im Blut und in den Lymphknoten eine äußerst geringe Anzahl von ruhenden CD4-Zellen, die ein integriertes, replikationsfähiges Virus (provirale HIV-DNA) in sich bargen. In Zahlen ausgedrückt waren das nur 5 bis 7 virushaltige CD4-Zellen pro 1 Million CD4-Zellen. Die mittlere Häufigkeit der virushaltigen Makrophagen lag bei 54 pro 1 Million dieser Zellen im Lymphknoten. Diese Untersuchungen können nur einen kleinen Ausschnitt der Virusdynamik im Immunsystem wiedergeben. Allerdings wird deutlich, daß die HIV-Infektion in einigen wenigen Zellen überdauern kann. Das Wort Eradikation sollte mit Vorsicht gebraucht werden, weil sich HIV, auch wenn es nicht mehr nachweisbar ist, in abgelegenen Kompartimenten, so auch im Gehirn, verstecken und nach einer Langzeitbehandlung erneut ausbrechen könnte.

Immunglobuline

Bei HIV-infizierten Kindern ist durch den gleichzeitig bestehenden B-Zelldefekt die Wirksamkeit der Immunglobulinbehandlung nachgewiesen.

Bei fortgeschrittener HIV-Infektion und meist niedrigen T4-Helferzellzahlen kommt es jedoch auch zu einer deutlichen Einschränkung der B-Zell Aktivierung. Diese erklärt den bekannten fehlenden Anstieg des Antikörpertiters bei Infektionen. Unter dieser Hypothese erfolgt die Behandlung der HIV-infizierten Patienten mit Immunglobulinen. Die Dosis beträgt in der Regel 200 mg/kg Körpergewicht alle 14 Tage i.v. bei einer Infusionsdauer von einer Stunde. Schrappe-Bächer zeigte 1990 bei 30 Patienten mit ARC und Walter Reed 5 in der mit Immunglobulin behandelten Gruppe weniger konstitutionelle Symptome (Fieber und Müdigkeit). Brunkhorst sah 1990 bei 40 Patienten eine verminderte Mortalität bei mit Immunglobulin behandelten Patienten der Walter Reed Gruppe 5-6. De Simone konnte 1991 eine Abnahme der opportunistischen Infektion bei mit Immunglobulin behandelten Patienten sehen. Williams konnte 1991 zeigen, daß bei Patienten mit gehäuften bakteriellen Infektionen (meist IVDA) durch die Behandlung mit Immunglobulinen der Grad der Infektion gesenkt und die stationäre Aufnahme verhindert werden kann. Kiehl wies 1993 bei 66 behandelten Patienten mit ARC und AIDS in der mit Immunglobulin behandelten Gruppe wenig signifikant weniger Krankenhausaufenthalte nach. Und Saint-Marc ermittelte 1991 bei 39 Patienten mit ARC weniger AIDS definierende Erkrankungen in der mit Immunglobulin behandelten Gruppe. Diese Untersuchungen zeigen, daß die Behandlung mit Immunglobulinen nicht generell empfohlen werden kann und auf Subgruppen speziell im fortgeschrittenen Stadium beschränkt werden sollte. Zur Wirksamkeit dieser Therapie fehlen zur Zeit prospektive randomisierte Doppelblindstudien.

Bekannt ist ein gutes Ansprechen bei Patienten mit idiopathischer thrombozytopenischer Purpura (ITP) und HIV-Infektion auf Immunglobulinen (1-2 g/kg über 2-5 Tage). Neu diskutiert worden ist nach einem Bericht aus Vancouver die mögliche Behandlung der Polyneuropathie bei fortgeschrittener HIV-Infektion mit Immunglobulinen (Tag 1: 40 g, Tag 2: 40 g, Tag 3: 30 g und Tag 4: 20 g bei monatlicher Wiederholung). Bei 83 % der Patienten wurde von Bauer eine Verbesserung der peripheren Polyneuropathie beobachtet.

Literaturangaben

Bauer, G. et al. Int. Conf. AIDS (Vancouver) Th. B. 4258 (1996)
Brunkhorst, U. et al. Infection 18: 28-32 (1990)
De Simone, C. et al. Immunopharmacology and Immunotoxicology, 13(3): 447-459 (1991)
Kiehl, M. et al. Infektionsklinik 2: 22-24 (1993)
Rubinstein, A., Die gelben Hefte XXXI: 109-117 (1991)
Saint-Marc, T. et al. Int. Conf. AIDS (Japan), PB0330 (1994)
Schrappe-Bächer, M. et al. Vox Sang; 59 (suppl 1): 3-14 (1990)
Williams, P.E. et al. Vox Sang; 60: 126-127 (1991)

HIV und Schwangerschaft *(Matthias Beichert)*

Dem häufig als einzige Alternative angebotenen Schwangerschaftsabbruch müssen heute die deutlichen Therapieerfolge zur Reduktion des Transmissionsrisikos von der Mutter auf das Kind gegenübergestellt werden. In den Therapiezentren im deutschsprachigen Raum liegt die Übertragungsrate derzeit bei ca. 2% (1).

Der Geburtshelfer wird heute mit unterschiedlichen Ausgangssituationen konfrontiert. Zum einen der Problematik „Erstdiagnose HIV in der Schwangerschaft" bei Frauen die immer häufiger primär keinem Risikokollektiv zuzuordnen sind. Hierbei handelt es sich um sogenannte Therapie-naive Patientinnen (keine antiretrovirale Vorbehandlung).
Zum anderen ist der Geburtshelfer zunehmend mit der Situation konfrontiert, daß HIV positive Frauen unter einer Mehrfachtherapie schwanger werden.

Die antiretrovirale Therapie in der Schwangerschaft basiert auf der ACTG 076-Studie (2).
In dieser Studie konnte durch eine Zidovudin-Monotherapie das Übertragungsrisiko von der Mutter auf das Kind auf 8,3% in der Therapiegruppe, gegenüber 25,5% in der Placebogruppe gesenkt werden.
Die Zidovudintherapie begann mit einer Tagesdosis von 500 mg/die zwischen der 14. und 34. Schwangerschaftswoche. Die Entbindung erfolgte als Spontanpartus unter einer i.v. Zidovudin-Gabe mit einer loading-dose von initial 2mg/kg Kg in der ersten Stunde, gefolgt von einer Erhaltungsdosis von 1mg/kg Kg. Die Kinder wurden bis zur 6.Woche post partum mit Zidovudin Sirup 4 x 2mg/kg Kg Tagesdosis therapiert.
In den deutschen Zentren wurde dieses Therapieschema durch eine primäre Sectio Caesarea in der 37. Schwangerschaftswoche ergänzt. Die Vermeidung der Wehentätigkeit, die auch vor der Geburt ein Risiko für den Feten darstellt, und die Vermeidung der vaginalen Passage sind hier entscheidend (3). Nach wie vor ist der Transmissionsweg und der Transmissionszeitpunkt unklar. 80 – 90 % der Kinder infizieren sich nach dem derzeitigen Wissensstand um den Geburtszeitpunkt (4).
Nach den deutschen Therapierichtlinien konnte die materno-fetale Transmissionsrate noch weit unter die Transmissionsrate von 8,3% aus der Therapiegruppe der ACTG 076 Studie gesenkt werden.
Die Therapiedauer in der Schwangerschaft ist umstritten. Dem Bestreben die Zidovudinexposition der Kinder in utero zu reduzieren folgend beginnen wir in Mannheim derzeit mit der antiretroviralen Therapie in der 30. Schwangerschaftswoche. Erste Ergebnisse des CDC zeigten 2/98 eine Transmissionsrate von 9,2% in der Thailand-Studie (5) mit einer oralen Zidovudin Therapie (2 x 300 mg/die) ab der 36. SSW, sowie einer oralen Zidovudin Therapie (300 mg 3-stündlich) unter der Geburt.
Die Kinder wurden nicht therapiert. Hier zeichnet sich zum einen ein möglicher späterer Therapiestart ab, zum anderen zeigen sich vereinfachte Therapieformen für die Entwicklungsländer auf.
Nach diesen Ergebnissen wurden die Placeboarme in den Zidovudin-Studien geschlossen.
Der Geburtshelfer steht zwischen der Forderung der Internisten nach einer optimalen Therapie der Mutter und den Paediatern, die eine Schädigung der Kinder durch die antiretrovirale Therapie in utero fürchten. Im Januar 1997 hat sich eine Expertenkommission am US National Institute of Health (Bethesda) deutlich für die Zidovudin-Therapie in der Schwangerschaft ausgesprochen (6). Das Risiko einer materno-fetalen HIV-Transmission sei wesentlich größer als eine mögliche Kanzerogenität durch die Therapie.

Bisher sind keine kindlichen Schädigungen unter einer Zidovudin Therapie beschrieben.

Da zunehmend Zidovudin-Resistenzen beobachtet werden, wäre konsequenterweise bei einer Zidovudin-Monotherapie eine Resistenzbestimmung vor Therapiebeginn zu fordern. Die Nachbetrachtung der ACTG 076 Studie läßt eine Korrelation zwischen der maternofetalen Transmission und einer Zidovudin- Resistenz vermuten (7). Die Zidovudin-Monotherapie birgt die Gefahr weiterer Resistenzbildungen, die zukünftige Therapieoptionen bei der Mutter einschränken. Die Diskussion um die optimale Therapie in der Schwangerschaft darf nicht an der Mutter vorbei führen.

Weitere Untersuchungen gibt es derzeit in Südafrika mit einer Kombinationstherapie Zidovudin/Lamivudin in der Schwangerschaft (NUCB 18 Studie), Nevirapine (Uganda), Vitamin A (Afrika) und einer Vaginal-lavage (Kenya).

Zunehmend werden in den Industriestaaten HIV-positive Frauen unter einer antiretroviralen Mehrfachtherapie schwanger.

Nach dem Konsens des US-Department of Health and Human Services (Herbst 1997) sollte in diesen Fällen die Kombinationstherapie mit den bisher verwendeten Nukleosidanaloga und Proteasehemmern fortgeführt werden.

In Mannheim versuchen wir derzeit in Abhängigkeit von der Immunitätslage der Mutter für die Zeit der Organogenese bis zur 14.Schwangerschaftswoche die Therapie zu unterbrechen. Einzelfallbeobachtungen zufolge verliefen Schwangerschaften unter einer Kombinationstherapie mit Proteasehemmern bis zum derzeitigen Beobachtungszeitraum für Mutter und Kind unauffällig. Allerdings sind die Fallzahlen zu klein und die Beobachtungszeiträume zu kurz um hier bereits Therapieempfehlungen ableiten zu können.

Im Einzelfall kann daher nur in einem ausführlichen Aufklärungsgespräch mit der Mutter das weitere Vorgehen festgelegt werden, das dann auch von beiden Seiten zu verantworten ist.

Derzeit gibt es keinen Anhalt dafür, daß sich die Schwangerschaft auf den Krankheitsverlauf der Mutter negativ auswirkt.

Die Therapie in der Schwangerschaft und die Entbindung sollte immer in Kooperation mit einem mit der antiretroviralen Therapie vertrauten Zentrum / Schwerpunktpraxis erfolgen !!! Nur hier ist die sich ständig im Wandel befindliche antiretrovirale Therapie, deren Verlaufskontrolle und die erforderliche Diagnostik gewährleistet. Die bundesweite Erfassung und Nachuntersuchung aller in utero antiretroviralen Substanzen ausgesetzten Kinder ist zur weiteren Optimierung der Prävention zwingend.

In Deutschland ist nach den Mutterschaftsrichtlinien ein HIV-Test der schwangeren Frau zu empfehlen. Nach den derzeitigen Richtlinien darf der Arzt den Test nicht durchführen, wenn die Patientin einem Test nicht zustimmt.

In unserer infektiologischen Sprechstunde verzeichnen wir eine Zunahme der Erstdiagnose HIV bei schwangeren Frauen, die primär nicht einer Risikogruppe zuzuordnen sind.

Nur durch die frühzeitige Diagnosestellung können die aktuellen Therapiemöglichkeiten zum Schutz des Kindes (Reduktion der Transmission), der Mutter (rechtzeitige Therapie), des Partners und des Kreißsaalteams (Reduktion der Infektionsgefahr) ausgeschöpft werden.

Antiretrovirale Therapie in der Schwangerschaft

Die antiretrovirale Therapie in der Schwangerschaft muß sich immer am aktuellen immunologischen Status der Schwangeren orientieren (Viral-load, Lymphozytensubpopulationen).

Daher können die nachfolgend aufgeführten Szenarien nur Orientierungshilfen sein. Sie müssen in jedem Einzelfall neu mit einem mit der antiretroviralen Therapie vertrauten Arzt sowie der Schwangeren diskutiert werden.

A: Therapie-Naive Patientin (keine antiretrovirale Vorbehandlung)
Zidovudin Monotherapie (2 x 250 mg/die) ab der 30.SSW
+ Sectio am wehenlosen Uterus in der 37. SSW unter einer i.v. Zidovudin-Gabe mit einer loading-dose von initial 2 mg/kg Kg in der ersten Stunde, gefolgt von einer Erhaltungsdosis von 1 mg/kg Kg bis eine Stunde post partum.
Die Kinder werden 4 – 6 Wochen post partum mit Zidovudin Sirup 4 x 2 mg/kg Kg Tagesdosis therapiert (beginnend spätestens 6 Stunden post partum).
(orientierend an der ACTG 076 Studie, aber ist eine Monotherapie heute noch vertretbar?)

B: Zidovudin Monotherapie ersetzt durch:
Zidovudin (2 x 250 mg/die) u. Lamivudin (2 x 150 mg/die) Kombinationstherapie
Therapiebeginn je nach Immunitätslage der Mutter, wenn möglich nach der 14. SSW, jedoch spätestens ab der 30. – 34. Schwangerschaftswoche + Sectio + Therapie der Kinder wie in A

C: Schwangerschaft unter einer antiretroviralen Mehrfachtherapie (ggf. mit Proteasehemmer)
In Abhängigkeit vom Immunstatus wenn möglich Therapiepause bis zur abgeschlossenen Organogenese (vollendete 14. SSW), + Sectio + Therapie der Kinder wie in A

D: Keine Therapie in der Schwangerschaft :
In diesem Fall sollte unter allen Umständen die Entbindung durch eine primäre Sectio unter einer i.v. Zidovudin-Therapie erfolgen und die Kinder post partum mit Zidovudin-Saft im Sinne einer Post-Expositionsprophylaxe therapiert werden. (siehe A)

Cave:
- Anämie durch Zidovudin / hier ggf. Umstellung auf D4T + 3TC
- Hyperglykämie durch Proteasehemmer in der Schwangerschaft

Stillverbot

Die Therapie in der Schwangerschaft und die Entbindung sollte immer in Kooperation mit einem mit der antiretroviralen Therapie vertrauten Zentrum / Schwerpunktpraxis erfolgen !!!

Literatur:
Grosch-Wörner et al. Conference on the reduction of materno-fetal HIV transmission, Washington DC 9/97
Connor EM., Sperling RS., Gelber R., et al. Reduction of Maternal-Infant transmission of Human Immunodeficiency Virus Type-1 with Zidovudine. The New England Journal of Medicine 1994; 331:1173-80
Schäfer APA., Koch MA., Grosch-Wörner I. et al. Wehen, Geburtsmodus und maternofetale Transmission von HIV. Geburtsh. Frauenheilk. 1994; 54: 617-622
Rouzioux C., Costagliola D., Burgard M., Blanche S., et al. and the HIV Infection in Newborns French Collaborative Study Group. Estimated timing of mother-to-child human immunodeficiency virus type 1 (HIV-1) transmission by use of a Markov Model. Am J Epidem. 1995;142:1330-7.
Anderson L., US National Institutes of Health, Bethesda. 14. Jan. 1997
Vuthipongse P., Bhadrakom C., Roongpisuthipong A., et al. Administration of Zidovudine during late pregnancy and delivery to prevent perinatal HIV transmission-Thailand 1996-1998. MMWR, 1998; 47 (8):151-4.
Eastman PS., Shapiro DE., Coombs RW., et al. Maternal viral genotypic zidovudine resistance and infrequent failure of zidovudine therapy to prevent transmission of human immunodeficiency virus type 1 in paediatric AIDS Clinical Trials Group Protocol 076. The Journal of Infectious Diseases 1998; 177: 557-64

Nadelstichverletzungen – Berufliche HIV-Exposition

Merkblatt

Bei Nadelstichverletzungen ist ein Ausbluten der Wunde anzustreben.

Desinfektion der Wunde mit PVP-Jod oder alkoholischen Präparaten.

Kontaminierte Schleimhäute mit Schleimhautantiseptikum (Augen mit geeigneter Pufferlösung) waschen bzw. spülen.

Unfallmeldung! / BG-Meldung!

Eine Klärung der HIV-Serologie des Patienten bzw. die weitere Untersuchung zum Krankheitsstadium und ggf. durchgeführte antiretrovirale Therapie des Patienten sind zu empfehlen. Gleichzeitig sollte eine Hepatitisdiagnostik durchgeführt werden.

Chemoprophylaxe bei Nadelstichverletzungen

Die Wahrscheinlichkeit einer beruflichen HIV-Infektion ist gering. Nur in 0,3% der Fälle von beruflichen HIV-Expositionen ist mit einer Serokonversion zu rechnen.

Ein höheres Risiko gegenüber diesem mittleren Wert besteht -nach einer multizentrischen, retrospektiven Fallkontrollstudie- unter folgenden Bedingungen:

- bei tiefen Stich- oder Schnittverletzungen mit einem ca. 10-fach erhöhten Infektionsrisiko
- bei sichtbaren Blutspuren auf dem verletzenden Instrument mit einem etwa 5-fach erhöhten Infektionsrisiko
- bei Verletzung durch eine Kanüle, die zuvor in einem Blutgefäß eines HIV-Patienten lag, mit einem etwa 5-fach erhöhten Infektionsrisiko
- bei hoher Viruskonzentration im Blut von HIV-Patienten, wie sie im Primär- und im Finalstadium vorliegt, mit einem mehr als 6-fach erhöhten Infektionsrisiko.

Nach dem derzeitigen Wissensstand (s. auch Literatur im Anhang) ist die sofortige (möglichst innerhalb von 30 - 60 Minuten, **keinesfalls später als 12 Stunden**) Einleitung einer antiretroviralen primärprophylaktischen Therapie zu erwägen:

Retrovir' (AZT, 4 x 250 mg/d) in Kombination in einer Dosierung von 2 x 250 mg/d mit Epivir' (3TC, 2 x 150 mg/d) und **gegebenenfalls** bei hohem Ansteckungsrisiko zusätzlich Crixivan' (Indinavir, 3 x 800 mg/d) für 2 - 4 Wochen. Nach neuesten Daten scheint auch Viramune' (Nevirapin, 1 - 2 x 200 mg/d) als drittes Kombinationspräparat äußerst schnell wirksam zu sein.

Da die Wirksamkeit dieser Behandlung nicht erwiesen ist, muß der Patient über diese Tatsache und mögliche Nebenwirkungen umfassend aufgeklärt werden. Dies gilt insbesondere im Hinblick auf eine Schwangerschaft. Eine Zulassung für diese Indikation besteht in keinem Falle.

Über die Zahl der in der wissenschaftlichen Literatur veröffentlichten Fälle von gesicherten oder wahrscheinlichen berufsbedingten HIV-Infektionen in der Zeit von 1984 bis 1994 informiert Tabelle 1:

Berufsbedingte HIV-Infektionen (vgl. Deutschland vs. weltweit)		Berufliche HIV-Infektionen			
		gesichert		wahrscheinlich	
		Deutschland (n = 5)	weltweit (n = 64)	Deutschland (n = 14)	weltweit (n = 113)
Art der Exposition	Schnitt-/Stichverletzung	3	58	2	11
	Schleimhaut-/Hautkontakt	2	5	2	6
	beides		1		
	unbekannt			10	96
Beruf	Pflegepers./Arzthelfer/in	4	35	10	60
	Laborant/in		16	1	25
	Ärztin/Arzt	1	5	1	23
	andere		8	2	5
	Serokonversion trotz AZT-Prophylaxe	0	10	k.A.	k.A.
Gesamt		5	64	14	113

mod. nach Fitch und Jarke   k.A.: keine Angabe

Die Wirksamkeit einer postexpositionellen AZT-Prophylaxe kann bis heute noch nicht zweifelsfrei beurteilt werden. Die Tatsache, daß es bei den 10 in der Literatur bekannten Fällen von beruflicher HIV-Exposition trotz AZT-Prophylaxe zu einer Serokonversion gekommen ist, spricht gegen die Wirksamkeit dieser Maßnahme]. Für die Wirksamkeit der AZT-Prophylaxe spricht dagegen das Ergebnis der oben zitierten multizentrischen, retrospektiven Studie, in der eine Verminderung des Infektionsrisikos von 80% statistisch nachgewiesen wird. Der Wert dieser statistischen Analyse ist jedoch durch die geringe Zahl der beobachteten Patienten stark eingeschränkt. Nur 9 Patienten hatten nach der beruflichen HIV-Exposition AZT eingenommen.

Die Wirksamkeit der HIV-Therapie ist durch die Einführung neuer Medikamente wesentlich erhöht worden. Mit der gleichzeitigen Verabfolgung dieser neuen Substanzen ergeben sich die besten Resultate, wie aus der Reduktion der Viruslast im Blut abgelesen werden kann. Üblich ist die Kombination von 2 Reverse-Transkriptasehemmern und einem Proteinasehemmer. Die Kombinationsbehandlung hat nicht nur den Vorteil, die intrazelluläre Virusreplikation in verschiedenen Phasen zu treffen, sondern wirkt auch einer Resistenzentwicklung entgegen.

Aus diesen Erwägungen heraus wird heute auch in der Postexpositionsprophylaxe der Kombinationstherapie der Vorzug gegeben. Das Center for Disease Control (Atlanta) und das Robert-Koch-Institut (Berlin) empfehlen folgende Medikation:

Retrovir*	AZT	2 x 250 mg/Tag
Epivir*	3TC	2 x 150 mg/Tag
Crixivan*	Indinavir	3 x 800 mg/Tag

Die Therapie sollte möglichst innerhalb von 1-2 h eingeleitet und über 2-4 Wochen durchgeführt werden. Neben der antiretroviralen Wirkung wird der Gabe von 3TC eine gewisse protektive Wirkung gegen eine Hepatitis B-Infektion zugeschrieben, was eine zusätzliche Motivation zur Durchführung der prophylaktischen Behandlung bedeuten könnte.

Die Medikation mit dem Proteinasehemmer Crixivan* ist nicht unproblematisch. Die Kapseln müssen nüchtern eingenommen werden. Durch die Metabolisierung im Cytochrom-P-450-Stoffwechsel bestehen zahlreiche Medikamenteninteraktionen. Bei mangelnder Flüssigkeitszufuhr kommt es häufiger zu Erhöhungen des Bilirubinspiegels im Serum. Andere Proteinasehemmer haben eine höhere Quote an Arzneimittelinteraktionen, wie Ritonavir*, und kommen deshalb als Alternative zum Crixivan* eher nicht in Frage.

Der nicht nukleosidale Reverse-Transkriptasehemmer Nevirapin (Viramune*) bietet sich als Alternative an. Bei dieser Substanz konnte gute Wirksamkeit bei der Mutter-Kind-Übertragung und bei der akuten HIV-Krankheit nachgewiesen werden. Die Substanz zeichnet sich zudem durch einen schnellen Wirkungseintritt und eine einfache Einnahme aus. Das Präparat kann über internationale Apotheken bezogen werden.

Angesichts der neuen medikamentösen Möglichkeiten sollte die Durchführung der postexpositionellen HIV-Prophylaxe, insbesondere bei den obengenannten Expositionen mit überdurchschnittlich hohem Infektionsrisiko mit Nachdruck empfohlen werden.

Da der möglichst umgehende Behandlungsbeginn für den Erfolg der Maßnahme von großer Bedeutung ist, sollte in Klinik und Praxis Klarheit darüber bestehen, wo die Medikamente für den Notfall bereitgehalten werden.

Literatur:

Fitch KM, Alvarez LP, Medina RA, Morondo RN (1995) Occupational transmission od HIV in health care workers. Europ J Pub Health 5: 175-186

Jarke J (1996) Berufsbedingte HIV-Infektionen bei medizinischem Personal. Infektionsepidemiologische Forschung I: 12-18

CDC-Empfehlung zur Chemoprophylaxe nach berufsbedingter HIV-Exposition

Art der Exposition	Art des infektiösen Materials[1]	Antiretrovirale Prophylaxe[2]	Antiretrovirale Kombination[3]
Perkutan	Blut[4]		
	Höchstes Risiko	Empfehlung	AZT + 3TC + Indinavir
	Erhöhtes Risiko	Empfehlung	AZT + 3TC + (evtl. Indinavir[5])
	Kein erhöhtes Risiko	Vertretbar	AZT + 3TC
	Blut enthaltende oder andere potentiell infektiöse Flüssigkeiten[6], oder Gewebe	Vertretbar	AZT + 3TC
	Andere Körperflüssigkeiten (z.B. Urin)	Keine Empfehlung	
Schleimhäute	Blut	Vertretbar	AZT + 3TC + (evtl. Indinavir[5])
	Blut enthaltende oder andere potentiell infektiöse Flüssigkeiten[6], oder Gewebe	Vertretbar	AZT + (evtl. 3TC)
	Andere Körperflüssigkeiten (z.B. Urin)	Keine Empfehlung	
Haut	Blut	Vertretbar	
Erhöhtes Risiko[7]	Blut enthaltende oder andere potentiell infektiöse Flüssigkeiten[6], oder Gewebe	Vertretbar	AZT + 3TC + (evtl. Indinavir[5])
	Andere Körperflüssigkeiten (z.B. Urin)	Keine Empfehlung	

mod.: CENTERS FOR DISEASE CONTROL: Update: Provisional Public Health Service recommendations for chemoprophylaxis after occupational exposure to HIV, MMWR 1996; 45: 468-72. Siehe auch Überlegungen zur medikamentösen Postexpositionsprophylaxe nach beruflicher HIV-Exposition (1996). Epidemiologisches Bulletin 43: 291-295

1 Jede Exposition mit HIV-Hochkonzentraten (z.B. in Forschungslabors oder Produktionsstätten) ist als perkutane Blutexposition der höchsten Risikostufe einzuordnen.

2 Bei empfohlener oder vertretbarer Postexpositionsprophylaxe (PEP) sollte der Betroffene in einem Beratungsgespräch darüber informiert werden, daß

a) Wirksamkeit und Toxizität der Prophylaxe nur begrenzt erforscht sind,
b) hinsichtlich der Toxizität bei HIV-negativen Personen oder schwangeren Frauen nur wenige Daten vorliegen,
c) der Betroffene die Behandlung ablehnen kann.

Keine Empfehlung, es handelt sich nicht um eine berufsbedingte HIV-Exposition, die einer Meldung oder PEP bedarf.

3 Dosierung:

AZT	3 x 200 mg/tägl.	oder Combivir
3TC	2 x 150 mg/tägl.	2 x 2 Tbl. tägl.
Indinavir	3 x 800 mg/tägl. alternativ:	
Saquinavir:	3 x 600 mg/tägl.	

Die Medikamente sollten über einen Zeitraum von 4 Wochen eingenommen werden. Zu weiteren Einzelheiten siehe Packungsbeilage.

4 Höchstes Risiko:

Sowohl Exposition mit größeren Mengen Blut (z.B. tiefere Verletzungen durch Nadelstichverletzung, besonders wenn Blut des infizierten Patienten injiziert wurde), *als auch* Blutexposition mit hoher HIV-Viruslast (z.B. Patienten mit akuter HIV-Krankheit oder Patienten im Stadium AIDS).

Erhöhtes Risiko:

Entweder Exposition mit größeren Mengen Blut *oder* Blutexposition mit hoher HIV-Viruslast im Blut.

Kein erhöhtes Risiko:

Weder Exposition mit größeren Mengen Blut, *noch* Blutexposition mit hoher HIV-Viruslast im Blut (z.B. Nadelstichverletzung mit Nahtmaterial bei Patienten mit asymptomatischer HIV-Infektion).

5 Mit häufigeren Nebenwirkungen ist zu rechnen.

6 z. B. Samen, Vaginalsekret, Liquor sowie Synovial-, Pleura-, Peritoneal-, Perikardial- und Amnionflüssigkeit.

7 Erhöhtes Risiko bei Hautexpositionen:

- mit einer hohen HIV-Viruslast im Blut
- über einen längeren Zeitraum
- auf einer großen Hautfläche
- auf beschädigter Haut

Bei Hautexpositionen ohne erhöhtes Risiko ist die Nebenwirkungsrate der Medikamente größer als der Nutzen der Postexpositionsprophylaxe.

Wirkverlust antiretroviraler Medikamente (Resistenzentwicklung) *(Klaus Heintz)*

Alle Medikamente, die HIV oder andere Mikroorganismen an ihrer Vermehrung hindern, laufen Gefahr, im Laufe einer Therapie nicht mehr den Wirkungsgrad zu behalten, der sie zu Beginn einer Therapie auszeichnet.

Diesen Wirkverlust der Medikamente bezeichnet man mit dem weitläufigen Oberbegriff Resistenz. Man unterscheidet zwischen verschiedenen Ausprägungen einer Resistenz. Deshalb sollen zur Einführung in dieses Thema einige Definitionen genannt werden.

1. **Genotypische Resistenz**, die allein auf Änderungen im Erbgut bzw. der Proteine von HIV durch **Mutation** beruht (Änderung der Nukleotid- bzw. Aminosäure-Sequenzen).
2. **Phänotypische Resistenz**, die durch Mutationen bedingte Änderung der Proteinfunktion (z.B. Änderung der IC_{50}-Werte).
3. **Wirkverlust**, das in der Praxis offensichtliche Auftreten eines Wirkverlustes antiretroviraler Medikamente, verursacht durch genotypische bzw. phänotypische Resistenz (z.B. Anstieg der Viruslast über einen längeren Zeitraum).
4. **Kreuzresistenz**, Mutation, die sich auf die phänotypische Resistenz mehrerer Medikamente gleichzeitig auswirkt.

Die Fähigkeit von HIV, durch Mutation sein Erbgut und seine Proteine zu verändern, bildet die Grundlage für den Wirkverlust antiretroviraler Medikamente.

Verursacht werden diese **Mutationen** durch die Reverse Transkriptase (RT) beim Umschreibevorgang von RNA zu DNA im Laufe des HIV-Vermehrungszyklus. Das einfach gebaute virale RT-Protein verfügt über weniger Korrekturmechanismen als andere Polymerasen und ist dadurch mit einer hohen Fehlerrate behaftet. Es kann davon ausgegangen werden, daß pro Replikationszyklus mehrere falsche Nukleotide (Mutationen) in das aus ca. 10.000 Nukleotiden bestehende Virusgenom eingebaut werden. Das Auftreten von Mutationen ist die direkte Folge des HIV-Replikationsprozesses selbst. **Dies hat zur Folge, daß bei einem HIV-Infizierten eine Vielzahl genetisch unterschiedlicher Virustypen nebeneinander existieren.**

Besonders unter einer Therapie mit antiretroviralen Substanzen werden HIV-Populationen mit unterschiedlicher Empfindlichkeit gegen die eingesetzten Medikamente selektiert. Der Selektionsdruck einer antiretroviralen Therapie bedingt das Auftreten der Resistenzentwicklung. Wichtig ist hier, daß es sich nicht um eine Alles oder Nichts-Regel handelt. Es gibt nicht nur „wirksam" oder „nicht wirksam" bzw. „resistent" oder „sensitiv".

Hier spricht man von **graduellem Wirkverlust**. Ein hoher Wirkverlust geht meist einher mit mehreren Änderungen in den entsprechenden Enzymen (s. Abbildungen „Mutationen, die zum Wirkverlust führen"). Diese Mutationen treten aber nicht alle zugleich auf, sondern werden nach und nach in verschiedenen Replikationszyklen des Virus in das HIV-Genom eingebaut. Zum Beispiel verringert eine RT-Mutation an Pos. 41 die AZT Wirkung um das 5fache, zwei Mutationen an den Pos. 41 + 215 um das 50fache. Alle fünf gegen AZT bekannten Resistenz-assoziierten Mutationen in der RT eines Stammes verringern die AZT-Wirkung um ungefähr das 200fache.

Bis alle genotypischen Mutationen gegen bestimmte Medikamente in einem Stamm vereint sind, vergeht immer eine gewisse Zeit. Dieser Zeitraum ist von Patient zu Patient unterschiedlich und wird hauptsächlich durch die Höhe der Suppression der Virus-Replikation (d.h. durch die Wirksamkeit einer antiretroviralen Therapie) bestimmt. Je besser die Virusreplikation unterdrückt wird, desto weniger Mutationen können durch die Reverse Transkriptase in das Virus-Genom eingebaut werden und um so geringer ist die Gefahr, daß die eingesetzten Medikamente zu schnell ihre Wirkung durch Resistenzen verlieren können.

Man kann davon ausgehen, daß Medikamente, die viele Mutationen zum vollen Wirkverlust benötigen (z.B. AZT mit fünf Mutationen), länger wirken können als Medikamente mit wenigen oder einzelnen Mutationen (z.B. 3TC mit zwei oder D4T mit bislang nur einer bekannten Mutation).

Die heute gängigen Kombinationstherapien sind ein probates Mittel, um die HIV-Vermehrung und dadurch die Resistenzentwicklung effizient zu supprimieren. Dabei zeigen bestimmte Kombinationen eine gegenseitige Beeinflussung ihrer Wirksamkeit durch die Selektion spezifischer Mutationen. Bei der Kombination von AZT und 3TC können z.B. HI-Viren, die aufgrund von Mutationen an Aminosäure-Positionen 41 und 215 einen Wirkverlust von AZT zeigen, durch eine zusätzliche, von 3TC induzierte Aminosäureänderung in Pos. 184 wieder optimal durch AZT gehemmt werden. Diese genotypischen Veränderungen führen hier nicht zum Wirkverlust beider eingesetzter Medikamente, sondern bewirken, daß sich die Effekte des einen Medikaments positiv auf das andere auswirken. Die Kombination dieser Medikamente führt dann zu einer verlängerten Wirkung, obwohl der genotypische Status der Mutationen andere Daten liefert.

Aber auch Suppressionsraten von 99% und mehr, die mit heutigen Kombinationen erreicht werden können, reichen nicht aus, um die HIV-Replikation und damit die Resistenzbildung zu verhindern. Sobald sich nur wenige HI-Viren vermehren, ist die Bildung und Selektion von therapieresistenten HIV-Stämmen möglich. Zu ver-

hindern ist das nur mit einer kompletten 100%igen Hemmung. Je effektiver eine Kombination wirkt, desto länger wird aber der Zeitraum, bis ein Wirkverlust beobachtet werden kann.

Andere Faktoren, die die Resistenzbildung begünstigen

Die Mutationsfähigkeit von HIV kann durch verschiedenste andere Faktoren unterstützt werden. Dazu gehören vor allem alle Vorgänge, die zu einer suboptimalen Suppression der Virusvermehrung durch zu niedrige Medikamentenkonzentration am Wirkort führen.

Faktoren, die die Medikamentenkonzentration beeinflussen:

1. **Compliance des Patienten**
   wird die empfohlene Dosis komplett und regelmäßig eingenommen?
2. **Transport der Medikamente im Körper an den Wirkort**
   - Aufnahme der Substanzen über den Darm ins Blut
   - Transport der Substanzen in die Zellen über die Zellmembran
   - die Fähigkeit der Zellen, die Medikamente für ihre Arbeit umzubauen (falls erforderlich) bzw. zu aktivieren (z.B. Phosphorylierung von Nukleosidanaloga).

Alle diese Vorgänge haben zur Folge, daß die Medikamente in nicht genügend hoher Konzentration an ihren Wirkorten, der Reversen Transkriptase bzw. der Protease vorhanden sind. Dadurch kann die HIV-Vermehrung nicht mehr optimal unterdrückt werden. Eine zu geringe Konzentration der Substanzen am Wirkort bildet die besten Voraussetzungen für einen Wirkverlust der eingesetzten Medikamente.

Vor allem die **Compliance der Patienten** ist ein essentieller Faktor. Die Einnahmekontinuität bei einer antiretroviralen Therapie ist selten optimal. Das liegt vor allem an der mangelnden Überzeugung der Patienten, daß diese Therapie den Nutzen hat, den der behandelnde Arzt erwartet. Andere Gründe sind die Angst vor Nebenwirkungen und, bei einer Dreifachtherapie, die Menge der einzunehmenden Tabletten und die dadurch bedingte Störung des Tagesablaufs.

Oft wird die Dosis vom Patienten eigenmächtig reduziert. Aber gerade das ist ein Verhalten, das die Resistenzbildung fördert. Eine suboptimale Therapie durch Unterdosierung supprimiert das Virus nicht ausreichend, so daß durch HIV-Vermehrung schneller Mutationen in das Genom eingebaut werden können. **Deshalb sind die ärztlichen Gespräche, die einer Therapie vorangehen, sehr wichtig für den Erfolg einer antiretroviralen Therapie. Der Förderung der Compliance sollte jeder Arzt seine ganze Aufmerksamkeit widmen. Denn der Erfolg einer langfristigen antiretroviralen Therapie steht und fällt mit dem Verzögern der Resistenzbildung.**

Die Vorgänge, die zum Transport der Medikamente in die Zielzellen nötig sind, sind leider nicht direkt meßbar. Nur ein möglicher Effekt eines „Transportproblems", der Wirkverlust, ist erkennbar, wenn es schon zu spät ist. Diese „Transportprobleme" sind hier als Beispiel angegeben für die vielfältigen Vorgänge, die im Körper die Wirkung von Medikamenten beeinträchtigen können. Ähnliche Probleme sind in anderen Bereichen schon beschrieben worden. Z.B. die TK negativen Zellen, die Aciclovir bei der Bekämpfung einer Herpes-Infektion nicht mehr phosphorylieren können.

Multi-Drug-Resistenzen

Resistenzen und Wirkverluste stellen sich bislang schon kompliziert genug dar. Aber die in den letzten Monaten diskutierten **Multi-Drug-Resistenzen (MDR)** machen dieses Feld fast undurchschaubar. Wir wissen heute, daß nach einer AZT/ddI-Kombinationstherapie HIV-Stämme aus Patienten isoliert werden konnten, die aufgrund dieser MDR-Mutationen gleichzeitig einen moderaten Wirkverlust von AZT, ddI, ddC und D4T zeigen (siehe Abb. MDR). Für eine komplette Ausbildung dieser MDR werden mindestens fünf verschiedene Mutationen im RT-Protein benötigt. Es werden im Augenblick vor allem die Aminosäure-Positionen 62, 75, 77, 116 und 151 in der RT diskutiert. Die Entwicklung dieser MDR verläuft graduell, wie bei den Medikamenten-assoziierten Mutationen, d.h. ein langsames Ansteigen des Wirkverlustes der Medikamente kann mit größer werdender Anzahl der MDR-Mutationen beobachtet werden. Diese Mutationen wurden allerdings erst ab zwei bis vier Jahren Beobachtungszeitraum entwickelt.

Informationen zum Resistenz-Status eines Patienten

Ein Wirkverlust wird in der Praxis aufgrund der Laborwerte diagnostiziert. Dabei scheint der Anstieg der Viruslast die wichtigsten Informationen zu liefern. Es stellt sich dann die Frage, ob und wie eine antiretrovirale Therapie geändert werden muß. Auf diese Fragen gibt es bislang keine wissenschaftlichen Daten, die eine Empfehlung unterstützen könnten. Soll die komplette Kombination gegen eine andere ausgetauscht werden? Soll eine Zweifach-Kombination einfach auf eine Dreifach-Kombination mit Protease-Hemmer aufgestockt werden? Diese Entscheidung kann der Arzt nur aufgrund seiner bisherigen Erfahrungen treffen. Wichtig ist vor allem eins: Kommt es zu einem Anstieg der Viruslast, ist Geduld in der Therapieentscheidung sehr wichtig. Nicht aufgrund von einer oder zweier Messungen die Therapie ändern! Erst sollten alle anderen Möglichkeiten abgeklärt werden, die einen Einfluß auf die Viruslast haben könnten. Denn eine vorschnelle Änderung des Therapieregimes kann auf lange Sicht den effektiv möglichen Therapie-Zeitraum verkürzen.

Die Bestimmung genotypischer Resistenzmutationen im Genom des HI-Virus soll mittlerweile mit dem Line Probe Assay (LiPA) möglich sein. Dieses Meßverfahren erlaubt zur Zeit nur die Erkennung von wenigen relevanten Mutationen im Gen der Reversen Transkriptase. Darunter fallen die Veränderungen an den Positionen (Codons) 41, 69/70, 74, 184 und 214/215. Damit kann nur der genotypische Resistenz-Status von drei verfügbaren Medikamenten (AZT, ddC und 3TC) untersucht werden. Alle anderen Mutationen sind damit im Augenblick nicht zu untersuchen, von der MDR-Mutation ganz zu schweigen.

Deshalb ist die Bedeutung der genotypischen Resistenzuntersuchung für den klinischen Alltag noch nicht gesichert. Therapieentscheidungen, die allein augrund des genotypischen Mutationsmusters herbeigeführt werden, sollten mit Vorsicht zu sehen sein, vor allem, da die gegenseitige Beeinflußung der Medikamentenwirksamkeit mit diesem Assay keine Berücksichtigung findet.

Die **Untersuchung der phänotypischen Resistenz** mit dem „Antivirogramm" bringt wesentlich mehr Informationen für den Behandler, werden doch zumindest alle verfügbaren Medikamente in ihrer Wirkung untersucht. Mittels einer eleganten, aber mit 18-25 Tagen zeitaufwendigen Methode ist es möglich, den Einfluß der RT- und Protease-Gene des Patienten unter Laborbedingungen auf die Medikamentenwirksamkeit zu testen. Es werden allerdings keine Kombinationsuntersuchungen durchgeführt. Inwieweit dann Aussagen über den aktuellen Resistenzstatus getroffen werden können, bleibt abzuwarten.

Zusammenfassung

Wirkverluste antiretroviraler Medikamente werden im Laufe einer Therapie immer zu erwarten sein. Wie schnell diese eintreten können, ist von Patient zu Patient verschieden. Am Wirkverlust ist vor allem die genotypische Resistenzbildung durch Mutationen beteiligt. Verschiedene Faktoren beeinflussen die Mutationsfähigkeit des HI-Virus. Dazu gehört besonders die Compliance der Patienten. Medikamenten-assoziierte Mutationen und Multi-Drug-Resistenzen werden die Einschätzung des Resistenz-Status eines Patienten sehr schwierig machen.

Literatur:

Boucher, C.A.B. und Larder, B.A., Viral variation and therapeutic strategies in HIV-infection, (1994), ISBN 1-89918-00-4
Iversen, A.K. et al., J. Virol. 70: 1086-1090
Larder, B. A., J. Gen. Virol. 75: 951-957 (1994)
Larder, B. A. et. al., Science 269: 696-699 (1995)
Loveday, C. et al., Lancet 345: 820-824 (1995)
Richman, D.D., Antimicrob. Agents Chemoth. 37:1207-1213 (1993)
Stuyer, L. et al., Int. Antiviral News 5: 38-40 (1997)
Stuyer, L. et al., Antimicrob. Agents Chemoth. 41: 284-291 (1997)
Tisdale, N. et al., PNAS 90: 5653-5656 (1993)

Mutationen in der Reversen Transkriptase

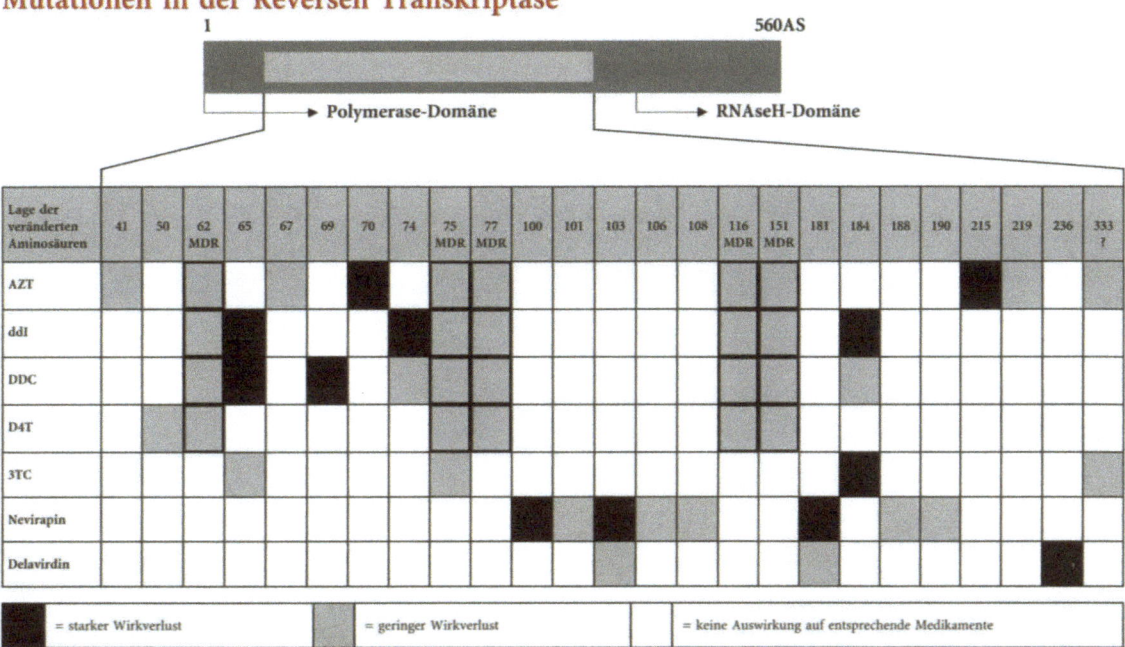

Mutationen in der HIV-Protease

1 — 99 AS

Lage der veränderten Aminosäuren	10	12	20	24	30	32	35	36	46	48	54	63	64	71	77	82	84	88	90
Indinavir																			
Nelfinavir																			
Ritonavir																			
Saquinavir																			

■ = starker Wirkverlust ▧ = geringer Wirkverlust □ = keine Auswirkung auf entsprechende Medikamente

IV KOMPLEMENTÄRE THERAPIEFORMEN

Bei allen chronischen und letztlich nicht heilbaren Erkrankungen besteht ein großes Interesse seitens der Patienten an ergänzenden Therapien aus dem Bereich der Naturheilkunde und Alternativmedizin. Dies gilt für die HIV-Infektion ebenso wie z.B. für Tumorerkrankungen oder rheumatische Erkrankungen. Schätzungen über das Ausmaß des Gebrauchs solcher Mittel liegen, je nach Definition was man unter alternativer Therapie versteht, bei 30-70 %.

Da das Angebot groß und unüberschaubar ist, erwarten die Patienten von ihrem Arzt eine kompetente Beratung in Hinblick auf potentiellen Nutzen oder Schädlichkeit dieser Therapien. Eine pauschale Ablehnung der alternativen Verfahren und eines entsprechenden Beratungswunsches stört den Arzt-Patienten-Kontakt empfindlich, bremst die Eigenaktivität des Patienten und führt entweder zur unkontrollierten Einnahme von Mitteln in Selbstmedikation oder dazu, daß sich der Patient den Rat und die Therapie an anderer Stelle holt.

Besonders in der symptomfreien Phase der klinischen Latenz entsteht bei vielen Patienten der naheliegende Wunsch, zunächst eine Stärkung des Immunsystems mit naturheilkundlichen Mitteln zu versuchen, bevor sie sich zu einer antiretroviralen Therapie entschließen können. Wird hier nur kategorisch der frühzeitige Einsatz einer antiretroviralen Therapie empfohlen, fühlen sich die Patienten unverstanden und mit ihren verständlichen Bedürfnissen alleine gelassen. Auch wenn man selbst dem therapeutischen Nutzen der angebotenen Verfahren skeptisch gegenübersteht (methodisch korrekte Studien gibt es auf diesem Gebiet aus verschiedenen Gründen leider kaum), sollte man bedenken, daß die meisten komplementärmedizinischen Maßnahmen in der Lage sind, die Lebensqualität der Patienten zu verbessern, da sie als Methapher für Hoffnung und den Willen zum Leben stehen können und emotional positiv besetzt werden. Darüber hinaus werden die Betroffenen für Maßnahmen der Komplementärmedizin oft selbst aktiv, während sie sich im naturwissenschaftlich-medizinischen Betrieb eher als Objekt fühlen. Auch diese Stärkung der Eigenaktivität und Verantwortlichkeit ist in der Lage, die Lebensqualität während des symptomlosen Intervalls zu verbessern.

Bei allen chronischen Erkrankungen hängt der Verlauf und das Befinden der Patienten von einem multifaktorellen Geschehen ab, in das zahlreiche Variable, wie die Lebensführung, die psychosoziale Unterstützung, die Art der Krankheitsverarbeitung (Coping-Stil), die persönliche Sinnfindung, der Arzt-Patienten-Kontakt und andere psychosoziale Faktoren eingehen.

Die komplementärmedizinischen Maßnahmen haben insbesondere in einem umfassenden Behandlungskonzept, das die Gesamtsituation der Betroffenen berücksichtigt, ihre Berechtigung und ihren Stellenwert.

Die folgende Tabelle erhebt keinen Anspruch auf Vollständigkeit. Sie soll lediglich eine Orientierung über die häufig angewandten Verfahren und Heilmittel geben:

Komplementäre Therapieformen

Therapieverfahren	Postulierte Wirkungen	Bemerkungen
Substitution von Vitaminen (v.a. Vitamine A, C, E)	Antioxidative Wirkung gegen schädigende Sauerstoffradikale	Korrektur von Mangelzuständen sinnvoll Vorsicht vor Überdosierung!
Substitution von Spurenelementen (v.a. Selen, Zink)	Notwendig für antioxidative Enzyme, immunregulatorische Wirkung, Wirkung auf Thymushormone	Korrektur von Mangelzuständen sinnvoll Vorsicht vor Überdosierung!
Pflanzliche Immunstimulantien (Echinacin, Taigawurzel, Krallendorn)	Stimulation der unspezifischen Immunantwort	Bei fortgeschrittener Erkrankung und Hochdosis-Therapie negative Effekte durch Stimulation infizierter Zellen nicht auszuschließen
Pflanzliche Extrakte mit direkter Anti-HIV-Wirkung Hypericin (Johanniskraut), Glycyrrhizin, Curcumin, Prunella vulg., Castanospermin, Compound Q	Direkte Wirkung auf die verschiedenen Schritte der Virusreplikation	Teilweise hervorragende Wirkung gegen HIV in vitro. Bisher kein sicherer Wirkungsnachweis bei Anwendung im menschlichen Organismus.
Symbioselenkung (Symbioflor®, Omniflora®, Mutaflor®)	Korrektur einer bakteriellen Fehlbesiedlung des Darmes soll dessen Funktion als immunologisches Organ optimieren	Positive Effekte bei Allergien, Hauterkrankungen und unspezifischen Diarrhöen möglich
Enzympräparate (Wobenzym®, Phlogenzym®, Wobemugos® etc.)	Proteolytische Enzyme sollen zirkulierende Immunkomplexe inaktivieren und die Zytokinaktivitäten modulieren	Wirkung nicht nachgewiesen
Mistelpräparate (Iscador®, Abnoba viscum®, Helixor® etc.)	Immunmodulierende Wirkung, Stabilisierung der TH1-Antwort	Bisher keine negativen Effekte auf das Immunsystem in offenen Phase II-Studien beobachtet, dennoch immunstimulierende Dosierungen vermeiden. Allenfalls stabilisierende Wirkung möglich, keine Verbesserung hinsichtlich Viruslast oder Helferzellen.

Komplementäre Therapieformen (Fortsetzung)

Therapieverfahren	Postulierte Wirkungen	Bemerkungen
Thymuspräparate (Thymuvocal®, Thymoinjekt®, Thymophysin® etc.)	Restauration der beeinträchtigten Thymusfunktion	Zahlreiche verschiedene Präparate, die nicht miteinander vergleichbar sind. Widersprüchliche Studienergebnisse. In Kombination mit AZT positive Effekte möglich
Homöopathie (Einzelsubstanzen, Konstitutionsmittel, Komplexpräparate)	Regulationstherapie mit potenzierten Arzneimitteln nach der Theorie Hahnemanns oder der Homotoxinlehre	Als Begleittherapie in der Regel unbedenklich
Anthroposophische Medizin Einsatz von speziellen anthroposophischen Medikamenten, zusätzlich Kunsttherapie (Malen, Plastizieren, Musiktherapie), Sprachgestaltung, Heileurythmie, rhythmische Massage, Biographiearbeit	Ganzheitlicher Therapieansatz nach der Lehre von Rudolf Steiner. Die Einseitigkeit der naturwissenschaftlichen Medizin soll durch Einwirken auf Körper, Seele und Geist des Patienten überwunden werden.	Patientenorientierte Therapie mit oft günstigen Auswirkungen auf das Befinden und den Verlauf. Eigenaktivität des Patienten gefragt
Pseudowissenschaftliche Verfahren z.B. obskure Immuntherapien, Bioresonanz etc.	Teils virtuos den naturwissenschaftlichen Sprachschatz nutzende Begründungen	Skepsis angebracht, insbesondere bei unrealistischen Heilversprechungen, hohen Kosten und Medienrummel

V HÄUFIGSTE KRANKHEITSBILDER UND IHRE THERAPIEN

Die in den folgenden Tabellen angegebenen Therapien entsprechen unserer Erfahrung. Zwischen den Zentren können gerade bei der Dosierung erhebliche Unterschiede bestehen.

Primärprophylaxe bedeutet die Medikamentengabe vor Ausbruch der jeweiligen Erkrankung.

Sekundärprophylaxe (Synonym: Suppressionstherapie, Erhaltungstherapie) bedeutet die lebenslange Medikamenteneinnahme zur Verhinderung eines erneuten Ausbruchs der jeweiligen Erkrankung.

Zu jeder Substanz ist bewußt nur ein Handelsname aufgeführt.

Die Tagestherapiekosten sind auf 70 kg-Gewicht des Patienten berechnet und können dementsprechend nur als Circa-Werte angegeben werden.

Orale Haarleukoplakie

Erreger / Epidemiologie	Klinik	Diagnose	Therapie	Prophylaxe
Epstein-Barr-Virusgenese gesichert Marker-Erkrankung für HIV-Infektion prognostisch eher ungünstiges Zeichen	grau-weißliche, papillomatöse, nicht abstreifbare Plaques, meist an seitlichen Zungenrändern mit wechselnder Intensität,in der Regel symptomlos, gelegentlich Brennen und Geschmacksstörungen	klinischer Aspekt keine typischen Laborveränderungen	Versuch mit z.B. Tretinoin lokal spezifisch: nur selten bei subjektiven Beschwerden erforderlich! Aciclovir 5 x 800 mg/d, besser Aciclovir i.v. 3 x10 mg/kg für mindestens 10 Tage	keine

Candida-Infektionen

Erreger/Epidemiologie	Klinik	Diagnose	Therapie	Prophylaxe
Candida spezies, meist C.albicans häufigste Pilzinfektion bei HIV-Patienten Auftreten auch bei CD4 > 200/µl	stippchenförmige oder flächige weiß-graue abstreifbare Beläge häufig begleitend anguläre Cheilitis (Perlèche) im Spätstadium borkige Umwandlungen Subjektiv: Geschmacksstörungen, pelzige und brennende Zunge, später retrosternale Schmerzen, Kloßgefühl	klinisch durch typischen Aspekt Erregernachweis: durch Abstrich, Mundspülflüssigkeit Rö.-Breischluck und Endoskopie zeigen Ösophagusbefall	topisch: Nystatin 4 x 2 ml/d Amphotericin B Lutschtbl. 5 x 1/d systemisch: Fluconazol 1 x 100 - 400 mg/d Itraconazol 1 x 100 - 400 mg/d	Fluconazol 1 x 50 mg/d - 3 x 100 mg/ Woche oder Itraconazol 1 x 100 mg/d

Medikamente gegen Candida-Infektionen

INN	Name (Firma)	Tagestherapiekosten circa	Häufigste Nebenwirkungen	Besonderheiten
Amphotericin	Ampho-Moronal®-Lutschtabletten (Squipp-Heyden)	3,00 DM		
Fluconazol	Diflucan® (Pfizer)	7,00 - 66,00 DM Prophylaxe: 9,00 DM	selten: gastrointestinale Beschwerden	
Itraconazol	Sempera® (Janssen/Glaxo-Wellcome)	9,00 - 36,00 DM Prophylaxe: 9,00 DM	selten: gastrointestinale Beschwerden, Schwindel	Colagetränk bei Verminderung der Magensekretion
Nystatin	Nystatin (Lederle)	5,00 DM	gastrointestinale Beschwerden	

Herpes simplex-Infektionen

Erreger / Epidemiologie	Klinik	Diagnose	Therapie	Prophylaxe
Herpes-Viren Typ 1 u. 2 (HSV1 und HSV2) weltweit verbreiteter Erreger Durchseuchung mit HSV1 meist in ersten Lebensjahren, Übertragung von HSV2 überwiegend durch Sexualkontakt. Latente Infektion bei nahezu 100 % der sexuell infizierten HIV-positiven Patienten. Im Spätstadium durch Reaktivierung ausgedehnte Haut- und Schleimhautulzerationen (oral, perianal, rektal, selten Ösophagus)	je nach Lokalisation variabler Verlauf oral: charakteristische Bläschen auf Lippe, Zunge, Mundschleimhaut, weicher Gaumen, teilweise ulzerierend, evtl. subfebrile Temperaturen genital: Papeln, Bläschen, Ulzera, Läsionen schmerzhaft juckend, evtl. regionale Lymphome und subfebrile Temperaturen Ösophagitis: retrosternaler Schmerz und Odynophagie (Schluckschmerzen) selten Herpes-Enzephalitiden	typischer Aspekt bei Hautläsionen Abstrich zur Virusdiagnostik (IFT, PCR) Gastroskopie mit Biopsie Rektoskopie Ausschluß: Ulzera anderer Genese, (z.B. CMV-Ulkus)	Aciclovir 5 x 800 mg/d für mindestens 10 Tage oder Valaciclovir 3 x 1000 mg/d oder Famciclovir 3 x 200 mg/d bei ausgedehnten Läsionen Aciclovir 3 x 5-10 mg/kg/d i.v. in 500 ml NaCl über 1h bei Therapieversagen Foscarnet 3 x 40-60 mg/kg/d i.v. in 500 ml NaCl über 2h	Aciclovir 2 x 200-400 mg/d

Medikamente gegen Herpes simplex-Infektionen

INN	Name (Firma)	Tagestherapiekosten circa	Häufigste Nebenwirkungen	Besonderheiten
Aciclovir	Zovirax® (Glaxo Wellcome/ Hoechst)	47,00 DM Prophylaxe: 6,00 - 8,00 DM	selten: gastrointestinale Beschwerden, Verwirrtheit, Bewußtseinsstörungen, Krämpfe	
Famciclovir	Famvir® (SKB)	61,00 DM	selten: gastrointestinale Beschwerden, selten Verwirrtheit, Bewußtseinsstörungen	
Foscarnet	Foscavir® (Astra)	240,00 DM	Nephrotoxizität, Elektrolytverschiebungen (Hypokaliämie) Penisulzera; Zinkpaste zur Prophylaxe und gründliche Hygiene	ausreichende Hydrierung; Kontrollen!
Valaciclovir	Valtrex® (Glaxo Wellcome/ Hoechst)	47,00 DM	Kopfschmerzen, Übelkeit	

Varizella zoster-Infektionen

Erreger / Epidemiologie	Klinik	Diagnose	Therapie	Prophylaxe
Varizella Zoster-Virus aus Herpes-Gruppe, persistiert in Nervenzellen. Erstinfektion ruft Windpocken hervor, Reaktivierung Herpes zoster-Erkrankung. 10x häufiger bei HIV-positiven Patienten	Primärinfektion (selten beim Erwachsenen): Windpocken, im HIV-Spätstadium evtl. Zoster generalisatus radikulärer Schmerz, dann Entstehung typischer, gruppiert stehender Bläschen über ein oder mehrere Dermatome	klinisch durch typischen Aspekt und Verlauf, Virusdiagnostik (IFT, PCR)	Aciclovir 5 x 800 mg/d für 5-14 Tage oder Valaciclovir 3 x 1000 mg/d oder Famciclovir 3 x 250 mg/d ansonsten: Aciclovir 3 x 10 mg/kg/d i.v. in 500 ml NaCl über 1 h für 14 Tage Valaciclovir 3 x 1000 mg/d zusätzlich Analgetika, Carbamazepin evtl. Thymoleptika	Schutz vor Erstinfektion im Erwachsenenalter nach Exposition Varizellen-Hyperimmunglobulin 1x 2 ml/kg

Medikamente gegen Varizella zoster-Infektionen (Herpes zoster)

INN	Name (Firma)	Tagestherapiekosten circa	Häufigste Nebenwirkungen	Besonderheiten
Aciclovir	Zovirax® (Glaxo Wellcome/ Hoechst)	47,00 DM	selten: gastrointestinale Beschwerden, Verwirrtheit, Bewußtseinsstörungen, Krämpfe	früher Therapiebeginn!
Famciclovir	Famvir® (SKB)	61,00 DM	selten: gastrointestinale Beschwerden, Verwirrtheit, Bewußtseinsstörungen	
Valaciclovir	Valtrex® (Glaxo Wellcome/ Hoechst)	47,00 DM	selten: Kopfschmerzen, Übelkeit	

CMV-Infektionen

Erreger / Epidemiologie	Klinik	Diagnose	Therapie	Prophylaxe
Zytomegalievirus Reaktivierung einer latenten Infektion hohe Durchseuchungsrate Übertragung: Muttermilch, Blut, Schleimhautkontakte häufig CMV-Retinitis seltener Kolitiden, Ösophagitiden, Pneumonien, Enzephalitiden, Hepatitiden	**CMV-Retinitis:** Leitsymptome: verschwommenes Sehen, herabgesetzte Sehschärfe, Gesichtsfeldausfälle, Punkte-Sehen, keine Schmerzen, Beginn meist auf einem Auge, Augenhintergrund: weißliche Exsudate, Blutungen **CMV-Ösophagitis:** retrosternales Brennen, Schluckbeschwerden endoskopisch diffuse, submuköse Blutungen, Ulzerationen **CMV-Pneumonie:** Dyspnoe, trockener Reizhusten, Hypoxämie interstitielle Infiltrate der gesamten Lunge **CMV-Enterokolitis:** Fieber, Gewichtsverlust, Diarrhöen, abdominelle Krämpfe	Antikörper nicht beweisend, negative Serologie schließt CMV-Infektion weitgehend aus, meist klinische Diagnose. PP 65-Antigen, early Antigen, PCR (Bronchiallavage); Beweis durch Histologie: Eulenaugenzellen Bronchiallavage immunhistochemisch	**A** Ganciclovir 2 x 5 mg/kg/d i.v. für 3 Wochen **B** Foscarnet 2 x 90 mg/kg/d i.v. für 3 Wochen **C** Kombinationstherapie mit Ganciclovir und Foscarnet **D** Cidofovir 1 x 5 mg/kg i.v. pro Woche **E** bei therapierefraktären Fällen und Gefahr der Erblindung: evtl. Versuch mit CMV-Hyperimmunglobulin	primär: die Wirksamkeit von oralem Ganciclovir (Cytovene™) wird zur Zeit in Studien überprüft. sekundär: lebenslang **A** Ganciclovir 5 - 6 mg/kg/d i.v. **B** Foscarnet 90 - 120 mg/kg/d. i.v. **C** Cidofovir 1 x 5 mg/kg i.v. jede 2. Woche

Medikamente zur Therapie von CMV-Infektionen

INN	Name (Firma)	Tagestherapiekosten circa	Häufigste Nebenwirkungen	Besonderheiten
Foscarnet	Foscavir® (Astra)	300,00 DM	Nephrotoxizität, Elektrolytentgleisung, Penisulzera	ausreichende Hydrierung; Kontrollen! Zinkpaste zur Prophylaxe und gründliche Hygiene
Ganciclovir	Cymeven® (Roche)	320,00 DM	Myelotoxizität	Blutbildkontrolle, bei Neutrophilen < 500/µl und floride Retinitis, statt Dosisreduktion zusätzlich G-CSF, antiretrovirale Therapie während Akutbehandlung pausieren!
Cidofovir	Vistide® (Pharmacia Upjohn)		Nephrotoxizität	

Pneumocystis carinii-Pneumonie (PcP)

Erreger / Epidemiologie	Klinik	Diagnose	Therapie	Prophylaxe
Pneumocystis carinii Protozoon (pilzähnlich) <u>häufigste</u> pulmonale Komplikation <u>häufigste</u> opportunistische Infektion (ohne Prophylaxe) Auftreten meist bei CD4 < 200/µl endogene Reinfektion <u>Übertragung</u>: Tröpfchen, Staub	<u>Trias</u>: trockener Husten, Fieber, progrediente Belastungsdyspnoe, Gewichtsverlust, deutlicher Leistungsknick Auskultation meist o.B.	interstitielle Zeichnungsvermehrung im Rö.-Thorax; meist Mittel- und Unterfelder (unter Pentamidin-Prophylaxe oft Oberlappeninfiltrat) Hypoxämie <u>Erregernachweis</u>: direkt oder PCR im induzierten Sputum, Bronchoskopie mit Bronchiallavage und transbronchialer Biopsie LDH/BKS-Erhöhung	<u>geringe bis mittelschwere Symptomatik:</u> **A** Cotrimoxazol 4 x 1920 mg/d für 3 Wo **B** Pentamidine-Inhalation 200 mg, 4 Tage lang **C** Atovaquon 3 x 750 mg/d für 3 Wo <u>schwerer Verlauf:</u> (paO$_2$ < 70 mm Hg) **A** Cotrimoxazol 4 x 4 Amp (1920 mg) in 500 ml NaCl i.v. für 3 Wo zusätzlich Folinsäure 1x15 mg/d i.v. **B** Pentamidin (bei Cotrimoxazol-Allergie) 4 mg/kg/d i.v. für 3 Wo, jeweils zusätzlich Prednisolon 2 x 50 mg für 10 Tage	<u>primär:</u> bei CD4 < 200/µl **A** Cotrimoxazol 960 mg 3x/Wo **B** Pentamidin-Inhalation 200 mg alle 2 Wo <u>oder</u> 300 mg alle 4 Wo, <u>vorher</u>: Bronchodilatator **C** Dapson 100 mg 2 x /Wo

Medikamente gegen Pneumocystis carinii-Pneumonie (PcP)

INN	Name (Firma)	Tagestherapiekosten circa	Häufigste Nebenwirkungen	Besonderheiten
Atovaquon	Wellvone® (Glaxo-Wellcome)	70,00 DM		Einnahme gleichzeitig mit fetthaltigen Nahrungsmitteln (Resorptionssteigerung); Suspension besser wirksam (nur in USA zugelassen)
Cotrimoxazol (Trimethoprim-Sulfomethoxazol)	Eusaprim® (Glaxo Wellcome)	oral: 4,50 DM i.v.: 25,00 DM	häufig: generalisiertes Arzneimittelexanthem, Drug-Fieber, Leukopenie, Thrombopenie, Hepatotoxizität	Versuch mit Antihistaminika, Laborkontrollen
Dapson	Dapson® (Fatol)	Prophylaxe: 1,50 DM	Myelotoxizität, Hepatotoxizität, gastrointestinale Beschwerden	
Pentamidine	Pentacarinat® (Rhône-Poulenc / Glaxo Wellcome)	Inhalation: 4,50 DM Prophylaxe: 4,50 DM Therapie: 60,00 DM i.v.: 80,00 DM		Keine i.m. Gabe; unter Inhalationsprophylaxe häufigeres Auftreten extrapulmonaler Manifestationen; zusätzlich Bronchodilatator

Zerebrale Toxoplasmose

Erreger / Epidemiologie	Klinik	Diagnose	Therapie	Prophylaxe
Opportunistische Infektion; endogene Reaktivierung einer latenten Infektion mit dem Protozoon **Toxoplasma gondii** Ca. 30 % aller AIDS-Kranken (nicht selten als Erstmanifestation des Vollbilds AIDS), meist erst bei CD4 < 100/µl	Subakut auftretende fokalneurologische Defizite (Mono- oder Hemiparesen, Sensibilitätsstörungen, Gesichtsfelddefekte, Aphasie, Vigilanzminderung, Wesensänderung, Kopfschmerzen, Fieber, epileptische Anfälle	<u>Craniales CT oder MRT mit KM:</u> ein oder mehrere raumfordernde Läsionen mit ring- oder fleckförmiger KM-Aufnahme und perifokalem Ödem <u>Liquor:</u> unspezifisch verändert oder normal <u>Erregernachweis</u> durch PCR unzuverlässig <u>Serologie:</u> meist nur Durchseuchungstiter nachweisbar, oft kein IgM, oft kein Titer-Anstieg; Differentialdiagnose zum ZNS-Lymphom ex iuvantibus	**A** Pyrimethamin 50-100 p.o. (am 1. Tag 200 mg) + Sulfadiazin 3-4 x 2 g p.o. + Folinsäure 15-30 mg p.o. für 4 - 6 Wochen **B** statt Sulfadiazin: Clindamycin 4 x 600 - 900 mg p.p.o. **C** Alternative bei schwerer Unverträglichkeit von A und B: Atovaquon 3 x 750 mg Erfolgsrate: ca. 90 %	<u>Sekundärprophylaxe:</u> immer! Kombination von Pyrimethamin und Sulfadiazin oder Pyrimethamin und Clindamycin mit täglich 25-50 % der Akutdosis <u>Primärprophylaxe:</u> prinzipiell sinnvoll bei CD4 < 150/µl und Durchseuchungstiter für Toxoplasmose, wegen mäßiger Verträglichkeit oft schlechte Compliance; - Cotrimoxazol 1 x 960 mg/d - Dapson 1 x 50 mg/d kein Genuß von rohem Fleisch, Hygiene beim Umgang mit Katzen

Medikamente gegen zerebrale Toxoplasmose

INN	Name (Firma)	Tagestherapiekosten circa	Häufigste Nebenwirkungen	Besonderheiten
Atovaquon	Wellvone® (Glaxo Wellcome)	70,00 DM		Einnahme gleichzeitig mit fetthaltigen Nahrungsmitteln (Resorptionssteigerung) Suspension besser wirksam
Clindamycin	Sobelin® (Upjohn)	200,00 DM	gastrointestinale Beschwerden	-
Cotrimoxazol	Eusaprim (Glaxo Wellcome)	Prophylaxe: 0,50 DM	(siehe PCP)	(siehe PCP)
Dapson	Dapson (Fatol)	Prophylaxe: 1,50 DM	Myelotoxizität, Hepatotoxizität, gastrointestinale Beschwerden	
Folinsäure	Ribofolin® (Ribosep)	10,00 - 15,00 DM	ZNS und gastrointestinale Störungen	
Pyrimethamin	Daraprim® (Glaxo Wellcome)	1,50 DM	Myelotoxizität	Blutbildkontrollen, zusätzliche Gabe von Folinsäure
Sulfadiazin	Sulfadiazin-Heyl® (Heyl)	7,00 DM	häufig allergische Reaktionen, Myelotoxizität, toxische Nephrose, Kristallurie, gastrointestinale Beschwerden, ZNS-Symptome	cave: Steven-Johnsen-Syndrom! Blutbildkontrollen

Tuberkulose

Erreger Epidemiologie	Klinik	Diagnose	Therapie	Prophylaxe
Mykobakterium tuberkulosis, bovis, africanum Tröpfcheninfektion bzw. kontaminierte Milch (M.bovis) meist Reaktivierung einer latenten Infektion erheblich höhere Erkrankungsrate als Normalbevölkerung Prävalenz zwischen 10% und 25% Beginn oft bei gutem Immunstatus, dann Verlauf wie bei klassischer Lungen-Tbc (Tuberkulintest zu 20% positiv), später Bakteriämie mit multiplen Organmanifestationen	Lungen-Tbc: Fieber, Nachtschweiß, Gewichtsverlust, später: Husten, Dyspnoe, Hämoptysen bei extrapulmonaler Organmanifestation (Lymphknoten, Knochen, Darm, Leber, Milz, tuberkulöse Meningitis): buntes Bild cave: sofortiger Therapiebeginn bei rasch auftretender Leukopenie, Anämie, Thrombopenie mit Hyperthermie, abdominellen Lymphomen sowie Infiltration von Leber und Milz	Rö-Thorax: initial Oberlappeninfiltrate mit oder ohne Kavernenbildung, Hiluslymphome, bei Bakteriämie interstitielle Unterlappeninfiltrate CT-Thorax zeigt kleine Einschmelzungen Erregernachweis mikroskopisch und kulturell in allen Körpersekreten und gezielten Organbiopsien: besonders mehrfach morgendlich abgehustetes Sputum oder Bronchiallavage	Vier- oder Fünfach-Kombination: bei isolierter Lungen- bzw. Lymphknoten-Tbc: jeweils für 6 Monate: Ethambutol 20 mg/kg/d Isoniazid 5 mg/kg/d Rifampicin 10 mg/kg/d; Pyrazinamid 25 mg/kg/d für 2 Monate zusätzlich Pyridoxin 100 mg/d, Allopurinol 300 mg/d bei disseminierter Tbc oder CD4 $\leq$ 150/µl zusätzlich: Streptomycin 1 x 1g/d oder 2-tägig; i.v. bei INH- und Rifampicin-Resistenz: jeweils für 6 Monate: Ethambutol 20 mg/kg/d Protionamid 10 mg/kg/d Ciprofloxacin 3 x 750 mg/d; Pyrazinamid 25 mg/kg/ für 2 Monate D-Cycloserin 15 mg/kg/d für 2-4 Monate Streptomycin 1g/ i.v. (max. 30 g); zusätzlich Pyridoxin 100 mg/d + Allopurinol 300 mg/d	keine medikamentöse Primärprophylaxe empfohlen. Sekundärprophylaxe: INH

Medikamente gegen Tuberkulose

INN	Name (Firma)	Tagestherapiekosten circa	Häufigste Nebenwirkungen	Besonderheiten
Allopurinol	Zyloric® 300 (Glaxo Wellcome)	0,30 DM		
Ciprofloxacin	Ciprobay® (Bayer)	35,00 DM	gastrointestinale Beschwerden, ZNS-Symptome	
D-Cycloserin	Cycloserine™ (Lilly)			in USA zugelassen
Ethambutol	EMB-Fatol (Fatol)	4,50 DM	Neuritis nervi optici, ZNS-Symptome, Gicht	cave: DDI (Pankreatitis)
Isoniazid	Isozid® (Fatol)	0,50 DM	Periphere Neuropathien	zusätzlich Pyridoxin cave: Vincristin, DDI, DDC!
Protionamid	ektebin® (Hefa-Pharma)	4,50 DM	gastrointestinale Beschwerden	
Pyrazinamid	Pyrafat® (Fatol)	2,50 DM	Leberfunktionsstörungen, Arthralgien durch Harnsäureerhöhung	zusätzlich Allopurinol
Pyridoxin	Hexobion® 100 (Merck)	0,30 DM		
Rifampicin	Rifa® (Grünenthal)	5,80 DM	juckende Exantheme, Leberschäden (cholestatischer Ikterus)	bei Drogenabhängigen Mehrbedarf an Methadon, Medinox, Rohypnol keine Kombination mit DDI, Nelfinavir, Crixivan, Saquinavir
Streptomycin	Streptomycin-Hefa (Hefa-Pharma)	5,80 DM	Ototoxizität, Nephrotoxizität	langsame Infusion! Laborkontrollen Maximaldosis 30 g!

Atypische Mykobakteriose

Erreger / Epidemiologie	Klinik	Diagnose	Therapie	Prophylaxe
meist **Mykobakterium avium complex**, selten: M.fortuitum, genovese, kansasii, xenopii. ubiquitär vorkommende Bakterien Auftreten meist bei CD4 < 100/µl	unspezifisch Fieber (oft subfebril), Nachtschweiß, Gewichtsverlust, Diarrhöen, Abdominalschmerzen (Pneumonie bei M. kansasii, xenopii) Wasting-Syndrom bei Multiorganbefall Knochenmarksinfiltration mit transfusionspflichtiger Störung der Myelo- und Erythropoese Hämatopoese	Erregernachweis durch mikroskopische Untersuchung in Geweben und Körpersekreten: Blut, Leber, ZNS beweisend, Sputum, Magensaft, Stuhl unsicher	therapeutische Intervention abhängig von Gesamtsituation: Beginn mit Dreifach-Kombination: Clarithromycin 2 x 1000 mg/d + Ethambutol 1 x 20 mg/kg/d Rifabutin 1 x 300 mg/d nach 6 - 8 Wochen Clarithromycin 2 x 500 mg/d Rifabutin 2 x 150 mg/d bei Allergie oder Unverträglichkeit: Ciprofloxacin 3 x 750 mg/d	Rifabutin Azithromycin

Medikamente gegen atypische Mykobakteriose

INN	Name (Firma)	Tagestherapiekosten circa	Häufigste Nebenwirkungen	Besonderheiten
Ciprofloxacin	Ciprobay® (Bayer)	35,00 DM	gastrointestinale Beschwerden, ZNS-Symptome	
Clarithromycin	Mavid® (Abbott)	20,00 DM	gastrointestinale Beschwerden	
Ethambutol	EMB-Fatol (Fatol)	3,20 DM	Neuritis nervi optici, ZNS-Symptome, Gicht	
Rifabutin	Mycobutin® (Pharmacia)	22,00 DM	Episkleritis	Nicht zusammen mit Ritonavir, Saquinavirdosis anpassen

Kryptosporidiosen

Erreger / Epidemiologie	Klinik	Diagnose	Therapie	Prophylaxe
Cryptosporidium parvum Weltweit verbreitetes Protozoon Übertragung: fäkal-oral (Tierkot) Auftreten: meist bei CD4 < 50/µl	wäßrige Diarrhöen mit zunehmender Frequenz (20-30 Stühle/d), Tenesmen, Exsikkose, Elektrolytverlust oft chronischer, lebensbedrohlicher Verlauf; allenfalls subfebrile Temperaturen; gelegentlich Cholezystitis-Cholangitis	Kryptosporidien-Darstellung im Stuhl (Spezialfärbung) mehrfach, histologischer Nachweis aus Rekto-Duodenoskopie	symptomatisch: Elektrolyt-Flüssigkeitssubstitution, parenterale Ernährung, Motilitäts / Sekretionshemmung z.B. mit Mucofalk®, Diphenoxylat, Loperamid, Tinctura Opii, Octreotid; Versuch einer Kausaltherapie: Paromomycin, Spiramycin, Albendazol, Azithromycin	keine

Medikamente gegen Kryptosporidiosen

INN	Name (Firma)	Tagestherapiekosten circa	Häufigste Nebenwirkungen	Besonderheiten
Albendazol	Eskazole® (SKB)	34,00 DM	allergische Reaktionen der Haut	
Azithromycin	Zithromax® (Mack)	16,00 DM	gastrointestinale Beschwerden	1 Std. vor Mahlzeiten nüchtern einnehmen
Diphenoxylat	Reasec® (Janssen)	7,00 DM	selten: Überempfindlichkeitsreaktionen und gastrointestinale Beschwerden	
Loperamid	Imodium® (Janssen)	3,00 DM		nur bei starken Diarrhoen
Octreotid	Sandostatin® (Sandoz)	150,00 DM	Lokalreaktionen, krampfartige Bauchschmerzen	Ultima ratio
Paromomycin	Humatin® (Parke Davis)	40,00 DM		
Plantagoafra	Mucofalk® (Falk)	2,00 DM		enthält Indische Flohsamenschalen
Spiramycin	Rovamycine® (Rhône Poulenc)	16,00 DM	selten: Überempfindlichkeitsreaktionen und gastrointestinale Beschwerden	
Tinctura opii			Obstipation	Herstellung nach bekannter Rezeptur

Aspergillose

Erreger / Epidemiologie	Klinik	Diagnostik	Therapie	Prophylaxe
Aspergillus fumigatus ubiquitär vorkommender Schimmelpilz (abgestorbene Pflanzen, Kompost, feuchte Tapeten usw.) Erkrankung der Spätphase, oft CD4 < 20/µl; meist bestehende Vorschädigung der Lungen (PcP, CMV-Pneumonie, KS) Infektion durch Sporeninhalation, anschließend langsame Besiedlung des Bronchialsystems	Fieber, Husten, Dyspnoe, evtl. Hämoptoe Tracheitis mit nachfolgender nekrotisierender Pneumonie Befall anderer Organe selten, evtl. metastatische Absiedlungen im Gehirn mit entsprechender Klinik	Erregernachweis: mikroskopisch, kulturell oder histologisch aus Sputum, Bronchialsekret, BAL oder Biopsat im CT peribronchiale Verschattungen mit Einschmelzungen, Kavernen	Amphotericin B i.v. 1 x 0.5 - 0.75 mg/kg/d bis Gesamtdosis von 2g! (Liposomales Amphotericin) Flucytosin i.v. 150 mg/kg/d auf 4 Einzeldosen Itraconazol 3 x 150 - 200mg/d	sekundär: Itraconazol 400 mg/d lebenslang

Medikamente gegen Aspergillose

INN	Name (Firma)	Tagestherapiekosten circa	Häufigste Nebenwirkungen	Besonderheiten
Amphotericin B	Amphotericin B® (BMS)	76,00 DM	allergische Reaktionen, Hepatotoxizität, Nephrotoxizität, Hypokaliämie, Azotämie, Phlebitis	Testdosis von 1mg in 250 ml NaCl! ausreichende Hydrierung Laborkontrollen
Flucytosin	Ancotil® (Roche)	235,00 DM	Myelotoxizität, Hepatotoxizität	Blutbild- und Leberwertkontrollen Antiretrovirale Therapie pausieren!
Itraconazol	Sempera® (Janssen/ Glaxo Wellcome) Sporanox® Liquid	45,00 DM 36,00 DM Prophylaxe:	gastrointestinale Beschwerden, Schwindel	Colagetränk bei Verminderung der Magensekretion, keine Kombination mit Indinavir
Liposomales Ampho B	Ambisome™	400,00 DM	siehe Amphotericin B	siehe Amphotericin B

Kryptokokkose

Erreger / Epidemiologie	Klinik	Diagnose	Therapie	Prophylaxe
Cryptococcus neoformans Weltweit verbreiteter Hefepilz, besonders Vogelexkremente (Tauben) Erkrankung der Spätphase durch Inhalation von erregerhaltigem Staub mit pulmonaler Infektion und anschließender hämatogener Streuung. häufigste Manifestation: Meningitis	zwei unterschiedliche Verlaufsformen: 1. Protrahierte Infektion: (Tage bis Wochen) mit Befall verschiedener Organsysteme (Haut, Augen, Lunge und in der Regel Meningen) 2. Foudroyanter Verlauf: (wenige Tage) als Meningoenzephalitis und Sepsis; Fieber, Kopfschmerzen, gastrointestinale Beschwerden, Meningismus (25 %) Somnolenz bis Koma, Krampfanfälle, Hirnnervenausfälle häufig: Begleitsinusitis	serologisch: Kryptokokken-Antigennachweis (bei Meningitis in nahezu 100%) in Serum und Liquor; Erregernachweis im Tuschepräparat aus Liquor; kulturell aus Sputum und Hautinfiltraten bei extrakraniellem Befall CT-Schädel zum Ausschluß anderer Ursachen	Therapiebeginn beim Nachweis von Kryptokokkenantigen! **Klinisch gesund:** Fluconazol 400 mg/d für 4 Wo oder Itraconazol 400 mg/d **Krank:** Amphotericin B 1 x 0,3 mg - 0,8 mg/kg/d i.v. für 6 Wo Fluconazol 2 x 200 mg/d i.v. zu Beginn, später für 6 Wo Flucytosin 150 mg/kg/d verteilt auf 4 Dosen für 6 Wo	nur sekundär! Fluconazol 1 x 200 mg/d oder Itraconazol 1 x 200 mg/d lebenslang

Medikamente gegen Kryptokokkose

INN	Name (Firma)	Tagestherapiekosten circa	Häufigste Nebenwirkungen	Besonderheiten
Amphotericin B	Amphotericin B® (BMS)	76,00 DM	allergische Reaktionen, Hepatotoxizität, Nephrotoxizität, Hypokaliämie, Azotämie, Phlebitis	Testdosis von 1mg in 250 ml NaCl! ausreichende Hydrierung, Laborkontrollen
Fluconazol	Diflucan® (Pfizer)	p.o.: 66,00 DM i.v.: 180,00 DM Prophylaxe: 33,00 DM	selten: gastrointestinale Beschwerden	Therapiebeginn bei positivem Antigen!
Flucytosin	Ancotil® (Roche)	253,00 DM	Myelotoxizität, Hepatotoxizität	Blutbild- und Leberwertkontrollen; Antiretrovirale Therapie pausieren!
Itraconazol	Sempera® (Janssen/Glaxo Wellcome) Sporanox® Liquid	38,00 DM Prophylaxe: 18,00 DM	gastrointestinale Beschwerden, Schwindel	Colagetränk bei Verminderung der Magensekretion, keine Kombination mit Indinavir

Wasting-Syndrom

Epidemiologie und Definition	Ätiologie	Therapie	Prophylaxe
Gewichtsabnahme von > 10 % des Körpergewichts, zusätzlich Fieber und/oder Diarrhöen ohne Erregernachweis bei HIV-Infektion; rezidivierende Infekte, Therapienebenwirkungen (Inappetenz, gastrointestinale Beschwerden, Diarrhöen) als mögliche Triggermechanismen	allgemeine körperliche Schwäche erhöhter Grundumsatz (Fieber, Infektionen, Tumoren) Geschmacksstörungen; Diarrhoe, Malabsorption, Maldigestion Medikamentennebenwirkungen organopsychische Veränderungen	<u>individuell angepaßt</u> neben Behandlung der Grunderkrankung: mehrere kleine Mahlzeiten, bestimmte Gewürze, Astronautenkost, Substitution von Spurenelementen, Vitaminen; enterale Ernährung über Magensonde, Gastrostomie; passager parenterale Ernährung	sorgfältige Diagnostik bei Symptombeginn (immer atypische Mykobakteriose ausschließen!)

HIV-Enzephalopathie (AIDS-Demenz-Komplex)

Erreger / Epidemiologie	Klinik	Diagnose	Therapie	Prophylaxe
Unklar, vermutlich indirekte Effekte der Infektion zerebraler Mikroglia durch HIV. Klinische Manifestation meist nur bei fortgeschrittenem ARC oder AIDS, dann bei bis > 50 % leichte kognitive Einbußen (aber bei < 10 % schweres dementielles Syndrom)	Meist langsam progredient, Konzentrations- und Gedächtnisstörungen, psychomotorische Verlangsamung, Affektnivellierung, sozialer Rückzug, gelegentlich Fortschreiten bis zu schwerer Demenz mit vollständiger Pflegebedürftigkeit	Klinische Diagnose nach *Ausschluß einer anderen zerebralen Erkrankung*. CT: Hirnatrophie Liquor: unspezifische Veränderungen EEG: verlangsamte Grundaktivität	AZT hat einen geringen mildernden Effekt, sonst keine spezifische Therapie möglich	AZT-Einnahme scheint das Auftreten klinisch manifester Symptome zu mitigieren. Die Wirksamkeit anderer Virostatika ist noch unklar

Liquorspiegel: siehe Kapitel Neurologische Manifestationen

Kaposi-Sarkom (KS)

Erreger / Epidemiologie	Klinik	Diagnose	Therapie	Prophylaxe
Ätiopathogenese vermutlich Existenz infektiöser Kofaktoren, insbesondere **Herpes-Viren** (frgl. humanes Herpes Virus 8) Proliferation von Endothelzellen und Fibroblasten durch Dysregulation der Zytokinbildung, evtl. genetische Disposition erstmals 1872 von Moritz Kaposi beschrieben **vier Formen:** A Klassisches KS B Afrikanisches bzw. Endemisches KS C KS bei Patienten unter Immunsuppressiva D Epidemisches KS bei HIV-Infektion überwiegendes Auftreten bei homosexuellen Männern in allen Stadien der HIV-Infektion Inzidenz deutlich rückläufig (Ursache unklar) Mortalität ca. 80 % innerhalb 2 Jahre	<u>Lokalisation:</u> Haut und Schleimhäute (Mundschleimhaut in 30 % beteiligt), Lunge (final in 30-40 % beteiligt), Lymphknoten, GI-Trakt, Leber <u>Beginn:</u> häufig an Nase, im Ohr <u>Verlauf</u> multifokales Geschehen mit Entstehung von bis zu 100 und mehr einzelnen Knoten initial makulöse, längliche, rötlich-livide Flecke, Plaques oder Knoten, mit dem Glasspatel nicht wegdrückbar. Ausrichtung entlang der Hautspaltlinien; später Konfluenz, Neigung zu Exulzeration, reaktiven Hyperkeratosen sowie ausgedehnten Ödemen (Gesicht, Genitale, Extremitäten) individuell sehr variabler Verlauf <u>Stadien:</u> (n. Mitsuyasu 1986): I Kutan limitiert (< 10 Herde/ein anatomischer Bereich) II Kutan disseminiert (>10 Herde/zwei und mehr anatomische Bereiche) III Viszeral IV Kutan und viszeral	klinisch <u>Histologie</u> aus Probeexzision <u>Rö-Thorax:</u> evtl. diffuse, streifige Verschattungen <u>Sonographie:</u> bei Verdacht auf sonstigen Organbefall	ggf. antiretrovirale Therapie einleiten genaues Abwägen der Nutzen/Risiko-Relation <u>lokal:</u> Kryotherapie, intraläsionale Injektionen von Chemotherapeutika, Bestrahlung, Exzision, Laser <u>systemisch:</u> **A** Vincristin 2mg i.v + Bleomycin 15mg i.v/14-tägig, insgesamt 6 Zyklen **B** <u>CD4</u> > 200/µl: Interferon α 3-18 Mio IE 3 - 7 x /Woche s.c. **C** DaunoXome® i.v. 40 mg/m², 14-tägig Caelyx® 20 mg/m² 14-tägig Die Behandlung sollte nur bei Hämatologen / Onkologen oder Ärzten mit Chemotherapie-Erfahrung erfolgen.	keine (AZT-Behandlung!) **Prognose** günstige Prognose: nur Haut/ Lymphknotenbefall (minimale Gaumenbeteiligung,) CD4 > 200/µl, keine opportunistische Infektion, keine B-Symptomatik und Karnofsky > 70 schlechte Prognose: Tumor mit Ödembildung oder Ulzeration, ausgedehnter oraler Befall, innerer Befall ausgenommen Lymphknoten) CD4 < 200/µl, opportunistische Infektionen, andere AIDS-definierende Erkrankungen, B-Symptomatik oder Karnofsky < 70

Lymphome

Erreger / Epidemiologie	Klinik	Diagnose	Therapie	Prophylaxe
Ca. 15 % aller AIDS-Patienten erkranken. Überlebenswahrscheinlichkeit nach 2 Jahren unter Therapie 50 %; Prognose des primären ZNS-Lymphoms wesentlich ungünstiger meist Non-Hodgkin-Lymphome, und zwar hoch maligne B-Zell-Lymphome histologisch: Burkitt-Typ, zentroblastische-, immunoblastische-, primäre ZNS-Lymphome	unspezifische Symptome: subfebrile Temperaturen, Nachtschweiß, Gewichtsverlust, Lymphadenopathie, Diarrhoe ansonsten je nach befallenem Organsystem	Histologie aus Probeexsudat (gleichzeitige Untersuchung auf CMV und Mykobakterien!) Sonographie, Endoskopie (Lymphome häufig vom GI-Trakt ausgehend), Röntgen, CT, Knochenmarkpunktion, Zytologie	**Generalisierte Stadien:** bei Karnofsky > 70% wie bei HIV-Negativen: CHOP-Schema (Cyclophosphamid, Adriamycin, Vincristin, Prednisolon) 4 - 6 Zyklen bei Karnofsky < 70%: palliative Therapie mit Vincristin + Prednisolon Radiatio! erste erfolgreiche Therapieansätze mit α-Interferon liegen vor (Studiengruppe: Prof. Huhn, Berlin, Prof. Mitrou, Frankfurt). Die Behandlung sollte nur bei Hämatologen/ Onkologen oder Ärzten mit Chemotherapie-Erfahrung erfolgen.	Keine

Andere Tumoren

Epidemiologie	Erreger	Klinik	Therapie
gehäuftes Auftreten von Neoplasmen bei HIV-Infizierten (z.B. 30 - 40 % auffälliger PAP-Befunde bei Frauen in amerikanischen Kohortenstudien), Induktion vermutlich durch RNA- oder DNA-Tumorviren. Zunahme in den letzten 3 - 4 Jahren (längere Überlebenszeit!)	diskutierte Kofaktoren DNA-Viren: Cytomegalie-, Epstein-Barr-, Polyoma- und Papilloma-Virus	Lymphome, verschiedene Plattenepithelkarzinome der Oral- und Analregion, kleinzellige Lungentumore, Zervixkarzinome Verlauf jeweils langsam progredient oder fulminant	abhängig von Gesamtsituation (Lebensqualität, klinischer Zustand), günstige Prognose bei Kaposi-Sarkomen und Zervixkarzinomen, entsprechend gynäkologisch/chirurgische Eingriffe Radiatio Chemotherapie

VI VOM SYMPTOM ZUR DIAGNOSE

Beachte:

- Die Differentialdiagnose HIV-assoziierter Erkrankungen hängt entscheidend vom aktuellen Immunstatus ab - je niedriger die CD4-Zellzahl, desto umfangreicher die Differentialdiagnose.

- Es können durchaus mehrere opportunistische Infektionen gleichzeitig vorliegen.

- Da insbesondere bei fortgeschrittenem Immundefekt opportunistische Infektionen rasch entstehen können, ist ggf. auch eine kurzfristige Wiederholung einzelner diagnostischer Maßnahmen sinnvoll.

- Die genannten Differentialdiagnosen ergeben sich in der Regel nicht zwingend aus einzelnen Untersuchungen.

- Die Reihenfolge der Diagnostik kann durchaus dem Krankheitsbild entsprechend anders erfolgen, einzelne Untersuchungen können auch entbehrlich sein.

- Ein Symptom allein kann das gesamte Diagnostikspektrum erforderlich machen.

- „Blockanalyse" = Elektrolyte, Nierenretentionswerte, Gesamteiweiß, Albumin, Bilirubin, Transaminasen, GGT, alk. Phosphatase, LDH, CK, Amylase, Lipase.

- Nur wenige Diagnoseverfahren sind für sich allein so aussagekräftig, daß mit ihnen eine Diagnose gesichert ist. In der Regel ist ein einzelner (insbesondere serolog.) Befund als Hinweis auf eine bestimmte Erkrankung aufzufassen und erfordert zur Diagnosesicherung zusätzliche Verfahren.

Fieber und/oder Gewichtsverlust

Symptom	Immunstatus	Diagnostik	Fragestellung	Differentialdiagnose
a) mit Organsymptomatik → siehe dort				
b) ohne Organsymptomatik	CD4 > 500/µl (CDC 1)	wie bei Nicht-HIV-Infizierten		auch: → Eßstörung (Anorexie, Bulimie) → Depression
	CD4 200 - 500/µl (CDC 2)	Klinische Untersuchung	Progression der HIV-Infektion? Hinweise auf Organbeteiligung?	→ HIV-assoziiertes Fieber → CDC 2 → Wasting-Syndrom
		Labor mit T4/T8, (HI-Viruslast, β_2-Mikroglobulin), CRP, „Blockanalyse", BB	Entzündungszeichen ↑↑? Hinweise auf Organbeteiligung?	→ Virusinfekt → Bakterieller Infekt (z.B. Pneumonie)
		Blutkulturen	Bakteriennachweis?	→ Bakteriämie, z.B. Salmonellen, Pneumokokken, Staphylokokken
		Tine-Test Röntgen-Thorax	reaktiv? Infiltrate?	→ Tuberkulose → Pneumonie
		Sonographie ggf. CT	Lymphome?	→ malignes Lymphom

Fieber und/oder Gewichtsverlust (Fortsetzung)

Symptom	Immunstatus	Diagnostik	Fragestellung	Differentialdiagnose
b) ohne Organsymptomatik	CD4 < 200/µl (CDC 3)	wie CDC 2, zusätzlich Medikamentenanamnese Labor wie CDC 2 Kaposi-Sarkom assoziiertes Herpes-Virus/ HHV 8 (PCR) Toxoplasma-Ak Kryptokokken-Ag Serielle Blutkulturen EDTA-Blut Stuhlmikroskopie Stuhlkulturen CMV-Ak, pp 65-Ag Augenhintergrund cranielles CT/MR	wie CDC 2, zusätzlich LDH-Erhöhung? Kaposi-Sarkom-Risiko? Lymphom-Risiko? Toxoplasmose-Risiko? positiv? Bakteriennachweis? Erregernachweis? (Wurmeier, Lamblien, Krypto-/Mikrosporidien, Salmonellen, Campylobacter, Shigellen) CMV-Risiko? Infiltrate? Fokalläsionen? diffuse Veränderungen?	→ Unverträglichkeit, „drug fever" → Beginnende PcP → Kaposi-Sarkom, Lymphom → Beginnende Toxoplasmose → Kryptokokkose → Bakteriämie, z.B auch atyp. Mykobakterien, → bakt. Darminfektion → Lambliasis → Wurmerkrankung → Krypto-, Mikrosporidiose → CMV-Infektion → Toxoplasmose → Lymphom → progr. multifok. Leukenzephalopathie → HIV-Enzephalopathie

Fieber und/oder Gewichtsverlust (Fortsetzung)

Symptom	Immunstatus	Diagnostik	Fragestellung	Differentialdiagnose
b) ohne Organsymptomatik	CD4 < 200/µl (CDC 3)	Bronchoskopie mit BAL/TBB	Erregernachweis? Histologie? (Gram-, Grocott-, Auramin-Färbung)	→ Bakterien / Pilzinfektion → PcP → CMV-Pneumonie → Mykobakteriose
		Gastroskopie mit Magennüchternsaft, Duodenalsaft PE Duodenum → Pathologie → Mikrobiologie	Erregernachweis? (Mykobakterien, Lamblien, Kryptosporidien) Histologie? (CMV, Mykobakterien)	→ Tuberkulose/ atyp. Mykobakt. → Lambliasis → Kryptosporidiose → CMV-Infektion → Kaposi-Sarkom
		Coloskopie mit PE → Pathologie → Mikrobiologie	Erregernachweis? Histologie?	→ CMV-Colitis → atypische Mykobakteriose → Kaposi-Sarkom
		Knochenmarkspunktion → Pathologie → Mikrobiologie	Erregernachweis? Histologie?	→ HIV-Myelopathie → Lymphominfiltration → atypische Mykobakteriose

Gastrointestinaler Symptomenkomplex

Symptom	Immunstatus	Diagnostik	Fragestellung	Differentialdiagnose
Inappetenz	CD4 > 500/µl (CDC 1)	wie bei Nicht-HIV-Infizierten		
Brechreiz Abdominale Schmerzen Diarrhoe	CD4 200 - 500/µl (CDC 2)	Medikamentenanamnese Auslandsaufenthalt Klinische Untersuchung Labor mit "Blockanalyse", BB, Quick, CD4/CD8, (β_2-Mikroglobulin), CRP Haemoccult Stuhlkulturen Sonographie, ggf. CT Gastroskopie	Medikamentöse Ursachen? Tropeninfektion? Ernährungszustand? Abwehrspannung? path. Resistenzen? Hepato-Splenomegalie? Ascites? rektaler Befund? Progression der HIV-Infektion? Positiv? Pathogene Darmbakterien? (Salmonellen, Campylobacter, Shigella) Lymphome? Hepatosplenomegalie? Cholelithiasis? Refluxosophagitis? Ulcus? Helicobacter pylori?	→ Medikamentöse Ursachen → Tropeninfektion → Infektiöse Enteritis → malignes Lymphom HIV-unabhängig, z.B.: → Refluxosophagitis → Gastritis, Ulcus → Cholelithiasis

Gastrointestinaler Symptomenkomplex (Fortsetzung)

Symptom	Immunstatus	Diagnostik	Fragestellung	Differentialdiagnose
Inappetenz Dysphagie Brechreiz Abdominale Schmerzen Diarrhoe Fieber	CD4 < 200/µl (CDC 3)	wie CDC 2, zusätzlich serielle Stuhlkulturen	Wurmeier? Path. Darmbakterien? Kryptosporidien? Lamblien? Mikrosporidien? Clostridium difficile? - Toxin?	wie CDC 2, zusätzlich → Soorösophagitis → virales Ulcus (CMV, Herpes)
		Blutkulturen, Kaposi-Sarkom assoziiertes Herpes-Virus/ HHV 8 (PCR)	Erregernachweis? Kaposi-Sarkom-Risiko? Lymphom-Risiko?	→ atyp. Mykobakteriose → Kaposi-Sarkom
		Gastroskopie mit Magennüchternsaft, Duodenalsaft, PE Duodenum u. makrosk.-path. Befunde → Pathologie → Mikrobiologie	Mykobakt. tuberkulosis? Kryptosporidien? Lamblien? CMV-Infektion? Herpes-Ulcus? Kaposi-Sarkom?	→ malignes Lymphom → antibiot.-assoz. Colitis → Pankreatitis → Ileus
		Coloskopie mit Biopsien → Pathologie → Mikrobiologie	CMV-Infektion? Atyp. Mykobakterien? Kaposi-Sarkom?	→ Adnexitis
		Neurolog. Untersuchung	Zerebrale Erkrankung? (mit Hirndruck?)	→ Zentralnervöse Ursache
		Rö.-Abdomen Übersicht Röntgen-Dünndarm nach Sellink (Enteroklysma) Gyn. Untersuchung	Spiegel, freie Luft? Passagehindernis? Adnexitis?	→ Ileus → Adnexitis

Gastrointestinaler Symptomenkomplex (Fortsetzung)

Symptom	Immunstatus	Diagnostik	Fragestellung	Differentialdiagnose
Ikterus	CD4 < 200/µl (CDC 3)	Sonographie, CT	Lebergröße, -struktur? Erweiterte Gallenwege? Raumforderung?	→ Intra-/extrahepatische Raumforderung (z.B. Lymphom)
Cholestase				→ Cholangitis (CMV, Krypto-sporidien)
Hepatitis		Hepatitis-Serologie	chron. Virushepatitis B/C/D?	→ Hepatitis (viral, toxisch, mykobakteriell)
		ERCP	Abflußbehinderung? Entzündliche Veränderungen?	
		Leberblindpunktion	opport. Infektion? (CMV, Mykobakterien) tox. Veränderungen? Virushepatitis?	

Pulmonaler Symptomenkomplex

Symptom	Immunstatus	Diagnostik	Fragestellung	Differentialdiagnose
Husten (produktiv? trocken?) Fieber	CD4 > 500/µl (CDC 1) CD4 200 - 500/µl (CDC 2)	wie bei nicht-HIV-Infizierten Klinische Untersuchung Labor (Blockanalyse, BB, Quick, CRP, CD4/CD8, β_2-Mikroglobulin) Sputumuntersuchung Blutkulturen Tine-Test Röntgen Thorax Röntgen Nasennebenhöhlen	Inspirationstiefe? Klinisch Erguß? Infiltrat? Pleurareiben? Entzündungsreaktion ↑↑? Erregernachweis? Erregernachweis? positiv? Infiltrate? Erguß? Verschattung?	→ Bakt. Pneumonie (Hämophilus influencae, Pneumokokken, Staphylokokken) → Virusinfekt → Tuberkulose → Sinusitis
Husten (produktiv? trocken?) Fieber Dyspnoe	CD4 < 200/µl (CDC C3)	wie CDC 2, zusätzlich Blutgasanalyse Labor wie bei CDC 2, Kaposi-Sarkom assoziiertes Herpes-Virus/ HHV 8 (PCR) Kryptokokken-Ag Toxoplasma-Ak CMV-Ak, pp 65-Ag Bronchoskopie mit BAL/TBB CT-Thorax	respiratorische Partial-/Globalinsuffizienz? LDH-Erhöhung? Kaposi-Sarkom-Risiko? Lymphom-Risiko? positiv? Toxoplasma-Risiko? CMV-Risiko? Erregernachweis? Histologie? (Gram-, Grocott-, Auramin-Färbung) Lymphome? Infiltrate? Einschmelzungen?	wie CDC 2, zusätzlich → PcP → CMV-Pneumonie → Aspergillose → Kaposi-Sarkom → diss. Toxoplasmose → atyp. Mykobakteriose → Kryptokokkose → malignes Lymphom

Neurologisch-psychiatrischer Symptomenkomplex

Symptom	Immunstatus	Diagnostik	Fragestellung	Differentialdiagnose
Kopfschmerzen Fieber Parästhesien	CD4 > 500/µl (CDC 1) CD4 200 - 500/µl (CDC 2)	wie bei Nicht-HIV-Infizierten Klinische Untersuchung Labor (Blockanalyse, BB, Quick, CRP, CD4/CD8, β₂-Mikroglobulin) CRP Röntgen Nasennebenhöhlen CT ggf. Liquorpunktion Medikamentenanamnese Nervenleitgeschwindigkeit	Neurologische Defizite? Progression der HIV-Infektion? Verschattung? Raumforderung? Erregernachweis? Glukosekonzentration?	→ HIV-unabhäng. Erkrankungen (z.B. Migräne, Tumore u.a.) → Sinusitis → bakt./virale Meningitis → Medikamentös (z.B. DDC) bedingte / HIV-assoziierte periphere Neuropathie

Neurologisch-psychiatrischer Symptomenkomplex (Fortsetzung)

Symptom	Immunstatus	Diagnostik	Fragestellung	Differentialdiagnose
Fieber Kopfschmerzen Hirnorganisches Psychosyndrom Krampfanfälle Paresen Meningismus	CD4 < 200/µl (CDC 3)	wie bei CDC 2, zusätzlich Blutkulturen, EDTA-Blut, Kaposi-Sarkom, assoziiertes Herpes-Virus/HHV8 (PCR) Toxoplasmose-Ak Kryptokokken-Ag CMV-Ak, pp65-Ag immer: cran. CT/MR Liquordiagnostik (Gram-, Ziehl-Neelsen-Färbung, Tuschepräparat) Glucose, Zellzahl, Lues-Serologie	Erregernachweis? Mykobakterien? Kaposi-Sarkom-Risiko? Lymphom-Risiko? Toxoplasmose-Risiko? Kryptokokkose? CMV-Risiko? Fokalläsionen? Atrophie? Diffuse Veränderungen? Bakterien? Kryptokokken? Mykobakterien?	wie bei CDC 2, zusätzlich → Zerebrale Toxoplasmose → ZNS-Lymphom → Kryptokokken-Meningitis → tuberkulöse Meningitis → HIV-Enzephalopathie → CMV-Enzephalitis → progr. multifok. Leukenzephalopathie → Neuro-Lues

Ophthalmologischer Symptomenkomplex

Symptom	Immunstatus	Diagnostik	Fragestellung	Differentialdiagnose
jegliche Sehstörungen, insbesondere Doppelbilder	CD4 > 500/µl (CDC 1) wie bei Nicht-HIV-Infizierten	Medikamentenanamnese		→ Medikamentöse Ursache
Verschwommensehen	CD4 200 - 500/µl (CDC 2) wie bei Nicht-HIV-Infizierten	Inspektion	Injektion? Infiltration? z.B. Myambutol	→ CMV-Retinitis
Schmerzen	CD4 < 200/µl (CDC 3)	Funduspiegelung	Cotton-Wool-Herde?	→ Toxoplasmose des Auges
		Labor: Blutanalyse, BB, CD4/CD8 (HI-Viruslast, β_2-Mikroglobulin) CRP	Progression der HIV-Infektion?	→ ZNS-Erkrankungen
		CMV-Ak, pp 65-Ag	CMV-Risiko?	
		Toxoplasmose-Ak	Toxoplasmose-Risiko?	
		Neurolog. Untersuchung ggf. cran. CT	Zerebraler Prozeß?	

VII SONSTIGES
Dermatologische Manifestationen bei HIV-Infektion

Viren

Dermatose (Erreger)	Klinik	Diagnose	Therapie	Bemerkung
Herpes simplex recidivans (HSV-1/2)	gruppierte Bläschen auf erythematösem Grund, oft labial oder genital	Klinik, direkter-IFT, PCR, (Serologie)	Aciclovir (Zovirax®) 5x200-800 mg oral, in schweren Fällen 30 mg/kg i.v., alternativ: Famciclovir (Famvir® 3x500 mg) oder Valaciclovir (Valtrex® 3x1g)	Sonderform: Herpes simplex persistens et exulcerans (AIDS) DD: CMV-Ulcus bei Aciclovirresistenz: Foscarnet (Foscavir®) 3x40 mg/kg i.v.
Varizellen, Herpes Zoster (Varicella-Zoster-Virus)	urtikarielle Erytheme, später segmentale polyzyklisch begrenzte Bläschen	s. HSV	5x800 mg Aciclovir (oder: 30mg/kg i.v.), Famciclovir/ Valaciclovir	Bei Zoster generalisatus DD: Varizellen
CMV-Ulzerationen (Cytomegalievirus)	meist runde ovale Ulcera (häufig perianal)	histologisch, PCR, Serologie	Ganciclovir (Cymeven®) 2x5 mg/kg KG i.v. oder Foscarnet (Foscavir®) 3x60 mg/kg i.v.	CMV-Retinitis ausschließen; cave: Mischinfektionen, ggf. Cidofovir (Vistide®) 5mg/kg
Orale Haarleukoplakie (Epstein-Barr-Virus)	weißliche festhaftende „haarige" Auflagerungen vorwiegend an den Zungenseiten	Klinik, Histologie, Virusnachweis	Retinoide lokal, antiretrovirale Therapie	DD: orale Candidose, Leukoplakie, Lichen ruber, ggf. Aciclovir (Zovirax®) 30 mg/kg i.v.
Mollusca contagiosa (Poxvirus mollusci)	stecknadelkopfgroße zentral gedellte Papeln, häufig genital	Klinik, Histologie	Excochleation, Kryotherapie, ggf. Versuch mit Retinoiden	Sonderform: Riesenmollusken (>1cm) bei CD4 meist <200/µl DD: Kutane Krytokokkose
Verruca vulgaris, Condylomata acuminata (Humane Papillomaviren, HPV)	verruköse Papeln, papillomatöse exophythisch wachsende Beete an der Schleimhaut	Klinik, Histologie, HPV-Typisierung	Exzision, Elektrokaustische Abtragung, Laser, Kryotherapie, lokal: Podophyllin	DD: Bowenoide Papulose, Zervixkarzinom

Dosierungen, falls nicht anders angegeben, pro die

HIV und AIDS · Dermatologische Manifestationen · Juli 1998

Dosierungen, falls nicht anders angegeben, pro die

Bakterien

Dermatose (Erreger)	Klinik	Diagnose	Therapie	Bemerkung
Pyodermie, Impetigo contagiosa, Bulla repens (Staphylococcus aureus)	Follikulitis, Furunkel, Ekthyma	Klinik, Kultur	z.B. Flucloxacillin (Staphylex®) 3x1g, nach Antibiogramm	cave: Portkatheter-Sepsis
Erysipel, Ekthyma (Streptococcus pyogenes)	Rötung, Schwellung, Ulzeration	Klinik, Kultur	Penicillin-G 20 Mio. IE i.v., Clarithromycin (Klacid®) 500mg	
Bazilläre Angiomatose (Rochalimaea quintana/ henselae)	ulzerierte Knötchen oder dermale livid-rötliche Infiltrate	Histologie, Direktnachweis	Erythromycin 4x500 mg oder Doxycyclin 2x100 mg für > 8 Wochen	Peliosis hepatis et splenis DD: Kaposi-Sarkom, Granuloma pediculatum, Hämangiome, CD4 meist <200/μl
Tuberkulosis cutis colliquativa (Mycobacterium tuberculosis)	Ulzeration über Lymphknoten	Klinik, Histologie, PCR	Isoniazid 300 mg + Rifampicin 600 mg + Pyrazinamid 25 mg/kg (Ethambutol 15 mg/kg)	ggf. Primärprophylaxe Isoniazid: 300 mg keine BCG-Impfung!
Atypische Mykobakteriose (meist Mykobacterium avium-intracellulare)	blaurote Knötchen, Ekthyma	Histologie, Kultur (Blut)	s. Kapitel V/I	ggf. Primärprophylaxe mit Rifabutin, Clarithromycin oder Azithromycin
Syphilis (Lues) (Treponema pallidum)	Primäraffekt, makulo-papulöses Syphilid, Neurosyphilis	Dunkelfeld, Serologie, Liquoruntersuchung	Clemizol-Penicillin 1 Mio. IE für 14 Tage (Lues I), Penicillin G 6x5 Mio IE i.v. für 10 Tage, dann i.m. (s.o.) für 21 Tage (Neurolues)	cave: Neurolues bei HIV NB, Lues maligna!, Jarisch-Herxheimer-Reaktion

Pilze

Dermatose (Erreger)	Klinik	Diagnose	Therapie	Bemerkung
Orale Candidose (meist: Candida albicans, seltener: Candida krusei oder Candida glabrata)	weißliche abstreifbare Schleimhautauflagerungen, seltener atrophische oder hyperplastische Formen, Perleche, Paronychie	Klinik, Nativpräparat, Kultur (Histologie)	bei leichten Formen Nystatin lokal, sonst: Fluconazol (Diflucan®) bis 400 mg, Itraconazol (Sempera®, Sporanox®) bis 400 mg, Prophylaxe: z.B. Fluconazol 3x100 mg/Woche	Bei azolresistenten oder systemischen Mykosen: Amphotericin B (0,3-1,0 mg/kg)+Flucytosin (Ancotil®) 4x150 mg/kg, ggf. Itraconazollösung (Sporanox®) 200-400mg
Kryptokokkose (Cryptococcus neoformans)	meist akneiforme bis molluskoide Papeln	Histologie, Serologie (Antigennachweis)	s. azolresistente Candidosen (+ Fluconazol 400 mg)	10-20% Hautbeteiligung bei diss. Kryptokokkose Reiseanamnese!
Histoplasmose (Histoplasma capsulatum)	variabel	Histologie, Kultur (Knochenmark)	s. Kryptokokkose	
Tinea, Onychomykose (meist: Trichophyton rubrum, T. mentagrophytes, Epidermophyton floccosum)	randbetontes Erythem mit Schuppung, Onychodystrophie	Klinik, Nativpräparat, Kultur	Itraconazol (Sempera®) 100-200 mg, Terbinafin (Lamisil®) 250 mg, Griseofulvin 500-1000 mg	Bei Onychomykose ausreichend hoch und lange (3 Monate) therapieren Pulstherapie 400mg für 7 d

Dosierungen, falls nicht anders angegeben, pro die

Sonstige

Dosierungen, falls nicht anders angegeben, pro die

Dermatose / Erreger	Klinik	Diagnose	Therapie	Bemerkungen
Xerosis (Ichthyosis)	trockene Haut, Eczema craquelée	Klinik	Rückfettung, bei Exsikkationsekzem: kurzfristig Steroide	häufig auch bei Wasting-Syndrom
Seborrhoisches Ekzem	nasolabial bzw. stammbetonte Rötung mit gelblich fettiger Schuppung	Klinik, Histologie	Ketoconazol (Nizoral®), Terzolin®, Steroide extern, ggf. Itraconazol (s.o.)	bei HIV-Infektion häufig Pityrosporum assoziiert
Aphthen	oral meist linsengroße fibrinbedeckte flache Ulcera	Anamnese, Klinik	Steroide lokal, ggf. Thalidomid	DD: HSV-/CMV-Ulzeration, Candidainfektion
Arzneimittelexanthem	meist makulopapulöses Exanthem, Lyell-Syndrom	Anamnese, Klinik, Histologie	Antihistaminika (z.B. Fenistil® Tropfen, ggf. Prednisolonäquivalent 100-250 mg	Am häufigsten: sulfonamidinduzierte Exantheme ggf. Hyposensibilisierung
Hyperpigmentierung	Melanonychien, periorale Hyperpigmentierung	Arzneimittelanamnese, Klinik, Histologie	keine	häufig AZT-assoziiert
Psoriasis vulgaris	erythematosquamöse Plaques, Pusteln, Arthritis	Klinik, Histologie	Dithranol (Cignolin), Calcipotriol (Psorcutan®), AZT 4x250 mg, Methotrexat 12,5 mg/Woche	DD: Morbus Reiter (Urethritis + Konjunktivitis + Arthritis) bei HIV-Infektion
Purpura, Petechien	Hautblutungen	Blutbild	Zidovudin (Retrovir®) 1000 mg, Prednisonäquivalent bis 1 mg/kg, Interferon α 3 x 3 Mio IE/Woche s.c., Immunglobuline	nur sehr selten lebensbedrohliche Blutungen

HIV und AIDS · Dermatologische Manifestationen · Juli 1998

Sonstige (Fortsetzung)

Dermatose / Erreger	Klinik	Diagnose	Therapie	Bemerkungen
Papular eruption of AIDS	stecknadelkopfgroße, teils follikulär gebundene Papeln	Klinik, Histologie	Steroide lokal, Lichttherapie (z. B. SUP), ggf. Itraconazol (Sempera®) 200-400 mg	DD: Eosinophile Follikulitis (Ofuji), Demodexfollikulitis, Pityrosporonfollikulitis, hypererge Insektenstichreaktion, Prurigo, Scabies
Scabies (Acarus scabeii)	Puritus, erythematöse Papeln Scabies norvegica: Schuppung, Krusten	Nativpräparat, ev. Dermatoskopie	Hexachlorcyclohexan (Jacutin®) lokal, Pyrethroide, ggf. Ivermectin (Mectizon®) 200µg/kg	NB: postskabiöses Ekzem
Kaposi-Sarkom (HHV 8)	livid-rote Makulae, Plaques oder Knoten	Histologie, Klinik	lokal: Excision, Radiatio, Laser, Kryotherapie, systemisch: Interferon (CD4>200/µl), Vinblastin/Bleomycin 4 mg/15 mg/Woche, lip. Doxo-/Daunorubicin (Caelyx®/DaunoXome®) 20-60 mg/m^2, alle 2-3 Wochen	zusätzlich antiretro-virale Therapie PcP-/Toxoplasmose-Prophylaxe!

Dosierungen, falls nicht anders angegeben, pro die

Neurologische Manifestationen *(Eva Schielke)*

VII Zerebrale Erkrankungen

B1a HIV-Enzephalopathie

Erreger / Epidemiologie	Klinik	Diagnose	Therapie	Prophylaxe
Unklar, vermutlich indirekte Effekte der Infektion zerebraler Mikroglia durch HIV. Klinische Manifestation meist nur bei fortgeschrittenem ARC oder AIDS, dann bei bis > 50 % leichte kognitive Einbußen (aber bei < 10 % schweres dementielles Syndrom)	Meist langsam progredient, Konzentrations- und Gedächtnisstörungen, psychomotorische Verlangsamung, Affektnivellierung, sozialer Rückzug, gelegentlich Fortschreiten bis zu schwerer Demenz mit vollständiger Pflegebedürftigkeit	Klinische Diagnose nach *Ausschluß* einer anderen zerebralen Erkrankung. CT: Hirnatrophie Liquor: unspezifische Veränderungen EEG: verlangsamte Grundaktivität	AZT hat einen geringen mildernden Effekt, sonst keine spezifische Therapie möglich	AZT-Einnahme scheint das Auftreten klinisch manifester Symptome zu mitigieren. Die Wirksamkeit anderer Virostatika ist noch unklar

Zerebrale Toxoplasmose

Erreger / Epidemiologie	Klinik	Diagnose	Therapie	Prophylaxe
Opportunistische Infektion; endogene Reaktivierung einer latenten Infektion mit dem Protozoon Toxoplasma gondii Ca. 30 % aller AIDS-Kranken (nicht selten als Erstmanifestation des Vollbilds AIDS), meist erst bei CD4 < 100/µl	Subakut auftretende fokalneurologische Defizite (Mono- oder Hemiparesen, Sensibilitätsstörungen, Gesichtsfelddefekte, Aphasie), Vigilanzminderung, Wesensänderung, Kopfschmerzen, Fieber, epileptische Anfälle	<u>Craniales CT oder MRT mit KM:</u> ein oder mehrere raumfordernde Läsionen mit ring- oder fleckförmiger KM-Aufnahme und perifokalem Ödem <u>Liquor:</u> unspezifisch verändert oder normal <u>Erregernachweis</u> durch PCR unzuverlässig <u>Serologie:</u> meist nur Durchseuchungstiter nachweisbar, oft kein IgM, oft kein Titer-Anstieg; Differentialdiagnose zum ZNS-Lymphom ex iuvantibus	I. Pyrimethamin 50-100 p.o. (am 1. Tag 200 mg) + Sulfadiazin 3 - 4 x 2 g p.o. + Folinsäure 15-30 mg p.o. für 4 - 6 Wochen II. statt Sulfadiazin: Clindamycin 4 x 600 - 900 mg p.p.o. III. Alternative bei schwerer Unverträglichkeit von I. und II.: Atovaquon 3 x 750 mg Erfolgsrate: ca. 90 %	<u>Sekundärprophylaxe:</u> immer! Kombination von Pyrimethamin und Sulfadiazin oder Pyrimethamin und Clindamycin mit täglich 25-50 % der Akutdosis <u>Primärprophylaxe:</u> prinzipiell sinnvoll bei CD4 < 150/µl und Durchseuchungstiter für Toxoplasmose, wegen mäßiger Verträglichkeit oft schlechte Compliance; - Cotrimoxazol 1 x 960 mg/d - Dapson 1 x 50 mg/d kein Genuß von rohem Fleisch, Hygiene beim Umgang mit Katzen

Kryptokokken-Meningitis

Erreger / Epidemiologie	Klinik	Diagnose	Therapie	Prophylaxe
Opportunistische Infektion. Infektion durch Inhalation des Pilzes Cryptococcus neoformans, nach asymptomatischem Lungenbefall hämatogene Aussaat in die Meningen ca. 2 - 5 % aller AIDS-Kranken	Subakut auftretende Kopfschmerzen, Fieber, Vigilanzminderung, Wesensänderung, selten: Hirnnervenparesen, epileptische Anfälle; Meningismus keinesfalls obligat!	Erregernachweis: aus dem Liquor durch - Tuschepräparat - Antigentest - Kultur häufig auch aus dem Blut positiver Antigentest und positive Kultur. CT meist normal	Amphotericin B 0,3 - 0,8 mg/kg KG + Flucytosin 150 mg/kg KG in vier Tagesdosen evtl. + Fluconazol 400 mg Erfolgsrate ca. 90 %	Sekundärprophylaxe immer! Fluconazol 200 mg p.o.

Primäres ZNS-Lymphom

Erreger / Epidemiologie	Klinik	Diagnose	Therapie	Prophylaxe
Opportunistische Neoplasie, meist hochmalignes B-Zell-Lymphom, Assoziation mit **Epstein-Barr-Virus** Ca. 2-5 % aller AIDS-Kranken, meist in sehr fortgeschrittenem Stadium	Subakut auftretende fokalneurologische Defizite (Mono- oder Hemiparesen, Sensibilitätsstörungen, Gesichtsfelddefekte, Aphasie), Vigilanzminderung, Wesensänderung, Kopfschmerzen, epileptische Anfälle	Craniales CT oder MRT mit KM: eine oder mehrere raumfordernde Läsionen mit ring- oder fleckförmiger KM-Aufnahme und perifokalem Ödem Liquor: nur selten Nachweis maligner Zellen, Epstein-Barr-Virus-PCR im Liquor meistens positiv, sichere Unterscheidung zur Toxoplasmose manchmal nur durch stereotaktische Hirnbiopsie bei Versagen der Toxoplasmose-Therapie	kausal: intrathekale Cytostatika-Therapie und Ganzhirn-Radiatio 40–60 Gy Erfolgsrate begrenzt palliativ: Dexamethason 3 x 8 mg	nicht bekannt

Progressive multifokale Leukenzephalopathie (PML)

Erreger / Epidemiologie	Klinik	Diagnose	Therapie	Prophylaxe
Opportunistische Infektion: Wahrscheinlich meist endogene Reaktivierung einer latenten Infektion mit dem JC-Virus. Ca. 2-5 % aller AIDS-Kranken	Innerhalb von Tagen bis Wochen auftretende fokalneurologische Störungen (Paresen, Sensibilitätsstörungen), neuropsychologische Defizite, Wesensänderung, zunehmender Verfall, Tod innerhalb weniger Monate	CT oder MRT (sensitiver): multiple umschriebene Läsionen im Marklager, ohne raumfordernde Wirkung, ohne KM-Aufnahme. Liquor: Erregernachweis durch PCR. Evtl. stereotaktische Hirnbiopsie	keine wirksame Therapie bekannt	keine

Erkrankungen des Rückenmarks u. des peripheren Nervensystems

HIV-assoziierte Myelopathie

Erreger / Epidemiologie	Klinik	Diagnose	Therapie	Prophylaxe
Unklar. Wahrscheinlich indirekte metabolische Folgen der HIV-Infektion Ca. 10 - 20 % der ARC- und AIDS-Kranken	Langsam progrediente spastische Paraparese (Arme sehr selten mitbetroffen), spinale Ataxie, Harn- und Stuhlinkontinenz	Klinische Diagnose nach Ausschluß einer spinalen Raumforderung (Myelographie oder spinales MRT), einer funikulären Myelose (Vitamin B12-Spiegel), einer Neurolues	Keine kausale Therapie bekannt. Symptomatische Behandlung mit Blasenkatheter, Gehhilfen, ggf. Rollstuhl, Krankengymnastik, ggf. Antispastika	nicht bekannt

HIV-assoziierte akute Polyradikulitis (Guillain-Barré-Syndrom)

Erreger / Epidemiologie	Klinik	Diagnose	Therapie	Prophylaxe
Wahrscheinlich autoimmunologische Reaktion auf HIV < 1 % aller HIV-Infizierten, meist in frühen oder mittleren Infektionsstadien	Rasch aufsteigende schlaffe symmetrische Paresen, Reflexverlust, Parästhesien in Händen und Füßen	Elektrophysiologie: fehlende F-Wellen, Leitungsblock in den NLG, Liquor: Eiweißerhöhung Differentialdiagnose: Ausschluß einer CMV-Myeloradikulitis wichtig!	Plasmapherese oder hochdosierte Therapie mit 7S-Immunglobulin G	nicht bekannt

CMV-Myeloradikulitis

Erreger / Epidemiologie	Klinik	Diagnose	Therapie	Prophylaxe
Meist Reaktivierung einer latenten Infektion mit dem Cytomegalievirus < 1 %, meist nur bei CD4 < 200/µl	Innerhalb von Tagen bis Wochen aufsteigende schlaffe Paraparese mit Sensibilitätsstörungen (Reithosenanästhesie) und Miktionsstörungen	Liquor: - Eiweißerhöhung - Pleozytose mit > 40% Granulozyten - PCR für CMV positiv Elektromyo- und -neurographie: - Spontanaktivität (Denervierungszeichen) - F-Wellen nicht oder verzögert auslösbar	Foscarnet 200 mg/kg KG in drei Tagesdosen und Ganciclovir 10 mg/kg KG in zwei Tagesdosen für 2 - 4 Wo	Sekundärprophylaxe immer! Foscarnet oder Ganciclovir ca. 50 % der Akutdosis an 5 Tagen in der Woche

HIV-assoziierte distal-symmetrische Polyneuropathie

Erreger / Epidemiologie	Klinik	Diagnose	Therapie	Prophylaxe
Unklar, wahrscheinlich indirekter Effekt von HIV. In Frühstadien selten, bei ARC und AIDS bis zu 30 %.	Langsam-progredient, schmerzhafte und unangenehme distale Parästhesien (Füße mehr als Hände betroffen), meist geringe distale Paresen und Atrophien, Reflexverlust	Elektrophysiologie: verzögerte Nervenleitgeschwindigkeit, im EMG Denervierungszeichen; Wichtig: Ausschluß anderer Ursachen, (z. B. DDC, DDI oder D4T, Vincristin, INH, Alkohol)	nicht bekannt symptomatische Schmerztherapie mit Amitryptylin (50 - 75 mg, einschleichend dosiert) oder: Carbamazepin (600 - 1200 mg in 2 - 3 Tagesdosen, einschleichend dosiert)	nicht bekannt

Erkrankungen der quergestreiften Muskulatur

HIV-assoziierte Myopathie

Erreger / Epidemiologie	Klinik	Diagnose	Therapie	Prophylaxe
Wahrscheinlich autoimmunologische Reaktion auf HIV. < 1 %	Progrediente proximal betonte Muskelschwäche, Myalgien, Muskelatrophie	Labor: CK erhöht EMG: Myopathie-Zeichen evtl. Muskelbiopsie, wichtige Differentialdiagnose: AZT-assoziierte Myopathie (gegebenenfalls mehrwöchiger Auslaßversuch!)	Prednisolon ca. 1 mg/kg KG über einige Wochen, meist Erhaltungstherapie von 10 - 20 mg erforderlich	nicht bekannt

Häufigste Augenaffektionen *(Herrmann Gümbel)*

Eine reguläre ophthalmologische Untersuchung und kurze Anamnese zu subjektiven Veränderungen der Sehkraft hilft frische Infektionen rasch zu erkennen und zu behandeln. Bei CD4 < 100/µl sollte eine routinemäßige Untersuchung des Augenvorder- und -hinterabschnittes unabhängig von Beschwerden alle 3 Monate stattfinden!

Erkrankung	Erreger / Epidemiologie	Klinik	Diagnose	Therapie
Sicca-Syndrom	11 % der HIV-Patienten	Brennen, Tränenträufeln sekundär: bakterielle Konjunktivitis	typisches klinisches Bild, Schirmertest	künstliche Tränen, ggf. antibiotikahaltige Augensalbe
tumoröse Veränderungen des vorderen Augenabschnittes	Molluscum contagiosum (führen zusätzlich zu viraler Konjunktivitis) Kaposi-Sarkom	häufig kosmetisch störend	äußerer Aspekt	ggf. koagulierende Laserbehandlung, chirurgische Entfernung, lokale Chemotherapie bei Kaposi-Sarkom
Mikrosporidiose	10 % der HIV-Patienten	Keratitis mit Konjunktivitis	histologischer Nachweis durch Abstrich	Lokaltherapie mit Propamidine Isothionat 0.1 % oder Fumagilin
Affektionen durch Herpes Viren (HSV-1 und -2)	Typ I (occulocutan) Typ II (genital)	Lidaffektionen, Konjunktivitis Keratitis dentritica	typisches klinisches Bild	Lokaltherapie mit Triflouridin AT, Aciclovir, Valaciclovir oder Famciclovir topisch + systemisch, ggf. Foscarnet

Häufigste Augenaffektionen (Fortsetzung)

Erkrankung	Erreger / Epidemiologie	Klinik	Diagnose	Therapie
Cytomegalievirus-Retinitis (siehe auch CMV-Infektionen)	40 % der AIDS-Patienten mit CD4 < 100/µl	Verschwommensehen, Gesichtsfeldausfall, fliegende Mücken	typisches klinisches Bild „Ketchup- und Maionnaise-Fundus"	Ganciclovir, Foscarnet, bei Therapieresistenz: Kominationsbehandlung, ggf. intravitreale Injektion von Foscarnet, Ganciclovir-Medikamententräger (Vitrasert® implantieren; JSIS 2922 intravitreale Injektionen 14-tägig, Cidofovir (Vistide®) i.v. 14-tägig
akute Retinanekrose oder Progressive Outer Retinal Necrosis (PORN)	zweithäufigste virale Retinitis meist nach Herpes zoster-Infektionen	Bilaterale Entzündung der peripheren Netzhaut, 70 % begleitende Netzhautablösung	typisches klinisches Bild	Aciclovir i.v., Kombination von Ganciclovir + Foscarnet i.v., lebenslange Erhaltungstherapie mit Aciclovir oder Famciclovir
retinale Toxoplasmose	1 - 5 % der HIV-Patienten	zelliger Glaskörper, unscharfes, retinales Infiltrat, Panuveitis	typisches klinisches Bild	Pyrimethamin, Sulfadiazin, Clindamycin, altern. Spyramicin
Läsionen durch Pneumocystis carinii	nach Inhalationsprophylaxe mit Pentamidin (intraokulare Konzentration nicht hoch genug)	z.B. Chorioiditis	typischer retinaler Befund mit gelb-orange-farbenen Infiltraten	Cotrimoxazol Prophylaxe mit Trimethoprim

Diagnostik und Therapie der HIV-Infektion bei Kindern (*Thomas Böhler*)

Einleitung

Im Gegensatz zu Erwachsenen ist eine HIV-Infektion bei Kindern in den ersten 18-24 Lebensmonaten nicht allein auf der Grundlage serologischer Tests zu diagnostizieren (passive Übertragung mütterlicher Antikörper). Bei positiver HIV-Serologie (ELISA und Western Blot) müssen zusätzlich Virusdirektnachweise, Surrogatmarker (erniedrigte T-Helferzellzahl, Hypergammaglobulinämie, insbesondere IgA im Serum) und der klinische Zustand (Entwicklung und Gedeihen, Längen- und Kopfumfangswachstum, Diarrhoe, pulmonale Symptome) als diagnostische Kriterien herangezogen werden. Für den schnellen Virusdirektnachweis wird in den ersten Lebenswochen eine spezifische Polymerase-Kettenreaktion (PCR) für HIV-Nukleinsäuren durchgeführt (s. Abb. 1). Zwei negative PCR-Ergebnisse nach der Neugeborenenzeit (z.B. im Alter von 8 und 12 Wochen) schließen unter Beachtung möglicher falsch-negativer Resultate kommerzieller HIV-PCR-Kits bei afrikanischen HIV-Isolaten [Haas et al., J. Infect. Dis. 174 (1996) 244] eine HIV-Infektion des Kindes mit hoher Wahrscheinlichkeit aus.

Die in den meisten deutschen Zentren angebotene Kombination der effektivsten Maßnahmen zur Prophylaxe der vertikalen Übertragung von HIV von Mutter auf Kind (primäre Kaiserschnittentbindung am wehenfreien Uterus, antiretrovirale Kombinationstherapie der Schwangeren, AZT-Prophylaxe während der Geburt und in den ersten 10-14 Lebenstagen) führt zu einer Reduktion der Transmissionsrate auf Werte unter 5%, möglicherweise sogar unter 2% [Grosch-Wörner et al., Lutz-Friedrich et al., Buchholz et al., pers. Mitteilungen]. Eine engmaschige Vorstellung jedes HIV-exponierten bzw. -infizierten Kindes in einem spezialisierten Zentrum mit

Erfahrung in der Betreuung HIV-positiver Kinder ist jedoch weiterhin erforderlich. Dies gilt gleichermaßen für infizierte und nicht infizierte, aber intrauterin und postnatal prophylaktisch mit AZT oder anderen antiretroviralen Therapeutika behandelte Kinder HIV-positiver Mütter. Hier ist auch bei fehlendem Infektionsnachweis eine langjährige Nachsorge zur frühzeitigen Aufdeckung möglicher Spätschäden (z.B. Malignome) indiziert. Entsprechende Adressen pädiatrischer Zentren sind über das Sekretariat der Pädiatrischen Arbeitsgruppe AIDS in Deutschland (PAAD) zu erfragen.

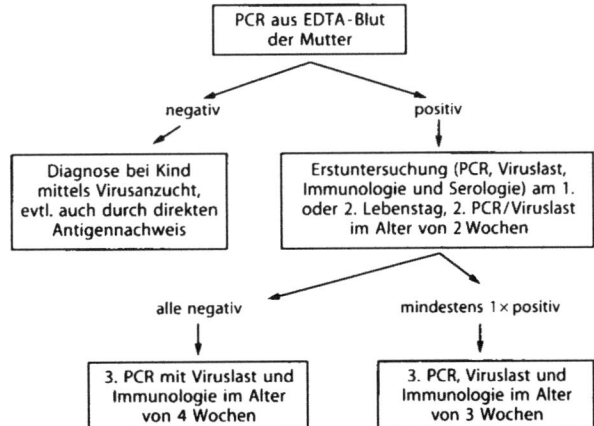

Flußdiagramm zum diagnostischen Vorgehen bei HIV-exponierten Neugeborenen und Säuglingen. Durch das oben skizzierte Vorgehen läßt sich eine HIV-Infektion mit hoher Wahrscheinlichkeit in den ersten 4 Lebenswochen diagnostizieren. Eine positive PCR wird kurzfristig kontrolliert, zusätzlich erfolgt die Bestimmung der Plasmaviruslast sowie eine Beurteilung der klinischen, immunologischen und virologischen Risikofaktoren für ein rasches Fortschreiten der Erkrankung (Tabelle1). Möglicherweise kann durch den initialen Einsatz der Plasmaviruslastbestimmung eine Infektion noch früher festgetellt werden. Allerdings wurde unter prophylaktischer AZT-Therapie in der Neugeborenenzeit wiederholt ein verzögerter Virusnachweis beobachtet. Daher wird auch bei initial 3 x negativer PCR eine Fortführung der PCR-Diagnostik mit 2,3 und 6 Monaten empfohlen. Danach werden alle 6 Monate serologische Tests (ELISA, WB) durchgeführt. Mit Verschwinden der passiv übertragenen mütterlichen Antikörper (Seroreversion) kann nach ca. 18-24 Monaten davon ausgegangen werden, daß keine HIV-Infektion vorliegt (vorübergehende Seroreversionen bei HIV-infizierten Kindern im ersten Lebensjahr sind beschrieben worden!).

Betreuung HIV-exponierter bzw. HIV-infizierter Neugeborener und Säuglinge

Erstvorstellung: *Anamnese* und klinische *Untersuchung* mit Anthropometrie; *Blutentnahme* zur Durchführung der HIV-spezifischen Polymerasekettenreaktion (HIV-PCR) in aus EDTA-Blut isolierten Lymphozyten und Monozyten. Dabei geographische Herkunft der Viren beachten: in käuflichen Assays verwendete Standard-Primer weisen einige Virustypen afrikanischer Herkunft nicht nach (falsch-negative Resultate), daher entsprechende Spezial-Primer einsetzen und initial zusätzlich Mutterblut einsenden: bei negativer PCR für HIV-DNA bei der Mutter weitere Diagnostik beim Kind mittels Virusanzucht aus Lymphozyten und Bestimmung des p24-Antigens im Serum nach Immunkomplexdissoziation.

Zusätzlich: Blutbild mit Differentialblutbild, HIV-, CMV- und Hepatitis-Serologie incl. HCV, Immunglobulinspiegel, Lymphozytensubpopulationen (absolut und prozentual). Bei prophylaktischer AZT-Gabe alle 7-14 Tage Blutbildkontrolle in der NG-Zeit.

Beratung: keine Muttermilch (Stillverbot), Impfungen nach STIKO-Empfehlungen (keine BCG-Impfung, keine orale Poliovakzine), frühestmögliche Vorstellung des Kindes im nächstgelegenen pädiatrischen Zentrum veranlassen, Adresse und Telefonnummer sowie erforderliche Unterlagen (Untersuchungsergebnisse) mitgeben.

Folgeuntersuchungen: Bei jeder Vorstellung Frage nach HIV-spezifischen Symptomen, Ernährungsproblemen, Entwicklung und Impfstatus, bei Infektionsnachweis oder unklarem Infektionsstatus Einleitung der PCP-Prophylaxe (s. unten). Eine Frühtherapie bei sicher HIV-infizierten Kindern ist möglich und kann den Eltern in Rücksprache mit dem betreuenden Zentrum angeboten werden. Den Familien mit HIV-negativen Kindern werden jährliche Nachuntersuchungen angeraten, klinisch stabile, asymptomatische HIV-infizierte Kinder sollten zumindest alle 3 Monate im betreuenden Zentrum vorgestellt werden.

Tab. 1: Vereinfachtes Schema der im Säuglingsalter zu erhebenden klinischen, epidemiologischen, immunologischen und virologischen Befunde typischer Verlaufsformen der HIV-Erkrankung (↑ = erhöht, ↓ = erniedrigt, N = normal, + = vorhanden, - = nicht vorhanden).

Verlauf	rasch progredient	langsam progredient
Klinik:		
Gedeihstörung/chronische Diarrhoe ohne Erregernachweis	+	-
Entwicklungsstörung/ZNS-Befall (Enzephalopathie)	+	-
opportunistische Infektionen	+	-
Lebenserwartung ohne Therapie*	< 5 Jahre	ca. 8-12 Jahre
Epidemiologie:		
Infektionszeitpunkt	intrauterin	perinatal
Anteil der HIV⁺ Kinder	ca. 10-30%	ca. 70-90%
Deletionsmutationen im CCR5-Gen	-	homo-/(hetero-)zygot
Immunologie:		
T-Helferzellzahl	↓	N
„DiGeorge-Phänotyp" (T-Zellen ↓)	+	-
T-Zellproliferation (Mitogen)	↓	+
T_H1-Zytokinmuster (Mitogen)	-	+
HIV-spezifische Zytotoxizität	-	+
Gammaglobuline im Serum	↓ / N	↑ / ↑↑
Neutralisierende Antikörper gegen HIV	-	+
Virologie:		
Viruslast bei Geburt	↑	-
Plasmaviruslast im Verlauf	↑↑	↑ / -
Virulenzfaktoren *in vitro***	SI / T / rapid-high	NSI / M / slow-low
Korezeptorgebrauch	Fusin (CCR-5)	β-Chemokinrezeptoren (CXCR4)

* die Auswirkungen antiretroviraler Kombinationstherapien auf den Krankheitsverlauf sind bislang nicht ausreichend bekannt. Möglicherweise sprechen Kinder mit rasch progredientem Verlauf auch weniger gut auf die Therapie an (rasche Resistenzentwicklung)
** Induktion von Synzytien / Tropismus / Replikationscharakteristika

Supportivtherapie

- **Prophylaxe der Pneumocystis carinii-Pneumonie (PCP)**
  Unabhängig von der CD4-Zellzahl wird für alle HIV-exponierten Kinder bis zum sicheren Ausschluß einer Infektion eine primäre PCP-Prophylaxe mitTrimethoprim/Sulfmethoxazol oral (5 mg Trimethoprim/kg/d täglich oder intermittierend, z.B. Mo-Mi-Fr oder Fr-Sa-So) empfohlen. Im Alter von 1 - 5 Jahren wird bei infizierten Kindern die Indikation bei einer CD4-Zellzahl <500/µl (<15%) gestellt, ab dem vollendeten 6. Lebensjahr gelten CD4-Zellzahlen <200/µl (<15%) als Grenzwert.

- Die **prophylaktische Immunglobulinsubstitution** erfolgt bei symptomatischer Infektion durch Gabe von polyvalentem Immunglobulinkonzentrat (0,4 g/kg alle 3-4 Wochen) per infusionem.

- **Impfprogramm:** Regelmäßige Impfungen sollten gemäß der Empfehlungen der STIKO durchgeführt werden, eine Erfolgskontrolle durch Bestimmung der Impfantikörpertiter wird empfohlen. Entscheidung über Impfindikation bei fortgeschrittener Erkrankung je nach Schweregrad der Immunschwäche.

Indikationen und Durchführung der antiretroviralen Therapie im Kindesalter

Eine Frühtherapie baldmöglich nach Diagnosestellung ist für alle symptomatischen Patienten insbesondere dann anzustreben, wenn eine anhaltend erniedrigte T-Helferzellzahl oder andere Risikofaktoren für eine rasche Krankheitsprogression vorliegen (Tabellen 1–3). Bei klinisch und immunologisch asymptomatischen Patienten kann die wiederholte Messung der Plasmaviruslast zur Indikationsstellung herangezogen werden (Tab.4). Diese Grenzwerte gelten nicht für vorbehandelte Patienten. In diesen Fällen verlangen Therapieumstellungen ein differenziertes Vorgehen und dürfen nur in Zusammenarbeit mit einem kinderärztlichen Zentrum mit entsprechender Erfahrung vorgenommen werden.

In jedem Fall sind antiretrovirale Kombinationstherapien unter Einschluß von Proteasehemmern oder nicht-nukleosidischen RT-Hemmern bei Kindern als experimentell anzusehen. **Wann immer möglich sollte die antiretrovirale Behandlung eines Kindes daher im Rahmen einer kontrollierten klinischen Studie (PENTA, PAAD) durchgeführt werden!** Sollte bei einzelnen Patienten kein passendes Studienprotokoll verfügbar sein, ist in Zusammenarbeit mit den Zentren der PAAD die Anwendung von für Kinder nicht zugelassenen Medikamenten im Rahmen von „Heilversuchen" möglich (Regelungen des Arzneimittelrechtes beachten). Eine standardisierte **Kontrolle des Therapieerfolges und evtl. Nebenwirkungen,** am besten im Rahmen eines **Therapie-Registers der PAAD,** ist anzustreben. Die zu erfassenden Daten [CD4-Zahl, HIV-Viruslast, klinische Untersuchung und Labor (Hämatologie, klin. Chemie)] werden mindestens 2 x vor sowie 2, 4, 8 und 12 Wochen nach Therapiebeginn, in der Folge in 3-monatlichen Abständen bestimmt (medikamenten- bzw. kombinationsspezifische Nebenwirkungen beachten!).

Tab. 2. HIV-Infektion bei Kindern: Stadieneinteilung (CDC 1994, Quelle: MMWR 43-RR12 S. 1-19)

Immunologische Klassen	Klinische Klassen			
	N: asymptomatisch	A: leichte Symptome	B: mittelschwere Sympt.	C: schwere Symptome
1 = kein Anhalt für Immunsuppression	N 1	A 1	B 1	C 1
2 = mäßige Immunsuppression	N 2	A 2	B 2	C 2
3 = schwere Immunsuppression	N 3	A 3	B 3	C 3

Falls Infektionsstatus unklar, vor Stadium Buchstabe „E" (=„exponiert") voranstellen. Grau unterlegte Felder zeigen das Vorliegen einer Behandlungsindikation an.

Tab. 3: HIV-Infektion bei Kindern: Immunologische Klasseneinteilung (CDC 1994, Quelle: MMWR *ibid.*)

Immunologische Klasse	Alter des Kindes					
	< 12 Monate		1-5 Jahre		6-12 Jahre	
	/µl	(%)	/µl	(%)	/µl	(%)
1 = geringe bis keine Immunsuppression	$\geq$ 1500	($\geq$ 25)	$\geq$ 1000	($\geq$ 25)	$\geq$ 500	($\geq$ 25)
2 = mäßige Immunsuppression	750-1499	(15-24)	500-999	(15-24)	200-499	(15-24)
3 = schwere Immunsuppression	< 750	(< 15)	< 500	(< 15)	< 200	(< 15)

Grau unterlegte Felder zeigen das Vorliegen einer Behandlungsindikation an.

Tab. 4: Grenzwerte der Plasmaviruslast für initiale antiretrovirale Kombinationstherapie bei klinisch bzw. immunologisch asymptomatischen Patienten (PAAD Konsensuspapier)

Plasmaviruslast (mindestens 2 unabh. Messungen)	Alter des Kindes		
	4-24 Monate	2-6 Jahre	>6 Jahre
bDNA (Kopien/ml)	>50 000	>10 000	>5-10 000
PCR (Kopien/ml)	>100 000	>20 000	>10-20 000

Tab. 5: Anhaltspunkte zur klinischen Stadieneinteilung der HIV-Infektion bei Kindern und Liste typischer Krankheitssymptome, bei deren Vorliegen an eine HIV-Infektion gedacht werden sollte

Leichte Symptome (Stadium A nach CDC-Klassifikation)

- Lymphadenopathie, Hepatomegalie, Splenomegalie, Dermatitis, Parotitis, rezidivierende Infektionen der oberen Luftwege einschl. Otitis media.

Mittelschwere Symptome (Stadium B nach CDC-Klassifikation)

- Lymphozytäre interstitielle Pneumonitis (LIP; cave! weiterhin als AIDS-definierende Erkrankung anzusehen), persistierendes Fieber unklarer Genese; rezidivierende oder chronische Diarrhoe, Wachstumsstillstand.
- einzelne Episoden schwerer bakterieller Infektionen (Meningitis, Sepsis, Pneumonie); rezidivierende oder persistierende Sinusitis, persistierende orale Candidiasis (>2 Monate bei Kindern jenseits des 6. Lebensmonats), rezidivierende Herpes simplex (HSV)-Stomatitis, multidermatomaler oder disseminierter Herpes zoster (VZV) bzw. komplizierte Varizellen-Erstinfektion, Nocardios, symptomatische Zytomegalie (CMV)- Infektion und Toxoplasmose im ersten Lebensmonat.
- hämatologische Störungen (Anämie, Neutropenie, Thrombopenie), Kardiomyopathie, Hepatitis, Nephropathie, Leiomyosarkom.

Schwere Symptome (Stadium C nach CDC-Klassifikation)

- Schwere bakterielle Infektionen, gehäuft oder rezidivierend (Sepsis, Meningitis, Pneumonie, septische Arthritis, Osteomyelitis, Organabszesse, Peritonitis, Bronchiektasien); opportunistische Infektionen wie ösophageale oder pulmonale Candidiasis, Kryptokokkose, Histoplasmose, Kokzidiomykose); Infektionen mit Mycobacterium tuberculosis (extrapulmonal oder disseminiert), disseminierte Infektionen mit anderen Mykobakterien, progressive multifokale Leukenzephalopathie.
- Opportunistische Infektionen mit Beginn nach dem ersten Lebensmonat (z.B. Pneumocystis carinii, CMV-Infektion, Toxoplasmose, HSV-Bronchitis, -Pneumonitis oder -Ösophagitis incl. persistierende mukokutane Ulzera).
- Tumorerkrankungen (z.B. primäres ZNS-Lymphom, andere Non-Hodgkin-Lymphome, Kaposi-Sarkom; Ausnahme: Leiomyosarkom).
- Enzephalopathie mit Verlust von Meilensteinen der Entwicklung, Entwicklungsstillstand, eingeschränktes Kopfumfangswachstum, Hirnatrophie, erworbene symmetrische Bewegungsstörung (Paresen, Ataxie, pathologische Reflexe, Gangstörung).
- „wasting syndrome" als Symptom der HIV-Infektion oder ausgelöst durch atypische Mykobakterien bzw. Kryptosporidien.

Dosierrichtlinien in der Therapie HIV-infizierter Kinder

Wirkstoff	Handels-name	Resistenzentwicklung (bei Monotherapie)	Dosis/Tag (ED/Tag)	Nebenwirkungen/ Kontraindikationen	Zulassung (Lebensalter)
Hemmstoffe der reversen Transkriptase (Nukleosidanaloga)					
Zidovudin (AZT)	Retrovir	mittelschnell	400 mg/m² KOF (3-4)	Anämie, Neutropenie, MCV, Hepatopathie	Kinder
Didanosin (ddI)	Videx	langsam	200 mg/m² KOF (1-2)	Neuropathie, Pankreatitis	Kinder (>6 Monate)
Lamivudin (3TC)	Epivir	schnell	8 mg/kg KG (2)	Neutropenie, Hepatopathie	Jugendliche (>12 Jahre)
Stavudin (d4T)	Zerit	langsam	2 mg/kg KG (2)	Neuropathie	Kinder
Zalcitabin (ddC)	Hivid	langsam	0,03 mg/kg KG* (3) (*Dosis evtl. zu niedrig!)	Neuropathie, Pankreatitis, Mundulcera	Jugendliche (>13 Jahre)
Hemmstoffe der reversen Transkriptase (nicht-nukleosidisch)					
Nevirapin (NVP)	Viramune	schnell	400 mg/m² KOF (2)	Hautausschlag, Stevens-Johnson-Syndrom	USA
Hemmstoffe der HIV-Protease					
Nelfinavir (NFV)	Viracept	mittelschnell	60-90 mg/kg KG (3)	Diarrhoe	USA; auch für Kinder!
Indinavir (IND)	Crixivan	mittelschnell	1500 mg/m² KOF (3)	Nierensteine, Erbrechen, Hämolyse	für Kinder/Jgdl. nicht zugelassen (>18 Jahre)
Ritonavir (RITO)	Norvir	mittelschnell	800 mg/m² KOF (2)	Diarrhoe, Parästhesien, Bauchschmerzen,	Jugendliche (>12 Jahre)
Saquinavir (SAQ)	Invirase	mittelschnell	ca. 30 mg/kg KG (3)	Diarrhoe, Exantheme	Jugendliche (>16 Jahre)

Weiterführende Literatur:

Bialek, R.: Pädiatrie. In: Brodt, H.-R., Helm, E.B., Kamps, B.S. (Hrsg.): AIDS 1997 - Diagnostik und Therapie. 7. Aufl., Wuppertal: Steinhäuser Verlag, 1997.

Böhler, T., Buchholz, B.: Die Infektion des Neugeborenen mit dem humanen Immundefizienzvirus (HIV). In: Friese, G., Kachel, W.: Infektionserkrankungen der Schwangeren und des Neugeborenen. 2. Aufl., Heidelberg: Springer-Verlag, 1997.

Mok, J.Y.Q., Newell, M.L. (Hrsg.): HIV infection in children. A guide to practical management. Cambridge: University Press, 1995.

Pizzo, P.A., Wilfert, C.M. (Hrsg.): Pediatric AIDS. The challenge of HIV infection in infants, children, and adolescents. 2nd edition, Baltimore: Williams & Wilkins, 1994.

Rudin, C. (Hrsg.): HIV-Infektion im Kindesalter. Stuttgart: G. Fischer, 1995.

Wahn, V., Bialek, R., Böhler, T., Funk, M., Grosch-Wörner, I., Horneff, G., Notheis, G., Wintergerst, U.: Aktuelle Empfehlungen zur antiretroviralen Therapie bei HIV-infizierten Kindern – ein Konsensus-Statement der Deutschen Gesellschaft für Kinderheilkunde und Jugendmedizin, der Deutschen Gesellschaft für Pädiatrische Infektiologie und der Arbeitsgemeinschaft für Pädiatrische Immunologie. Monatsschr. Kinderhlkd. 1998 (im Druck).

Adressenliste:

PÄDIATRISCHE ARBEITSGRUPPE AIDS IN DEUTSCHLAND (PAAD)
Dr. M. Funk, Dr. R. Linde; Universitätskinderklinik Frankfurt a. Main
Theodor-Stern-Kai 7, D-69596 Frankfurt; Tel.: 069/6301-5017

EUROPEAN COLLABORATIVE STUDY
Dr. M.L. Newell; Prof. Dr. C.S. Peckham; Department of Paediatric Epidemiology – Institute of Child Health
30 Guilford Street; London WC1N 1EH; Tel.: 0171-242 9789

PEDIATRIC EUROPEAN NETWORK FOR TREATMENT IN AIDS
Medical Research Council HIV Clinical Trials Centre
Dr. D. Gibb; L. Harper; University College London Medical School
The Mortimer Market Centre; London WC1E 6AU;
Tel.: 0171-380 9991

HNO-Manifestationen *(Wilfried Pfitzer)*

Bei fortgeschrittener HIV-Infektion sollte routinemäßig eine Vorstellung beim HNO-Arzt mit Erfahrung bei HIV-Patienten erfolgen. Die Indikation zur antibiotischen Therapie und zu eventuellen operativen Eingriffen ist frühzeitig zu stellen. Eine normale Infektionsprophylaxe ist für den HNO-Arzt ausreichend.

Äußeres Ohr / Gehörgang

Erkrankung / Erreger	Klinik	Diagnose	Therapie	Bemerkungen
Erysipel (β-hämolysierende Streptokokken)	Rötung, Schwellung, Schmerz, Fieber	Klinik	Penicillin	weitere Hautinfekte z.B. Finger, Hände
Gehörgangentzündung (Staph. aureus, Streptokokken, Pseudomonas, Pilze)	Tragusdruckschmerz ggf. Ohrfluß, Juckreiz, Schmerz, Hörminderung	Klinik, Ohrmikroskopie, Abstrich	fachärztliche Gehörgangreinigung, lokale ggf. orale Antibiose	keine Manipulation
Kaposi-Sarkom	kleine rote bis livide rote, später knotige Hautverfärbungen besonders hinter den Ohren	Klinik, Histologie	beim Hämato-Onkologen	Blutbild + Diff., CRP, LDH, GPT, Bilirubin (ges.)

Mittelohr

Erkrankung / Erreger	Klinik	Diagnose	Therapie	Bemerkungen
Otitis media (Strept. Pneumoniae, Hämophylus Staphylokokken)	Schmerz, Hörminderung, evtl. Ohrfluß	Klinik, Ohrmikroskopie, Audiogramm, Tympanogramm	Nasentropfen, Aminopenicilline, Cephalosporine, Chinolone	in Kombination Rhinitis/Sinusitis frühe Therapie
Mastoiditis	retroaurikulärer Schmerz	Klinik Röntgen / CT	Antibiose Operation	"verschleppte" Otitis media

Innenohr

Erkrankung / Erreger	Klinik	Diagnose	Therapie	Bemerkungen
Otitis media	Hörminderung, evtl. Tinnitus, evtl. Schwindel	Audiogramm, Tympanogramm	Parazentese, antibiose, durchblutungsfördernde Maßnahmen	in Kombination Rhinitis/Sinusitis frühe Therapie
Hörsturz	Hörminderung ein- oder beidseitig, evtl. mit Tinnitus oder Schwindel	Ohrmikroskopie, Audiogramm, Tympanogramm, Stapediusreflexe, Hirnstammaudiometrie (BERA)	durchblutungsfördernde Maßnahmen	bereits in Frühphase, noch vor Serumkonv. in allen Stadien
Hörstörungen Cryptococcus Lues	Hörminderung	Tonaudiogramm, Hirnstammaudiometrie (BERA), Serum, Liquor, Urin		Neutrotropismus, besonders Cryptococcus
Schwindel	Schwindel	Vestibularisprüfung, ENG (Elektronystagmographie)		

Nasen- und Nasennebenhöhlen

Erkrankung / Erreger	Klinik	Diagnose	Therapie	Bemerkungen
Rhinitis Sinusitis (Staph. aureus, Haemophilus, Strept. Pneumoniae, Pilze	eitriger Nasenfluß, behinderte Nasenatmung, Kopf- und Wangenschmerz	Klinik, Endoskopie, Röntgen / CT, Abstrich	Nasentropfen, Antibiose: Aminopenicilline, Cephalosporine, Chinolone, Antiphlogistika, Spülungen	häufige Rezidive, inadäquate Beschwerden, Focus, Prophylaxe durch Nasenpflege
allergische Rhinitis	behinderte Nasenatmung, Niesreiz, Nasenfluß, Konjunktivitis	Klinik, Pricktest, RAST	symptomatisch: abschwellende Tropfen, Antihistaminika (lokal, systemisch), Kortikoide lokal	bereits in Frühphase, noch vor Serumkonv. in allen Stadien

Mundhöhle

Erkrankung / Erreger	Klinik	Diagnose	Therapie	Bemerkungen
Candida-Mykose	s. dermatologischer Abschnitt	Klinik, Nativpräparat, Kultur	Antimykotisch	
Gingivitis	schmerzhafte Rötung, Schwellung und ulzerierende Zahnfleischveränderung, Foetor ex ore	Kultur, Klinik	Antibiotisch	Mund- und Zahnhygiene
Haarleukoplakie (EBV-Virus)	haarähnliche vertikale weißliche Leisten, besonders am freien Zungenrand, nicht abstreifbar	Klinik, Histologie	Aciclovir	
Zytomegalie-Ulzerationen	große ausgestanzte Ulzerationen, nicht induriert und ohne entzündliche Begrenzung, große Schmerzhaftigkeit, gesamte Lippen / Oropharynx	Klinik	Foscarnet, Ganciclovir	
Kaposi-Sarkom	lividrote, nicht schmerzhafte knotig umschriebene Indurationen bevorzugt am harten Gaumen und Zahnfleisch	Klinik, Histologie	beim Hämato-Onkologen	

Pharynx

Erkrankung / Erreger	Klinik	Diagnose	Therapie	Bemerkungen
Tonsillitis, hämolysierende Streptokokken	Schluckschmerz, Fieber	Klinik, Abstrich, Schnelltest	Penicillin, Erythromycin, bei Rezidiven: Tonsillektomie	häufige Mitreaktion der lokalen Halslymphknoten, auch im freien Intervall, häufige Rezidive, Focus
Herpangina (Coxsackie A)	kleine rötliche Bläschen an Gaumenbögen, Uvula, Tonsillen	Klinik	symptomatisch, lokal	Keine Manipulation
Epiglottitis (Hämophilus)	Schluckschmerz, klößige Sprache	Klinik, Spiegelbefund	Augmentan, stationäre Behandlung, antiphlogistisch, cave Kortikoide!	

Speicheldrüsen

Erkrankung / Erreger	Klinik	Diagnose	Therapie	Bemerkungen
Sialadenitis, Sialose	Schwellungen der Drüsen, nicht dolent, reduzierter Speichelfluß, Mundtrockenheit	Klinik, Histologie	Anregung des Speichelflusses	
Non-Hodgkin-Lymphom	Schwellungen bes. der Gl. parotis	Histologie	beim Hämato-Onkologen	

Zahnkomplikationen *(Gernot Eigel)*

Aufgrund des frühzeitigen Auftretens intraoraler Manifestationen bei HIV-Positiven ist auch der Zahnarzt bei Diagnose und Therapie gefordert. Eine regelmäßige Kontrolle ist wegen der zahl- und artenreichen Keimbesiedlung der Mundhöhle in maximal halbjährlichem Abstand zu empfehlen. Die Recallintervalle sind abhängig von der Mundhygiene zu wählen.

Beim Auftreten von Symptomen ist rechtzeitig und vor allem ausreichend antibiotisch zu therapieren!

Diagnose und Therapie der oralen Haarleukoplakie, Candida, des Herpes simplex, Sicca-Syndroms und des Kaposi-Sarkoms sind in den Kapiteln Dermatologie und HNO beschrieben.

Die Angst vieler Zahnärzte vor einer Infektion während einer Behandlung ist unbegründet und eine normale Infektionsprophylaxe völlig ausreichend.

Erkrankung	Klinik	Diagnose	Therapie	Prophylaxe
Gingivitis simplex	Umschriebene Schleimhautentzündung meist von einem oder mehreren Zähnen ausgehend	Klinik bei pyogener Gingivitis-Kultur	Curettage, Wiederherstellung einer suffizienten Mundhygiene	Mundhygieneinstruktion mit regelmäßigem Recall
Stomatitis	Entzündung der beweglichen Schleimhaut mit allen -itis-Zeichen, bei ulzerösen Formen Foetor ex ore, starke Schmerzen	Klinik, Kultur	s.o., 3%ige Wasserstoffperoxidlösung, Gentiana-Violett, Chlorhexidlösung, bei Desquamation Abtragung der Beläge, Analgetika	s.o.
Akute Parodontitis	Marginale subgingivale Entzündung des Saumepithels, erhöhte Beweglichkeit eines oder mehrerer Zähne, radiologisch verbreiteter Parodontalspalt oder vertikale Knocheneinbrüche	Klinik, Radiologie	Curettage, evtl. weitergehende syst. Parodontalbehandlung	regelmäßige Kontrolle der Mundhygiene, Recall in 3-monatigen Abständen
Akute nekrotisierende ulzerierende Gingivitis (ANUG)	Ulzeration und Nekrosen von den Interdentalpapillen ausgehend, bis zur Destruktion parodontalen Gewebes. Häufig Allgemeinsymptome wie z.B. Fieber und reduzierter Allgemeinzustand	Klinik, Kultur	Breitbandantibiotikum, sonst wie Stomatitis, nur flüssige oder weiche Kost, Analgetika	Verbesserung der Mundhygiene

Impfschutz *(Klaus Fleischer)*

HIV-Positive mit erhaltener Immunabwehr sollten ihren Impfschutz bewußt aufbauen und erhalten. Sie beugen damit vermeidbaren Infektionen vor und stärken ihr Bewußtsein, aktiv etwas für den Erhalt ihrer Gesundheit zu tun. Die Sorge vor vermehrten Nebenwirkungen aufgrund der HIV-Infektion ist unbegründet, ebenso wird diese in ihrem Verlauf nicht verändert.

HIV-Positive können Reisen in die Tropen, wie HIV-Negative auch, durchführen. Es gibt keinen Anhalt dafür, daß sie durch tropische Infektionskrankheiten erhöht gefährdet sind oder daß durch tropisches Klima der Verlauf ihrer Infektion ungünstig beeinflußt wird.

Ist der Immunstatus beeinträchtigt und/oder sind opportunistische Infektionen bereits aufgetreten, stellt eine Tropenreise eine erhöhte Gefährdung für weitere Infektionen dar.

Unter den sinnvollen Impfungen für hier, wie für die Tropen, sind **Totimpfungen** sowohl für den Positiven wie den Kranken, von wenigen Ausnahmen abgesehen, zu empfehlen.

Bei **Lebendimpfungen** gibt es für Positive ebenfalls nur wenige Einschränkungen, während sie bei Kranken grundsätzlich zu vermeiden sind. Störungen können bei dieser Gruppe sowohl aus verstärkter Reaktion auf den Impfschutz wie im verminderten Aufbau der erwünschten Schutzwirkung bestehen.

Die nachstehende Tabelle gibt die Impfempfehlungen für den HIV-Positiven wie den HIV-Kranken an.

Impfung (lebend, tot, Serum, Verabreichung)	HIV-Positive ohne Immunschwäche	HIV-Kranke mit Immunschwäche
BCG (Tuberkulose) lebend i.c.	nein	nein
Cholera tot s.c.	ja	nein
Cholera lebend, oral	ja	nein
Diphtherie tot, i.m.	ja	ja
FSME tot, i.m.	nein	nein
FSME Serum, i.m.	ja	ja
Gelbfieber 17D lebend, s.c.	ja	nein
Haemophilus infl. B tot, i.m.	ja	ja
Hepatitis A tot, i.m.	ja	ja
Hepatitis A Serum, i.m.	ja	ja
Hepatitis B tot, i.m.	ja	ja
Hepatitis B Serum, i.m.	ja	ja
Influenza tot, i.m.	ja	ja
Japan. B. Enzephalitis tot, i.m.	nein	nein
Keuchhusten tot, i.m.	ja	nein
Masern lebend, i.m.	ja	nein
Meningokokken A u. C tot, i.m.	ja	nein
Mumps lebend, i.m.	ja	nein
Pneumokokken tot, i.m.	ja	ja
Pocken lebend, i.c.	nein	nein
Polio lebend, oral	nein	nein
Polio tot, i.m.	ja	ja
Röteln lebend, i.m.	ja	nein
Tetanus tot, i.m.	ja	ja
Tetanus Serum, i.m.	ja	ja
Tollwut tot, i.m.	ja	ja (postexposit.)
Tollwut Serum, i.m.	ja	ja
Typhus lebend, oral	nein	nein
Typhus tot, i.m.	ja	nein
Windpocken lebend, i.m.	ja	nein

Impfempfehlungen für den HIV-Positiven und den HIV-Kranken mit Angabe, ob Impfstoff lebend, tot oder als Immunglobulin (Serum) vorliegt und Weg der Verabreichung.

(Nach Empfehlung der Ständ. Dt. Impfkommission (STIKO), März 1998):

i.c. = intracutan
s.c. = subcutan
i.m. = intramuskulär
oral = durch den Mund

Adressen der Tropenmedizinischen Institutionen siehe Kapitel XI E Adressenverzeichnis

HIV-infizierte Drogenkonsumenten *(Jörg Gölz)*

Besonderheiten im Verlauf der HIV-Infektion

Aktive Drogenkonsumenten

- rasche Progression zum Vollbild
- Verlaufskontrolle, Prophylaxe und Therapie nicht möglich
- chronische bakterielle und virale Begleiterkrankungen als Motor der HIV-Progressionen (Pneumonie, Endokarditis, Glomerulonephritis, chronisch aggressive Hepatitis C)
- ständige Schwächung des Immunsystems durch Lebensweise (Mangelernährung, Obdachlosigkeit, Beschaffungsstreß)
- häufig Tod bei gut behandelbaren opportunistischen Infektionen (OI) durch zu späten Behandlungsbeginn (PcP, Pneumonie, Toxoplasmose)

Substituierte Drogenkonsumenten

- häufig mildere Verläufe als alle anderen HIV-Infizierten
- insgesamt weniger opportunistische Infektionen
- seltener
  - Durchfallerkrankungen
  - CMV-Retinitis
  - Herpes-simplex-Infektionen
  - Non-Hodgkin-Lymphome
  - Kaposi-Sarkome
- häufiger
  - bakterielle Pneumonien
  - Tuberkulose
  - Kryptokokken-Infektionen
  - Tumoren der Lunge, des Larynx, der Zervix

Spezielle Regeln

- Frühestens zwei bis drei Monate nach Substitutionsbeginn antiretrovirale Therapie verordnen (Gefahr der Überforderung, häufig Abfall von HIV-RNA und Anstieg der CD4-Zellen unter Methadonbehandlung)
- antiretrovirale Kombinationstherapien können zu verändertem Methadonbedarf führen
- verlangsamter Abbau von AZT bei Methadongabe (bei Methadondosis über 150 mg reichen 300 mg AZT)
- ddI wegen des immer vorgeschädigten Pankreas nur mit engmaschigen Labor Monitoring einsetzen
- größere Neigung zu Pankreatitis auch bei anderen antiretroviralen Substanzen. Therapiemonitoring bei Drogenkonsumenten immer mit alpha-Amylase/Lipase
- antiretrovirale Therapie bei gleichzeitiger CAH B vorrangig mit der Kombination AZT/3TC oder d4T/3TC (anti-HBV-Wirkung von 3TC)
- Protease-Inhibitoren und NNRTI werden über Isoenzyme des Cytochrom P450 abgebaut. Deshalb komplexe Interaktionen mit Methadon und Benzodiazepinen
- hohe Rate an vorbestehender Leberschädigung erfordert anfangs ein enges Labormonitoring beim Einsatz von AZT, ddI, d4T, Protease-Inhibitoren und NNRTI
- Compliance zur antiretroviralen Therapie durch ausführliche Erläuterungen von Wirkung und Nebenwirkungen stärken. Sonst extrem häufig früher Therapieabbruch
- bei voraussehbarer schlechter Compliance möglichst keine Substanzen mit rascher Resistenzbildung einsetzen

Interaktion von Methadon mit anderen Medikamenten

gesteigerter Abbau	verlangsamter Abbau
Rifampicin	Cimetidin
Rifabutin	Chinidin
Phenytoin	β-Blocker
Phenobarbital	Antidepressiva
Carbamazepin	Antiarrhythmika
Nelvinavir	Kontrazeptiva
Nevirapin	Fluconazol
Dexamethason	Ketoconazol
Spironolakton	Ritonavir, Indinavir
	Saquinavir
	Delavirdine
	Erythromycin
	Clarithromycin

Günstige Therapieschemata bei Drogenkonsumenten

Kombination	Darreichung
RTI – Monotherapie	
DDI/HU:	1 x 40 ml Videx-Suspension 2 x 500 mg Hydroxyurea
RTI – Zweifachtherapie	
D4T/DDI	2 x 1 Zerit 40 1 x 40 ml Videx-Suspension
AZT/DDI	2 x 1 Retrovir 250 1 x 40 ml Videx-Suspension
RTI+PI – Dreifachtherapie	
	twise-daily-dosing
AZT/3TC/NFV	2 x 1 Combivir 2 x 5 Viracept
AZT/3TC/IDV	2 x 1 Combivir 2 x 3 Crixivan 400
AZT/3TC/RTV	2 x 1 Combivir 2 x 5 Norvir
AZT/3TC/RTV/SQV	2 x 1 Combivir 2 x 4 Norvir 2 x 2 Fortovase
oder Ersetzen von AZT/3TC durch D4T/DDI	

Kombination	Darreichung
RTI+NNRTI – Dreifachtherapie	
DDI/3TC/NVP	once-daily-dosing 40 ml Videx-Suspension 300 mg Epivir 400 mg Viramune
DDI/3TC/EFV	40 ml Videx-Suspension 300 mg Epivir 600 mg Sustiva

Spezielle Vorsicht

Methadon → ddI
  Protease-Inhibitoren
  NNRTI
Lebererkrankungen → Protease-Inhibitoren
  NNRTI
Pankreas-Erkrankungen → ddI
  d4T
Polyneuropathie → ddC
  d4T
Tranquilizer-Beikonsum → Ritonavir

Screening der antiretroviralen Therapie bei Drogenabhängigen

Medikamente		Beginn	4. Woche	8. Woche	alle 3 Monate	
Standard:	BB	x	x	x	x	
	GOT	x	x	x	x	
	GPT	x	x	x	x	
	Amylase	x	x	x	x	
	Lipase	x	x	x	x	
	Bilirubin	x	x	x	x	
	HIV-RNA	x	x		x	
	CD4/8	x	x		x	
Zusätzlich:	Kreatinin	x	x		x	AZT / ddC / IDV
	LDH	x	x		x	AZT
	AP	x	x		x	ddI
	Harnsäure	x	x		x	ddI / RTV
	Triglyceride	x	x		x	RTV
	CPK	x	x		x	RTV
	BZ	x	x	x	x	SQV / IDV / RTV / NFV

Tuberkulosetherapie:

- nur mit kontrollierter Medikamenteneinnahme (fehlende Compliance führt zu multiresistenten TbC-Stämmen)
- bei Rifampicin-bedingten Methadondosen über 250 mg/d - Absetzen von Rifampicin. Fortsetzen der Therapie mit INH/PZA/EMB über 18 Monate, bzw. Ersetzen von Rifampicin durch Rifabutin
- bei Tbc-Therapie und gleichzeitiger antiretroviraler Therapie mit Protease-Inhibitoren Methadondosis an veränderte Rifampicindosis angleichen

Therapie der atypischen Mykobakteriose:

- bei Rifabutin-bedingten Methadondosen über 250 mg/d - Absetzen von Rifabutin. Fortsetzen der Therapie mit EMB und Clarithromycin
- bei MAC-Therapie und gleichzeitiger antiretroviraler Therapie mit Protease-Inhibitoren, Methadondosis an veränderte Rifabutindosis angleichen

Methadonverordnung und Dosierung

Verordnung von Methadon / Levomethadon

- Höchstmenge pro Rezept:
  3000 mg Methadon / 1500 mg Levomethadon

- Höchstverschreibungsdauer pro Rezept: 30 Tage

- Rezepturbeispiele:
  Methadon-HCl-Lösung 1%   L-Polamidon 50 mg
  NRF 29.1.   Trpf.-Flaschen
  30 Tagesdosen à 100 mg   Nr. 30 (dreißig)
  Methadon-HCl   S. Bedarf für 30 Tage 50 mg/d

- Ermittlung der Anfangsdosis:
  (Der Berechnung liegt zugrunde, daß 1 g auf der Szene gekauftes Heroin ca. 100 mg reines Heroin enthält.)
  Straßenheroinmenge (mg) geteilt durch 10
  = reines Heroin (mg)
  reine Heroinmenge (mg)/Tag geteilt durch 3,0
  = Levomethadonmenge (mg)
  reine Heroinmenge/Tag (mg) geteilt durch 1,5
  = Methadonmenge (mg)
  reine Heroinmenge/Tag (mg) x 10
  = DHC-Menge (mg)

- Beispiel für Patienten, der 1 g Straßenheroin pro Tag spritzt:
  1000 mg : 10   = 100 mg reines Heroin
   100 mg : 3,0   =   33 mg L-Polamidon/Tag
   100 mg : 1,5   =   66 mg Methadon/Tag
   100 mg x 10   = 1000 mg DHC/Tag

Kontrolle des Beikonsums

Urinkontrollen auf Beigebrauch

- Nachweisdauer von Drogen / Medikamenten
  Amphetamine   → 1 - 3 Tage
  Opiate   → 1 - 4 Tage
  Kokain   → 1 - 2 Tage
  Secorbarbital → 1 - 2 Tage
  Phenobarbital →   7 Tage
  Benzodiazepine → 1 - 4 Tage

- Maßnahmen gegen manipulierte Urinproben
  - Urinabgabe unregelmäßig und unangekündigt
  - Kontrolle des Urins auf Körpertemperatur
  - Kontrolle auf verfälschende Substanzen
  - Urin trübe:
    Flüssigseife verhindert Nachweis von Benzodiazepinen und Barbituraten
  - Urin-pH über 7:
    Bleichmittel/Augentropfen verhindern Nachweis aller Substanzen
  - Spez. Gewicht über 1030:
    NaCl verhindert Nachweis von Kokain, Opiaten, Amphetaminen

Indikation zur Substitution als Kassenleistung

Indikationen nach NUB Punkt 2.2

- lebensbedrohlicher Zustand im Entzug
- schwere konsumierende Erkrankung
- opioidpflichtige Schmerzen
- AIDS
- bei notwendiger stationärer Behandlung
- Schwangerschaft bis 6 Wochen nach Geburt

Indikationen nach NUB Punkt 2.3 (Beispiele)

- akute Hepatitis B/C
- chronisch agressive Hepatitis B/C
- Endokarditis
- Leberzirrhose
- Herzklappendefekte
- rez. Lungenembolien
- rez. Thrombophlebitiden
- Aneurysma der Vena femoralis
- tiefe Abszesse
- chronische Hauterkrankungen
- operativ versorgte Traumen und Frakturen
- Osteomyelitis
- Polyarthritis
- Ulcus ventriculi
- Ulcus duodeno
- Colitis ulcerosa
- eingeschränkte Nierenfunktion
- Tuberkulose
- Syphilis im II. oder III. Stadium

- Kachexie
- Diabetes mellitus
- Psychose
- Borderlinestruktur
- Angstneurose
- Suizidalität
- Minderbegabung

Antrag zur Substitution:

Indikation nach 2.2 NUB	Indikation nach 2.3 NUB
zur berufsrechtlichen Absicherung Antrag an Ethik-Kommission der Ärztekammer (oder andere regional zuständige Institution)	zur Kostenübernahme durch Krankenkasse Antrag an Methadon-Kommission der zuständigen KV

Tips zur Lebensführung

Menschen mit asymptomatischer oder leicht-symptomatischer HIV-Infektion müssen ihre Lebensführung in keiner Hinsicht einschränken.

Menschen mit schweren Symptomen müssen lernen, ihre Lebensführung den veränderten Möglichkeiten anzupassen.

Nachfolgend Hinweise, die Menschen mit HIV-Infektion beachten sollten:

Psychische Krisen

Die psychische Konstitution beeinflußt das Immunsystem, in Krisensituationen deshalb professionelle Hilfen bei AIDS-Hilfe oder anderen Beratungsstellen suchen.

<u>Wichtig</u>: Bei jeder Krankheitsbewältigung können Krisensituationen auftreten.

Nicht immer ist professionelle Hilfe nötig. Der Patient entscheidet über die Form der Hilfe. AIDS-Hilfen unterstützen dabei (siehe Kapitel Adressenlisten).

Alkohol, Nikotin

in Maßen haben keine negativen Auswirkungen auf die HIV-Infektion. Plötzliche totale Abstinenz bei vorherigem Gebrauch kann schädlicher als maßvoller Genuß sein. Bei dauerhaftem Alkohol-Abusus evtl. Alkoholikerberatung.

Drogen

Pharmakologisch ist ein negativer Einfluß auf das Immunsystem nicht bekannt. Äußerst nachteilig ist das Leben auf offener Szene: „Drogenelend" durch Illegalität und Strafverfolgung. Bei der Beratung auf unterschiedliche Hilfsmöglichkeiten hinweisen; bei Wunsch des Patienten evtl. Substitution mit Ersatzstoffen (siehe Kapitel Drogen). Drogenberatungsstellen gibt es in jeder größeren Kommune.

Cannabis

Der Stoff ist nicht legal, der Konsum aber toleriert. Komplementäre Therapie bei Kachexie, Anorexie, Übelkeit bei Chemotherapie. Anwendung: rauchen (Joint), aufgelöst in Gebäck oder Heißgetränke. Achtung: Die wirkenden Substanzen sind fettlöslich. Als Tabletten auch über internationale Apotheken erhältlich. Wirkt sedierend ohne Suchtpotential! Anwendbar auch bei nervösen Zuständen und bei Schmerztherapie.

Sport

in Maßen, abhängig von physischer Konstitution, wirkt positiv auf das Immunsystem und Wohlbefinden. Leistungssport nicht für Neueinsteiger. Einige Selbsthilfegruppen haben Sportangebote.

Haustiere

nicht abschaffen, wenn Versorgung gewährleistet werden kann. Sie können psychische Stabilität fördern. Vorsicht bei fortgeschrittenem Immundefekt: Beseitigung von Tierkot (Katzenklo, Vogelkäfig) nur mit Handschuhen (Gefahr der Toxoplasmose).

Zimmerpflanzen

Kein Hinweis darauf, daß Trocken- oder Naßkeime über die normale Umweltbelastung hinaus schädigenden Einfluß haben.

Ernährung

Wie bei allen konsumierenden Erkrankungen hoher Stellenwert. (siehe Kapitel Ernährung).

Streß

und Streßsituationen sind nicht immer vermeidbar. Wichtig ist es, Bewältigungsstrategien zu entwickeln. Vielfach werden Kurse - von Autogenem Training bis NLP - angeboten. Zu favorisieren sind einfache Techniken, die alleine praktiziert werden können.

Reisen

Planung des Urlaubsortes in Abhängigkeit vom Immunstatus. Bei ausgeprägtem Immundefekt Reisen in Länder mit hoher Erregerdichte vermeiden. Vor Reiseantritt Apotheke zusammenstellen. Wichtig ist Impfung (siehe Kapitel Impfung). Vorsicht bei Einreise in Länder mit Einreisebeschränkungen für HIV-Positive.

Sexualität

Häufig Libidostörungen nach HIV-Test (Schock), Störungen im späteren Verlauf evtl. abhängig von Medikation, ggf. an Beratungsstelle (AIDS-Hilfe, pro familia) verweisen.

Auch HIV-positive Menschen haben das Bedürfnis nach und das Recht auf Sexualität!

Wohnen

Adäquater Wohnraum (hygienisch und behindertengerecht) besonders im Spätstadium der Infektion wichtig. Patienten sollten ihren Wohnungswechsel frühzeitig planen (ggf. auf kommunale Beratungstellen hinweisen).

Psychiatrische Krankheitsbilder *(Regina v. Einsiedel)*

Erkrankung AIDS Phobie	Definition/Diagnose → Zwangsbefürchtung, HIV-positiv zu sein → exzessive inadäquate und unbegründete Angstreaktion mit Krankheitswert → nur kurzzeitige Einsicht in die Unbegründetheit der Phobie → ätiologisch unspezifisches hypochondrisches Syndrom	Differentialdiagnose 1. Persönlichkeitsstörungen 2. Angst-/Konversions-/Zwangsneurosen 3. endogene Depressionen (mit somatischen Symptomen) 4. seltener Psychosen, u.a.

	Symptome
	1. Angst
	2. Vermeidungsverhalten, z.B. im Sexualkontakt
	3. Zwangshandlungen
	   → wiederholte (negative) AIDS-Tests
	   → Zwangsgedanken über das Thema AIDS
	   → Inspektion des Körpers nach Infektionszeichen
	4. zunehmendes neurotisches Einengen des Handlungsspielraums
	   → Belastung des Phobikers selbst
	   → Belastung seines sozialen Umfeldes
	   → Arbeitsunfähigkeit
		Folgen
		Verlust der Partnerschaft
		sozialer Rückzug
		ökonomische Konsequenzen
		Suizidalität

	Auslöser der AIDS-Phobie
	1. Kontaminationsängste, z.B.:
	   → durch schuldhaft erlebte Sexualkontakte
	   → durch Traumen und Bagatelltraumen
	   → durch wahnhafte Verletzungen
	   → durch ärztliche und zahnärztliche Behandlung
	2. Medienberichte
		Therapie
		1. Psychotherapie (braucht Überzeugungsarbeit!)
		   → Gesprächstherapie
		   → Verhaltenstherapie
		2. nur kurzzeitig medikamentös bei neurotischer Ursache
		3. symptomatisch: antidepressiv oder antipsychotisch

	Bemerkungen → AIDS-Phobie hat Angst vor Syphilis abgelöst (Venerophobie!) → selten Zugehörigkeit zu Gruppen der Hauptbetroffenen → bei Neurose Autonomiekonflikt auf Sexualebene verschoben → häufig Erstkontakt zum Therapeuten über Telefon → häufiger Arztwechsel und Mißtrauen → Zuweisung durch Gesundheitsamt (wiederholte HIV-Tests) → in USA führen HIV-Phobiker Prozesse gegen Behandelnde → Prävalenz: Männer 2,5%, Frauen 1,8%	Synonyme HIV-/AIDS-Phobie AIDS-Angst AIDS-Panik AIDS-Paranoia Pseudo-AIDS

	Diagnose/Differentialdiagnose/Ätiologie	
Psychosen aus dem schizophrenen Formenkreis → schizoaffektive Psychosen	**endogen (psychogen)** kommt als eigenständige Erkrankung vor	**exogen (organisch)** 1. HIV-Infektionen (fortgeschrittenes Stadium+++)* 2. HIV-assoziierte opportunistische Infektionen oder Lymphome 3. Drogen- oder medikamenteninduzierte Psychose → Entzugspsychose → Alkoholmißbrauch, -entzug (Delirium) 4. iatrogen induziert (z.B. medikamentös) 5. andere -nicht-HIV-bedingte- organische Ursachen (Neoplasmen, Infarkte, etc.)
*sehr häufig (++++) *häufig (+++) *manchmal (++) *selten (+) vorkommend	**Symptome** 1. Wahninhalte* → paranoider+++ → Größen-+++ → Beziehungs-++ → religiöser+ → Schuld-+ → Kontroll-+ → Eifersuchts-*Wahn 2. Halluzinationen* (ein oder mehrere Symptome gleichzeitig) → akustische → optische → olfaktorische → taktile 3. Ich-Störungen 4. Affektive Symptome → depressiv oder manisch oder gemischt	**Verlauf** Persistenz der Symptome+++ eine oder mehrere Episoden+++ **Untersuchungen** → Eigen- und Fremdanamnese → neuropsychologische Testungen → Liquor-Untersuchung → Neuroradiologie (CCT, MRT) → EEG **Therapie** → antiretroviral → symptomatisch: atypische oder typische Neuroleptika → affektive Prophylaxe: Lithium, Carbamazepin

Fortsetzung nächste Seite

Fortsetzung **schizophrene Psychosen**	**Neuropathologie** 1. hoher! HIV-Nachweis im Blut/Liquor 2. oder kein! HI-Virus-Nachweis möglich 3. opportunistische Infektionen: → PML, CMV, Toxo, Kryptokokkus 4. vacuoläre Myelopathie 5. HIV-Enzephalopathie	**Bemerkungen** → 2-3% der HIV Patienten leiden an Psychosen → Inzidenz bei HIV-Infektion nicht höher als ohne HIV → organische oder endogene Genese klinisch meistens nicht unterscheidbar → keine differentialdiagnostische o. ätiologische Aussage durch Zusatzuntersuchungen möglich → evtl. durch postmortale Untersuchung Hinweis auf HIV-induzierte Psychosen → bisher keine Korrelationsstudie: Virus-Last und psychiatrische Erkrankungen → keine systematischen Studien über Ursache, Verlauf und Neurobiologie publiziert → positive psychiatrische Anamnese ist Prädiktor für Psychose → HIV-Psychose ist theoretisch durch Anheben des Immunstatus therapierbar → AZT kann Manien auslösen → Diagnosen nach ICD9/10, → oder nach DSM III/III-R
*sehr häufig (++++) *häufig (+++) *manchmal (++) *selten (+) vorkommend		

Depressionen

Definition/Diagnose
→ Diagnosen nach ICD9/10 oder DSM-III/III-R
→ in der Literatur oft unendlich

Symptome
- → Anhedonie (Lustlosigkeit)
- → emotionale Leere
- → Gleichgültigkeit
- → sozialer Rückzug
- → Auffassungsstörungen
- → Apathie
- → Konzentrationsstörungen
- → Gedächtnisstörungen
- → Appetitverlust
- → Gewichtsabnahme
- → psychomotorische Unruhe
- → motorische und/oder mentale Verlangsamung
- → schnelle Ermüdbarkeit
- → Schlafstörungen
- → vermindertes Selbstbewußtsein
- → (irrationale) Schuldgefühle, etc.

Differentialdiagnose
1. endogen/Melancholie = major depression
2. reaktiv (neurotisch/exogen)
3. organisch
4. beginnender AIDS-Demenz-Komplex (ADC)
5. medikamentös induziert (z.B. Interferon)

Untersuchungen
wie bei Psychosen
Liquoruntersuchungen fakultativ

Therapie
1. symptomatisch mit Antidepressiva
   → mit möglichst geringen Nebenwirkungen auf Organfunktionen
   → z.B. Serotonin-Wiederaufnahmehemmer
   → aber auch klassische Antidepressiva,
   z.B. Trizyklika
2. Antivirale Therapie
   → bei entsprechender Indikation

Bemerkungen
→ bei HIV soll Inzidenz der Depression 65 % betragen
→ Literaturvergleich schwierig wegen Inhomogenität der Methoden, Patientenauswahl, Klassifikationssysteme
→ Depressionen in jedem Krankheitstadium bei HIV möglich
→ auch prämorbide Symptome beachten
→ Differentialdiagnose schwer bis unmöglich

AIDS-Demenz-Komplex (ADC)	Definition/Diagnose/Ursache → Klinisch: Ausschlußdiagnose! → Diagnose, uneinheitlich in Literatur → ICD9/10 oder DSM-III/III-R verlangt ausgeprägte kognitive Beeinträchtigung → direkte HIV-Infektion des ZNS	Differentialdiagnose 1. Pseudo-Demenz, z.B. bei Depressionen 2. opportunistische Infektionen des ZNS 3. Tumoren des ZNS (Lymphome) 4. Sepsis, Hypoxie, Anaemie, metabolische Imbalanz 5. Alkohol, Drogen
	Symptome A Kognitive Dysfunktionen 1. Konzentrationsstörungen 2. Gedächtnisstörungen → Kurzzeitgedächtnis → Langzeitgedächtnis → schnelles Erinnerungsvermögen 3. Defizite der intellektuellen Fähigkeiten: → psychomotorische Verlangsamung → abstraktes Denken → Urteilsvermögen → verbale Fähigkeiten → Rechnen 4. defizitäre psychosoziale Funktionen → Arbeitsleistung → übliche soziale Aktivitäten → Beziehungen B Fokale kortikale Zeichen fehlen häufig → kaum Apraxie (im Anfangsstadium) → kaum Aphasie (im Anfangsstadium) C Neurologische Defizite (Endstadium) → Mutismus → Inkontinenz → Plegien	**Untersuchungen** siehe Psychosen
		Therapie 1. liquorgängige antivirale Therapie (z.B. AZT) 2. symptomatisch, falls möglich
		Bemerkungen: → Frühdiagnose schwierig, vor allem DD Depression → leichte kognitive Defizite nach ICD und DSM: noch keine Demenz-Diagnose! → Es besteht eine Korrelation zwischen AIDS-Dauer und psychopathometrischen Befunden → ADC ist eine Erkrankung des Spätstadiums (=AIDS) → kein Korrelat zwischen Klinik und Neuropathologie! → Inzidenz 4-60%! durch Divergenz der Untersuchungsmethoden, -zeitpunkte und Patientenauswahl → Hohe Viruslast im Liquor korreliert mit ADC hohe Viruslast im Blut jedoch nicht!
		Synonyme → AIDS Demenz-Komplex: klinische Symptome → AIDS Enzephalopathie: neuropathologische Befunde

Suizidalität	→ Inzidenz deutlich höher im Vergleich zur Allgemeinbevölkerung
	→ im Beginn der AIDS-Ära: häufig kurz nach Diagnosestellung (Sturz aus der Höhe)
	→ in jüngster Zeit Abnahme der Suizide, durch bessere Prognose, Therapie und Lebensqualität
	→ in den letzten Jahren Latenz von 1 bis 2 Jahren nach Diagnosestellung
	→ in den USA häufiger Suizide als in Europa
	→ Suizidversuche sollen nicht häufiger vorkommen als in der Normalbevölkerung
	→ Suizidideen sind häufiger bei HIV-Seropositiven und ARC als bei AIDS-Patienten
	→ organische Erkrankung durch HIV und Depressivität: erhöhte Suizidalität und Suizidgedanken

Psychotherapie bei HIV-Patienten *(Petra Losse-Brust)*

Die Tatsache einer HIV-Infektion stellt ein erhebliches psychisches Trauma für die Betroffenen dar. Neben der Bedrohung der körperlichen Integrität ist die soziale Existenz durch Stigmatisierung und Ausgrenzung gefährdet und die psychosexuelle Existenz durch die Möglichkeit, den Sexualpartner zu infizieren, beeinträchtigt.

Die Reaktion auf das positive Testergebnis und die Bewältigungsstrategien sind abhängig von individuellen Persönlichkeitsmerkmalen und den lebensgeschichtlichen Erfahrungen. Als günstig können intakte Abwehrmechanismen, ein flexibler Coping-Stil und ein funktionierendes soziales Netz angesehen werden. Demgegenüber stehen totale Verleugnung, defensiv-vermeidender Coping-Stil und soziale Isolierung.

Schwere Depressivität und Suizidalität erfordern selbstverständlich eine sofortige Krisenintervention. Darüber hinaus sind länger dauernde Psychotherapien vor allem dann indiziert, wenn durch die Infektion frühere Traumata reaktiviert werden und sich eine manifeste neurotische Störung entwickelt. Häufige Beispiele, die eine Intervention notwendig machen, sind schwere Selbstwertkrisen, nicht zu beherrschende Schuldgefühle, Scham oder Selbsthaß, Angstkrankheiten mit Panikattacken oder psychovegetativen Symptomen sowie Beziehungskonflikte.

Zu beachten ist dabei die häufig ambivalente Psychotherapiemotivation bei den Betroffenen. Dem Wunsch nach Hilfe steht auf der anderen Seite die Befürchtung gegenüber, sich ständig mit der Belastung durch die Infektion konfrontieren zu müssen.

Insgesamt ist das Bedürfnis nach höherfrequenter und langfristiger Psychotherapie eher gering. Eine weitaus höhere Akzeptanz haben zeitlich begrenzte Therapieangebote in Krisensituationen, wie sie im Verlauf der HIV-Infektion und AIDS-Erkrankung immer wieder auftreten können. Besonders kritisch ist der Zeitpunkt der Diagnosemitteilung, aber auch jede Verschlechterung des Immunstatus, der Beginn einer antiretroviralen Therapie, das Auftreten stigmatisierender Hautveränderungen und Verlusterlebnisse (Tod des Partners, Verlust der Arbeitsfähigkeit).

Obwohl eine tiefenpsychologische, aufdeckende Therapie in Einzelfällen sinnvoll sein kann, stehen stützende und ressourcenaktivierende Verfahren im Vordergrund. Da die HIV-Infektion für jeden Betroffenen eine Erschütterung des Selbstwertgefühles und die Notwendigkeit einer Umorientierung hinsichtlich der Lebens- und Beziehungsperspektiven darstellt, ist die Hilfe bei der Wiederherstellung des psychischen und sozialen Gleichgewichts ein vordringliches Therapieziel. Nicht-analytische und nicht-behavioristische Angebote mit humanistischen und systemischen Ansätzen gewinnen hier zunehmend an Bedeutung.

Eine wichtige Rolle spielen für die Betroffenen eigenaktivierende Therapieangebote, die zur Verbesserung der Lebensqualität und zur besseren Krankheitsbewältigung beitragen können, ohne eine Psychotherapie ersetzen zu wollen. Entspannungstechniken wie Autogenes Training oder Muskelrelaxation nach Jacobsen, kreative und künstlerische Therapien, körperorientierte Verfahren wie die konzentrative Bewegungstherapie, aktive Imaginationstechniken etc. führen zu einem neuen positiven Selbstbezug, erschließen „gesunde" Bereiche als Gegengewicht, verbessern die Körperwahrnehmung und führen als Gruppentherapien aus der sozialen Isolation. Notwendig ist hier eine genaue Kenntnis des Therapieangebots und der Qualifikation des Therapeuten, um bei der Auswahl beraten und die Betroffenen vor unseriösen Angeboten schützen zu können.

Zwangsläufig werden bei einer potentiell lebensbedrohlichen Erkrankung auch Sinnfragen, Lebensbilanz, religiöse Fragen und die Auseinandersetzung mit Sterben und Tod zum Thema. Der Übergang von einer Psychotherapie zur Seelsorge kann dabei fließend werden. Besonders in der Begleitung Schwerkranker und Sterbender wird Empathie und gemeinsames Aushalten der Angst und Ohnmacht zum wichtigsten Faktor der Therapie. Ein klassisches Setting ist hierbei nicht aufrechtzuerhalten. Voraussetzungen für die Therapie auf seiten des Therapeuten sind daher die Bereitschaft, das Setting flexibel zu handhaben. Weitere Bedingungen sind Toleranz gegenüber der oft fremden Lebenswelt der Betroffenen sowie ein medizinisches Basiswissen über die Erkrankung.

Schmerztherapie

Im Verlauf der HIV-Infektion können akute und chronische Schmerzzustände in verschiedenen Manifestationen auftreten. Über die Häufigkeit, die Art und die Schwere des Symptoms Schmerz werden in der Literatur abhängig von den untersuchten Patientengruppen sehr unterschiedliche Angaben gemacht. Am häufigsten sind neuropathische Schmerzen im Rahmen von HIV bedingten oder medikamentös verursachten Polyneuropathien sowie viscerale Schmerzen bei opportunistischen Infektionen oder malignen Erkrankungen des Gastrointestinaltraktes.

Grundsätzlich erfolgt die Schmerztherapie nach den Richtlinien, wie sie in den vergangenen Jahren etwa für die Therapie onkologischer Erkrankungen erarbeitet worden sind (WHO 1985)

- orale Therapie hat Vorrang
- Gabe der Medikamente zu festen Zeitpunkten, abhängig von der Wirkdauer. Keine Verordnung nach Bedarf
- stufenweise Vorgehensweise mit rechtzeitiger Kombination von Opiaten und Nicht-Opioid-Analgetika
- Einsatz von Koanalgetika entsprechend dem Schmerztyp (z.B. trizyklische Antidepressiva, Antikonvulsiva)
- prophylaktische Behandlung häufiger Nebenwirkungen der Analgetika (Antiemese, Laxantien, Magenschutz)

Besonderheiten bei HIV-Infektion und AIDS

Polyneuropathie: alle Medikamente absetzen, die PNP als Nebenwirkung verursachen können, besonderes Augenmerk bei DDI und D4T. Therapeutische Beeinflußbarkeit wie bei PNP anderer Genese unbefriedigend. Liponsäurederivate und Vitamin B12 können versucht werden, haben aber oft nur marginale Wirkung. In schweren Fällen Antidepressiva.

Myalgien: an antiretrovirale Medikamente als mögliche Ursache denken, eventuell Auslaßversuch.

Postzosterschmerz, Neuralgien: Versuch mit zusätzlicher Gabe von Carbamazepin, eventuell Antidepressiva.

Cortison: ist bei HIV und AIDS nicht grundsätzlich kontraindiziert. Im Rahmen der Schmerztherapie kann es bei erhöhtem intracraniellem Druck, Lymphödemen oder Nervenkompressionsschmerzen indiziert sein.

In der überwiegenden Mehrzahl der Fälle ist die orale Therapie erfolgreich. Methoden der parenteralen oder lokalen Infiltrationsanalgesie (z.B. Periduralanalgesie, Blockadeverfahren) können jedoch im Einzelfall notwendig werden.

Extreme Lebenssituationen, Konflikte und soziale Isolierung können das subjektive Schmerzerleben erheblich beeinflussen. Eine adäquate psychosoziale Unterstützung kann daher notwendiger Bestandteil eines Schmerztherapiekonzeptes sein.

Ernährung *(Achim Schwenk, Gisela Kremer)*

Die HIV-Infektion gehört ebenso wie Tbc und Krebserkrankungen zu den konsumierenden Erkrankungen. Hierbei reduziert sich der Anteil von Körperzellmasse (bcm) zugunsten der beiden anderen Hauptbestandteile Wasser und Fett. Da außerdem viele Patienten im Verlauf der HIV-Infektion an Gewicht verlieren, ist es wichtig, frühzeitig mit gesunder Ernährung zu beginnen. Die Forschung zu diesem Bereich belegt dies.

Die Grundregel für Ernährung bei HIV-Infizierten heißt:
Vollwertig, ausgewogen und abwechslungsreich.

Vollwertige Ernährung deckt den täglichen Grundbedarf an Energie-Nährstoffzufuhr.

Um eine ausgewogene Mischung von Proteinen, Fetten, Kohlenhydraten, Vitaminen, Mineralien, Ballaststoffen und Wasser zu erreichen, empfiehlt sich eine ausgewogene Mischkost.

Die Deutsche Gesellschaft für Ernährung hat eine Liste zusammengestellt, in der die wichtigsten Nahrungsmittel in sieben Gruppen aufgeteilt sind. Es ist ausreichend, wenn aus jeder Gruppe täglich ein Nahrungsmittel verzehrt wird. Es ist jedoch darauf zu achten, daß die Produkte variieren. Die Lebensmittel sollten immer frisch sein, kurz gegart, aber nicht roh verzehrt werden.

Gruppe 1: Milch und Milchprodukte liefern tierisches Eiweiß, Kohlenhydrate, Fett, Calcium und Vitamine A und B_{12}.

Gruppe 2: Fleisch, Wurst, Innereien, Fisch und Eier liefern tierisches Eiweiß, Kohlenhydrate, Fette, die Vitamine A, D, B_1, B_{12}, außerdem Folsäure und Jod.

Gruppe 3: Brot, Reis Getreide, Nudeln und Kartoffeln liefern Kohlenhydrate, pflanzliches Eiweiß, Ballaststoffe, Eisen, Magnesium, Kalium, Vitamin B1 und C und Folsäure.

Gruppe 4: Gemüse und Salate bringen die Vitamine A und C, Folsäure, Magnesium, Kalium und Ballaststoffe.

Gruppe 5: Obst liefert Vitamine, Kalium und Ballaststoffe.

Gruppe 6: Fette, d.h. Butter, Margarine und Öle bringen Fettsäuren und die fettlöslichen Vitamine A, D, E, und K.

Gruppe 7: Flüssigkeit, z.B. Wasser, wird als Lösungs- und Transportmittel gebraucht (mindestens zwei Liter pro Tag). Bei starker Gewichtsabnahme Vitaminsubstitution und hochkalorische Nahrung, z.B. Sahne statt Milch, evtl. orale Zusatznahrung.

Mangelernährung

Gewichtsverlust ist ein häufiges Problem (30 - 90% der HIV-Infizierten) und ein ernstzunehmendes Symptom: Auswirkungen auf Lebensqualität und Überlebenszeit sind belegt, und Mangelernährung als solche stört das zelluläre Immunsystem sowie die Darmfunktion.

Die möglichen Auslöser lassen sich in drei Probleme einteilen:

1. **unzureichende Nahrungsaufnahme**
   (Appetitmangel, Dysphagie, Probleme mit Medikamenten usw.)

2. **Stoffwechselstörungen**
   (Energieumsatz und Nährstoffverwertung)

3. **Störungen der Magen-Darm-Funktion**
   (Malabsorption, Diarrhöe)

Die verminderte Nahrungsaufnahme ist die treibende Kraft bei der Gewichtsabnahme. Stoffwechselstörungen und Malabsorption tragen dazu bei, daß der Energiemangel nicht ausreichend kompensiert wird. Dennoch lohnt sich der Versuch, die Kalorienaufnahme zu erhöhen. Dazu empfiehlt sich ein schrittweises Vorgehen von der Beratung und Verhaltensänderung bis zur künstlichen Ernährung (siehe Tab.). Ergänzend können Medikamente eingesetzt werden, jedoch sind nur wenige durch randomisierte klinische Studien überprüft, und kein Medikament ist in Deutschland für diese Indikation zugelassen (Tab.).

Ernährungsprobleme haben oft medizinische Ursachen. Deren Abklärung und medizinische Behandlung **und** die Ernährungstherapie sollten gemeinsam erfolgen. Dazu müssen Ernährungsberater(in) und Arzt/Ärztin eng zusammenarbeiten (Tab.).

Ernährungsberatung wird bislang nicht von den Krankenkassen finanziert, obwohl sie eine kostengünstige Therapie darstellt (30-100 DM pro Monat und Patient). Viele Hersteller künstlicher Ernährung bieten Beratung und Homecare-Services für ambulante Patienten an. Patient, Arzt und Diätassistentin sollten dabei aber in der Auswahl der Ernährungstherapie möglichst unabhängig bleiben.

Weiterführende Literatur:

Schwenk A., Süttmann U.: Ernährung und HIV-Infektion, 1. Teil: Ursachen und Folgen der Fehlernährung. Medizinische Klinik 1996, 91: 466-471

Schwenk A., Süttmann U.: Ernährung und HIV-Infektion, 2. Teil: Ernährungstherapie. Medizinische Klinik 1996, 91: 521-525

Schwenk A.: HIV and Nutrition. Current Opinion in Clinical Nutrition and Metabolic Care 1998, 1(4): (in Druck)

Methoden der Ernährungstherapie

Maßnahme	Indikation und Kommentar
Ernährungsberatung	• schon im Frühstadium als allgemeine Information / Vorbeugung • bei allen Ernährungsproblemen und bei Gewichtsabnahme • bei akuten (opportunistischen) Infektionen wegen des hohen Risikos der Gewichtsabnahme • Basis aller anderen Maßnahmen, sehr preisgünstig
orale Zusatznahrung	• wenn normale Nahrung nicht ausreicht • Appetitlosigkeit • Dysphagie (orale / ösophageale Candidose, Ulcera, Zahnprobleme...) • akuter Appetitverlust und Mehrbedarf bei fieberhaften Infektionen • körperliche Schwäche, Antriebslosigkeit, mangelnde Kochkenntnisse oder mangelnde soziale Versorgung • Handhabung erklären (z.B. Kühlung, Abwechslung in Geschmacksrichtungen) • Kalorienreiche Sorten (1,5 kcal/ml) sind zu bevorzugen, Sättigungswert beachten • Preisgünstig, besonders, wenn die Bestellung über den Homecare-Bereich der Herstellerfirma erfolgt. Kostenerstattung durch Krankenkassen nach § 17 ii der Arzneimittelrichtlinien; auf dem Rezept muß die Indikation einer konsumierenden Erkrankung (AIDS oder Malignom) genannt sein.
enterale Ernährung	• wenn orale Nahrungszufuhr nicht (ausreichend) möglich ist • nasogastrale Sonden (nur als Kurzzeitlösung für maximal 2 Wochen, nächtliche Sondenernährung bei ausgewählten und kooperativen Patienten, die das allabendliche Verschlucken einer Sonde erlernen und tolerieren, bei Kontraindikation gegen PEG) • PEG (perkutane endoskopisch plazierte Gastrostomie): Zugangsmethode der Wahl, aber von vielen Patienten nicht akzeptiert. Komplikationsrate mit 0,2/100 Tage wie bei HIV-Negativen und geringer als bei parenteraler Ernährung (Wundinfektion der Einstichstelle, meist symptomatisch behandelbar) • preisgünstig (1/5 bis 1/3 der Kosten einer parenteralen Ernährung)
parenterale Ernährung	• wenn orale und enterale Nahrungszufuhr nicht (ausreichend) möglich sind • während stationärer Behandlungen opportunistischer Infektionen • wenn eine palliative Heimpflege erst dadurch ermöglicht wird • bei schweren, nahrungsabhängigen Diarrhöen (z.B. Kryptosporidiose) • Effekte: Gewicht ↑, BCM →/↑, Wasser- und Fettgehalt ↑, Lebensqualität ↑, aber der oralen/enteralen Ernährung nicht überlegen bei hohen Kosten

Medikamentöse Therapie der Mangelernährung

Bitte beachten: Keines der genannten Medikamente ist in Deutschland für die Indikation „Gewichtsverlust / Wasting bei HIV-Infektion" zugelassen. Kontrollierte Studien mit Wirkungsnachweis liegen nur für die mit * markierten Medikamente vor.

Maßnahme	Wirkungsweise
Antihistaminika z.B. Ketotifen = Zaditen®, ca. 4 mg/d Kosten: ca. DM 75 /Monat	nicht durch kontrollierte Studien belegt. Appetit ↑, Gewicht ↑, vermutete TNF-antagonistische Wirkung in sehr hohen Dosen. Sedierend, sonst nebenwirkungsarm. Kommentar: in leichten Fällen, falls ein Medikament unbedingt gewünscht wird.
Megestrolacetat* (Megestat®, MPA 500 Hexal®, 160 - 800 mg/d) oder Medroxyprogesteronacetat* (Clinovir®, Farlutal®, 1000 mg/d) Kosten: DM 600-1000 /Monat	Effekt: Appetit ↑, Gewicht ↑, Wasser- und Fettgehalt ↑, Körperzellmasse → oder ↓!!, Lebensqualität ↑. Nebenwirkungen beträchtlich: Thromboembolien, Cushingoid Kommentar: vorwiegend Placeboeffekt, keine echte Verbesserung des Ernährungszustandes (Körperzellmasse), hohe Kosten
Androgene z.B. Nandrolon-Decanoat (Deca-Duraboli®), 100 mg/Woche i.m. Kosten: ca. DM 120 /Monat	Effekt: Appetit (?), Gewicht ↑, Wasser- und Fettgehalt (?), Körperzellmasse ↑, Lebensqualität (?) Kommentar: in Deutschland zulässige Höchstdosis 50 mg alle 3 Wochen, bisher keine kontrollierten Studien. Bei niedrigem Testosteronspiegel möglicherweise sinnvoll, sonst laufende Studien abwarten
Wachstumshormon* z.B. Serostim® (USA) Dosierung in HIV-Studien 6 mg/d Kosten: ca. DM 20.000 /Monat Kosten ca. ●, (Import aus USA)	Effekt: Appetit →, Gewicht ↑, Fettgehalt ↓, Körperzellmasse ↑, Lebensqualität ↑ Nebenwirkungen: selten diabetische Stoffwechsellage, Hirnödem. Derzeitige Zubereitung mit zu hohem Lösungsvolumen zur s.c. Applikation. In USA laufendes Zulassungsverfahren für Serostim®. Kommentar: guter anaboler Effekt, Kosten außerhalb USA derzeit indiskutabel hoch
Cannabis und Dronabinol (Marinol®, USA) Kosten: ca. ● DM (Import)	nicht durch kontrollierte Studien belegt. Appetit ↑, Gewicht → (↑), Wasser- und Fettgehalt (?), Körperzellmasse (?), Lebensqualität ↑, wenn Patient mit der rauscherzeugenden Wirkung umgehen kann bzw. diese wünscht
Thalidomid (Grünenthal GmbH, Stolberg)	TNF-antagonistische Wirkung rasche Gewichtszunahme vorwiegend als extrazelluläres Wasser Nebenwirkung: starke Sedation, Keimschädigung (Kontrazeption!!) nur im Rahmen eines individuellen Heilversuches vom Händler erhältlich

Ernährungsprobleme und Lösungen

Problem	Ursachen	Lösungen
Appetitlosigkeit	• oft ohne klaren Auslöser (Hypothese: im Rahmen der systemischen Entzündungsreaktion, vermittelt durch Interferone u.a. Zytokine) • bei Fieber und akuten Infektionen	viele kleine Mahlzeiten appetitliches Anrichten Abwechslung in Geschmack und Zubereitung Kalorien verstecken (Maltodextrin, Sahne...) Ablenken beim Essen (Fernsehen, Gesellschaft von Freunden und Familie)
Übelkeit Geschmacksstörungen	Medikamente (Zidovudin, Didanosin, Ritonavir, Cotrimoxazol, andere) oraler Soor Zahn(-Fleisch)erkrankungen gastrale Motilitässtörungen?	stark riechende und „schwere" Kost vermeiden Antiemetika 15 min vor dem Essen übrige Medikamente danach (soweit erlaubt) medizinische Maßnahmen • Gastro-Ösophagoskopie • Wechsel der Medikamente, wenn möglich Geschmacksstörungen: • mit neutralem Geschmack starten und austesten
Dysphagie (Schluck- und Kaustörungen) Schluckschmerzen	orale und ösophageale Ulzera (Herpes, CMV, idiopathisch, Zalcitabin-bedingt) Zahnfleisch-Entzündungen während der Zahnsanierung schwere erosive Candidiasis Candida-Ösophagitis orale Kaposi-Sarkome	Ursache suchen (Zahnarzt, HNO, Gastroskopie) gezielte medizinische Therapie flüssige/breiige Nahrung mit hoher Energiedichte Anleitung zum Pürieren normaler Nahrung orale Zusatznahrung stark gewürzte, saure, zu heiße/kalte Nahrung, Kohlensäure vermeiden notfalls Lokalanästhetika vor dem Essen
Durchfall	nur wenige Durchfallerkrankungen sind wirklich nahrungsabhängig! abklären: Laktoseintoleranz (selten!)	kausale und symptomatische Durchfalltherapie ausreichender Ersatz von Flüssigkeit und Elektrolyten (Kalium!)

Ernährungsprobleme und Lösungen (Fortsetzung)

Problem	Ursachen	Lösungen
fehlendes Wissen mangelnde Fertigkeiten	(vorher) berufstätige Singles Fast-food-Gewohnheiten Fehlinformationen über „Wunderdiäten"	Vermittlung von Basiskenntnissen über ● Ernährungsbedarf (Ernährungskreis der Deutschen Gesellschaft für Ernährung), ● Nahrungsmittelhygiene ● sachliche Information über „alternative" Kostformen Einüben ● geplantes Einkaufen ● einfache Kochtechniken soziale Unterstützung ● Vermittlung von sozialer Hilfe ● „Essen auf Rädern"
Antriebslosigkeit	depressive Verstimmung Enzephalopathie körperliche Schwäche soziale Isolation	soziale Unterstützung ● Aktivierung von Freunden und Familie ● Vermittlung von sozialer Hilfe ● „Essen auf Rädern" Ermutigung (Ernährungsberatung selbst ist eine leicht akzeptierbare Form menschlicher Zuwendung) ● Wiedergewinn der Symptomkontrolle (Gewichtszunahme ist ein gutes „Antidepressivum"!) Indikation für Antidepressivum abklären

HIV-Medikamente und Ernährung

Medikament	Anweisung	Praktische Beispiele
Indinavir (Crixivan®)	Einnahme auf leeren Magen: mindestens zwei Stunden nach der letzten Mahlzeit und mindestens eine Stunde vor der nächsten Mahlzeit **Aber**: ein Snack mit weniger als 2 g Fett, 6 g Eiweiß und 300 kcal dazu ist erlaubt und erwünscht Trinken Sie täglich mindestens 1.5 l Wasser, Saft o.ä. **Nicht zusammen** mit Grapefruitsaft oder einer Grapefruit – dies kann die Resorption von Indinavir stören	– Scheibe Toast oder Zwieback mit Marmelade oder Honig, aber ohne Butter/Margarine – Laugenbrezel – Obst – Cornflakes mit Magermilch ± Zucker – Müsliriegel ohne Nüsse – Magermilch-Joghurt, evtl. plus Obst oder Kompott – Salat mit fettarmem Joghurt-Dressing – 200 g Gemüse + 2 EL fettarmer Joghurt + Essig, Gewürze, Kräuter
Saquinavir (Fortovase®)	Einnahme zum Essen (mit einem normalen oder erhöhten Fettgehalt) oder spätestens 2 Stunden danach	
Gemeinsame Probleme aller Protease-Inhibitoren	Unter allen Protease-Inhibitoren kann selten ein Diabetes mellitus auftreten. Erste Hinweise dafür können verstärktes Durstgefühl, vermehrtes Wasserlassen usw. sein. Eine Erhöhung der Blutfette wird häufiger unter Indinavir und Ritonavir beobachtet. Manche Patienten entwickeln eine Umverteilung des Körperfetts vom Unterhautfettgewebe an Armen, Beinen und Gesicht hin zum Bauch.	Auch bei Erhöhung der Blutfette ist eine allzu strikte Reduktion der Fette in der Nahrung **nicht** ratsam, denn – Fett ist ein guter Energieträger und hilft dem Körper, das Nahrungseiweiß für den Zellaufbau zur Verfügung zu halten; – die Blutfette sind in aller Regel nicht ausreichend durch Diät kontrollierbar. Körperliche Bewegung und Sport sind die wichtigste Maßnahme, um Bauchfett in Muskelmasse umzuwandeln.

Pflegeversicherung

Das komplexe Krankheitsbild der HIV-Infektion macht oft fachkundige Pflege unverzichtbar.

Mit der neuen Pflegeversicherung wurde der Versuch gemacht, die Lebenssituation der Pflegebedürftigen zu verbessern und das Risiko „Pflegefall" abzusichern. Durch finanzielle Unterstützung sollen die Belastungen aller Beteiligten abgemildert werden. Angehörige und Freunde, aber auch ehrenamtliche Helfer von Selbsthilfegruppen sollen zudem angeregt werden, sich in der Pflege von Hilfsbedürftigen zu engagieren.

Welche Ziele werden mit der Pflegeversicherung angestrebt?

Mit Hilfe der Leistungen aus der Pflegeversicherung soll dem Patienten im Falle einer Pflegebedürftigkeit geholfen werden, ein möglichst selbständiges und selbstbestimmtes Leben zu führen, das der Würde des Menschen entspricht.

Alle Leistungen sind in erster Linie darauf ausgerichtet, die körperlichen, geistigen und seelischen Kräfte der Pflegebedürftigen wiederzugewinnen und zu erhalten. Ein wichtiger Grundsatz der Pflegeversicherung lautet daher: **Rehabilitation vor Pflege**.

Oberstes Ziel der Pflegeversicherung ist die Pflege in der häuslichen Umgebung. Es gilt daher: **ambulant vor stationär**.

Der Patient kann zwischen verschiedenen zugelassenen Pflegediensten frei wählen oder sich von seinen Angehörigen pflegen lassen.

Die Leistungen der Pflegeversicherung sind nur **eine Ergänzung** der familiären, nachbarschaftlichen oder ehrenamtlichen Pflege und Betreuung. Bei der Pflege in einem Heim wird **lediglich eine Entlastung** von den pflegebedingten Kosten gewährt. Die Pflegeversicherung zahlt daher nur Zuschüsse und erhebt nicht den Anspruch, alle Pflegekosten tatsächlich zu decken.

Wer gilt als pflegebedürftig?

Nicht jeder, der in seinem Alltag auf die Hilfe von Mitmenschen angewiesen ist, gilt im Sinne des Gesetzes als pflegebedürftig. Um Leistungen aus der Pflegeversicherung zu erhalten, müssen folgende Voraussetzungen vorliegen:

1. Die Hilfe muß aufgrund körperlicher, geistiger oder seelischer Krankheiten oder Behinderungen gewährleistet sein.

2. Die Hilfe muß bei Aufgaben des täglichen Lebens benötigt werden, die sich regelmäßig wiederholen. Die Aufgaben werden in einer Liste mit 21 Aufgaben aus den Bereichen Körperpflege, Ernährung, Bewegung und Hauswirtschaft näher beschrieben.

3. Die Hilfe muß auf Dauer bestehen, voraussichtlich für mindestens sechs Monate. Eine vorzeitige Anerkennung ist nur in Ausnahmefällen möglich, z.B. wenn der Pflegebedürftige so krank ist, daß er die sechs Monate voraussichtlich nicht überlebt.

Je nach dem Umfang seiner Pflegebedürftigkeit wird der Patient einer von drei Pflegestufen zugeordnet. Dazu wird er vom Medizinischen Dienst der Krankenkassen in seiner häuslichen Umgebung untersucht.

Welche Leistungen werden von der Pflegeversicherung gewährt?

Im Pflegeversicherungsgesetz sind folgende Leistungen vorgesehen:

Sachleistung:
Die häusliche Pflege wird durch zugelassene Pflegeeinrichtungen sichergestellt.

Geldleistung:
Die häusliche Pflege wird durch Angehörige oder sonstige Pflegepersonen sichergestellt (Pflegegeld).

Kombinationsleistung:
Die häusliche Pflege wird durch Sach- und Geldleistung sichergestellt. Die Entscheidung über das Verhältnis von Sach- und Geldleistungen ist für sechs Monate bindend.

Pflegehilfsmittel:
Die häusliche Pflege wird durch Hilfsmittel erleichtert, Beschwerden werden gelindert oder die Selbständigkeit des Pflegebedürftigen wird erhöht.

Darüber hinaus werden unter bestimmten Bedingungen noch Zuschüsse bis zu einer Höhe von 5.000,- DM für Maßnahmen gezahlt, die das individuelle Wohnumfeld verbessern. Diese Leistung ist abhängig vom Einkommen.

Pflegestufen	Sachleistung (monatlich)	Geldleistung (monatlich)
Pflegestufe I:	bis zu 750,- DM	400,- DM
Pflegestufe II:	bis zu 1.800,- DM	800,- DM
Pflegestufe III:	bis zu 2.800,- DM	1.300,- DM
Härtefallregelung:	bis zu 3.750,- DM	

Wenn die Pflege in der häuslichen Umgebung nicht ausreichend gewährleistet werden kann, werden auch die Kosten für eine teilstationäre Pflege (**Tages- oder Nachtpflege**) mitfinanziert:

Pflegestufe I: bis zu 750,- DM (monatlich)

Pflegestufe II: bis zu 1.500,- DM (monatlich)

Pflegestufe III: bis zu 2.100,- DM (monatlich)

Kann eine häusliche Pflege zeitweise nicht sichergestellt werden, z.B. weil eine Pflegeperson ausfällt, gibt es noch folgende Möglichkeiten:

Kurzzeitpflege:
Vollstationäre Pflege für eine Zeit von längstens vier Wochen und bis zu einer Höhe von 2.800,- DM pro Kalenderjahr.

Ersatzpflegekraft:
Häusliche Pflege durch eine Ersatzpflegekraft für längstens vier Wochen und bis zu einer Höhe von 2.800,- DM pro Kalenderjahr

Seit **1. Juli 1996** werden zudem die pflegebedingten Aufwendungen für die **stationäre Pflege** mit monatlich bis zu 2.800,- DM bezuschußt. In Härtefällen stehen bis zu 3.300,- DM zur Verfügung. Für Unterkunfts- und Verpflegungskosten muß der Patient selbst aufkommen oder ergänzende Sozialhilfe beantragen.

Für Pflegepersonen, z.B. Angehörige, zahlt die Pflegeversicherung unter bestimmten Voraussetzungen Beiträge zur Renten- und Unfallversicherung. Daneben sollen sie die Gelegenheit erhalten, sich in Pflegekursen mit den wichtigsten Fertigkeiten für die Pflege vertraut zu machen. Diese Kurse werden von verschiedenen Organisationen, u.a. den Pflegekassen, kostenlos angeboten.

Pflegestufe I

Erheblich Pflegebedürftige
- Es besteht mindestens einmal täglich Hilfebedarf.
- Die Hilfe wird für wenigstens zwei Verrichtungen aus einem oder mehreren Bereichen (Körperpflege, Ernährung oder Bewegung) benötigt.
- Zusätzlich ist mehrfach in der Woche Unterstützung bei hauswirtschaftlichen Tätigkeiten notwendig.
- Der zeitliche Mindestaufwand für die Pflege beträgt **1,5 Stunden** pro Wochentag. Dabei muß die Grundpflege gegenüber der Hauswirtschaft überwiegen.

Pflegestufe II

Schwerpflegebedürftige
- Es besteht mindestens dreimal täglich Hilfebedarf.
- Der Hilfebedarf besteht zu verschiedenen Tageszeiten (z.B. morgens, mittags und abends).
- Die Hilfe wird im Bereich der Körperpflege, der Ernährung oder der Bewegung benötigt.
- Zusätzlich ist mehrfach in der Woche Unterstützung bei hauswirtschaftlichen Tätigkeiten notwendig.
- Der zeitliche Mindestaufwand für die Pflege beträgt **3 Stunden** pro Wochentag. Dabei muß die Grundpflege gegenüber der Hauswirtschaft überwiegen.

Pflegestufe III

Schwerstpflegebedürftige
- Es besteht täglich rund um die Uhr, auch nachts Hilfebedarf.
- Die Hilfe wird bei der Körperpflege, der Ernährung oder der Bewegung benötigt.
- Zusätzlich ist mehrfach in der Woche Unterstützung bei hauswirtschaftlichen Tätigkeiten notwendig.
- Der zeitliche Mindestaufwand für die Pflege beträgt **5 Stunden** pro Wochentag. Dabei muß die Grundpflege gegenüber der Hauswirtschaft überwiegen.
- Die Pflegestufe III wurde noch durch eine rechtlich sehr umstrittene Härtefallregelung ergänzt. Sie ist folgendermaßen definiert:
- Es besteht ein außergewöhnlich hoher Pflegebedarf, der das übliche Maß der Pflegestufe III übersteigt.
- Die Hilfe wird mehrfach auch in der Nacht benötigt.
- Ein solcher Hilfebedarf besteht z.B. im Endstadium von Krebserkrankungen oder auch bei AIDS.

Was ist, wenn die Leistungen der Pflegekasse nicht reichen?
Auch mit der neuen Pflegeversicherung muß der Patient bis zu einem gewissen Grad für seine Pflegekosten selbst aufkommen (private Vorsorge). Reichen seine finanziellen Mittel dafür nicht aus, kann er ergänzende Sozialhilfe bei seinem Sozialamt beantragen. Gerade bei Menschen mit HIV und AIDS wird dies aufgrund der hohen Pflegekosten und der oft geringen Eigenmittel häufig der Fall sein.

Für diese Hilfe in besonderen Lebenslagen gelten bestimmte Einkommensfreigrenzen. **Man muß also nicht völlig mittellos sein, um diese Hilfe zu erhalten.**

VIII DIE ROLLE DES HAUSARZTES

Die medizinische Betreuung von HIV-Patienten und AIDS-Kranken erfordert ein integriertes Behandlungskonzept, in dem Hausarzt und HIV-Spezialisten (Schwerpunktpraxen, Klinikambulanzen) eng zusammenarbeiten. Die Betreuungssituation ähnelt dabei den Verhältnissen bei anderen chronischen Krankheiten wie etwa bei Tumorpatienten, bei Dialysepatienten oder schweren Erkrankungen aus dem rheumatischen Formenkreis.

In jedem Stadium der Erkrankung und schon bei der Diagnosestellung sind originäre hausärztliche Fähigkeiten und Kenntnisse gefordert. Voraussetzung dazu sind die Bereitschaft zur ständigen Weiterbildung, die Kenntnisse der örtlichen Versorgungsstruktur und der vorurteilsfreie, professionelle Umgang mit der Lebenswelt der Hauptbetroffenengruppen.

Insbesondere in folgenden Situationen kommt dem Hausarzt eine Schlüsselrolle zu:
- Erfassen und Beraten von Patienten mit Risiko für HIV-Infektion, Erkennen von Risikoverhalten und von Indikatorkrankheiten (Mundsoor, Leukoplakie, Lymphknotenschwellung, Geschlechtskrankheiten, komplizierte Verläufe von Herpes-Infektionen etc.)
- Durchführung des Tests und Mitteilung des Testergebnisses
- Hilfe bei der Bewältigung eines positiven Testergebnisses

Grundregeln
- Kein Test ohne vorherige Einwilligung
- Kein Test ohne vorherige Abklärung der Belastbarkeit für ein positives Testergebnis
- Schweigepflicht muß auch vom Praxispersonal gewährleistet sein
- Testergebnis nie am Telefon mitteilen
- Zeit nehmen, um Reaktionen des Patienten abzuschätzen

Symptomlose Phase
- Hilfe bei Krankheitsbewältigung
- Beratung hinsichtlich Lebensführung und Planung
- Kontaktaufnahme zu den spezialisierten Behandlern
- Verlaufskontrolle in Zusammenarbeit mit den entsprechenden Zentren
- Behandlung von Begleiterkrankungen

Therapieeinleitung: Wegen der Komplexität und der ständigen Innovation sollte die Indikation zur antiretroviralen Therapie durch die spezialisierten Behandler gestellt werden. Wenn möglich sollten Patienten für die Teilnahme an kontrollierten Studien gewonnen werden.

Symptomatische Phase
- Enge Zusammenarbeit und regelmäßige Mitbehandlung durch die spezialisierten Zentren
- Erfassen von Frühzeichen einer opportunistischen Infektion oder einer Krankheitsprogression sowie von Nebenwirkungen der Medikamente
- Beratung in Bezug auf Schwerbehindertenstatus, Berentung, psychosoziale Hilfen

Finalphase
- Palliative Therapie (Schmerztherapie)
- Koordination und Organisation der Finalpflege in Zusammenarbeit mit Pflegediensten AIDS-Hilfen und freiwilligen Helfern
- Betreuung der Angehörigen
- Sterbebegleitung

IX TYPISCHE BEFUNDE

Abbildungsverzeichnis

- Abb. 1: Pneumocystis carinii-Pneumonie
- Abb. 2: Lymphom
- Abb. 3: Toxoplasmoseherde im Gehirn
- Abb. 4: Progressive multifokale Leukenzephalopathie (PML)
- Abb. 5: Atypische Mykobakteriose
- Abb. 6: CMV-Retinitis
- Abb. 7: Orale Haarleukoplakie
- Abb. 8: Exiccationsekzem
- Abb. 9: Herpes zoster
- Abb. 10: Orale Candidose
- Abb. 11: Verrucae
- Abb. 12: Mollusca contagiosa
- Abb. 13: Psoriasis
- Abb. 14: Kaposi-Sarkom
- Abb. 15: Kaposi-Sarkom

Für die Bilder Nr. 1, 2, 3 und 4 danken wir Herrn Prof. Dr. D. Hahn (Vorstand des Instituts für Röntgendiagnostik, Klinikum der Universität Würzburg).

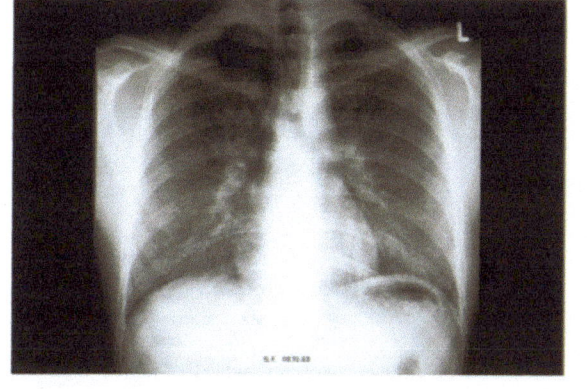

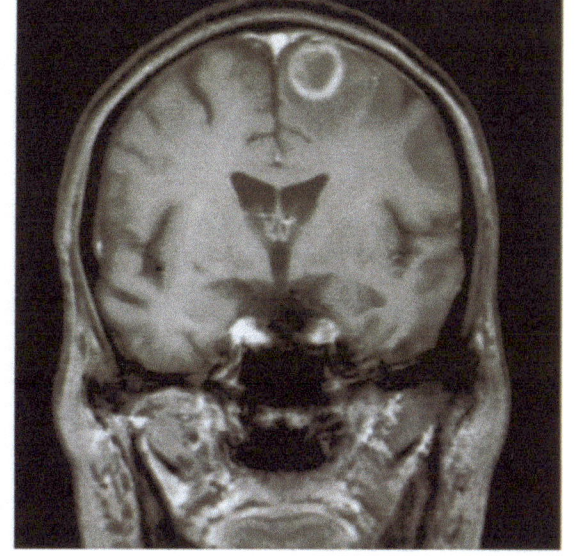

Abb. 1: Pneumocystis carinii-Pneumonie

Abb. 2: Lymphom

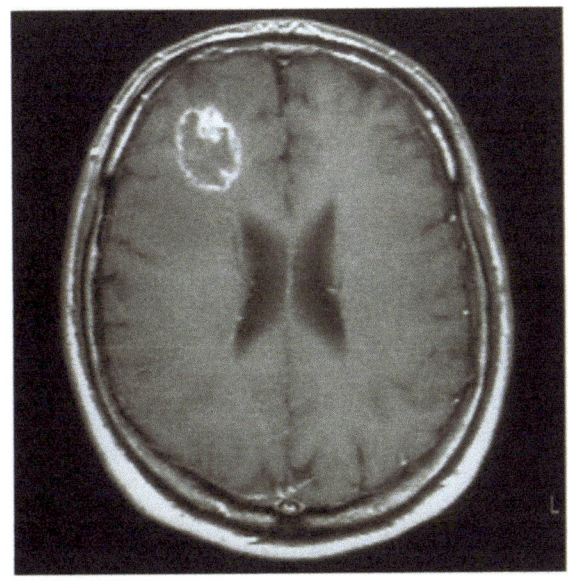 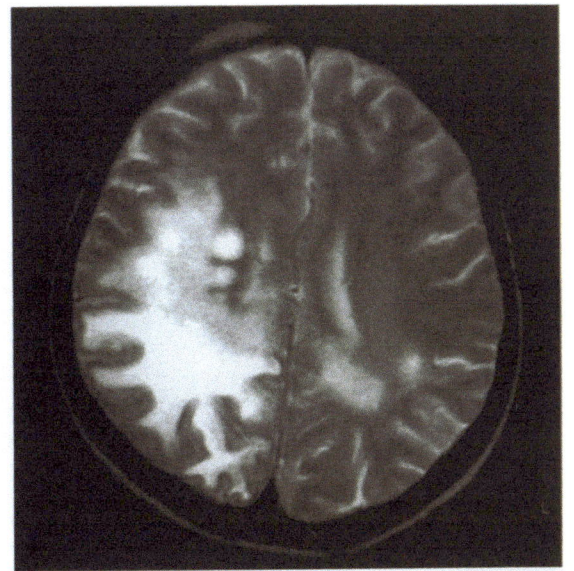

Abb. 3: Toxoplasmoseherde im Gehirn **Abb. 4: Progressive multifokale Leukenzephalopathie (PML)**

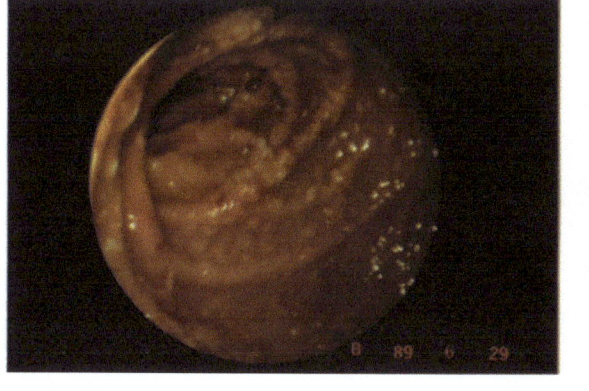

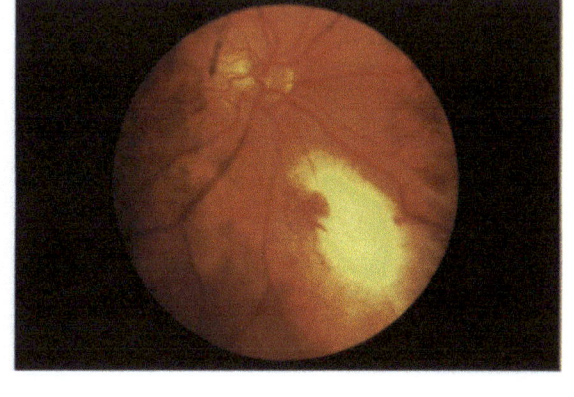

Abb. 5: Atypische Mykobakteriose

Abb. 6: CMV-Retinitis

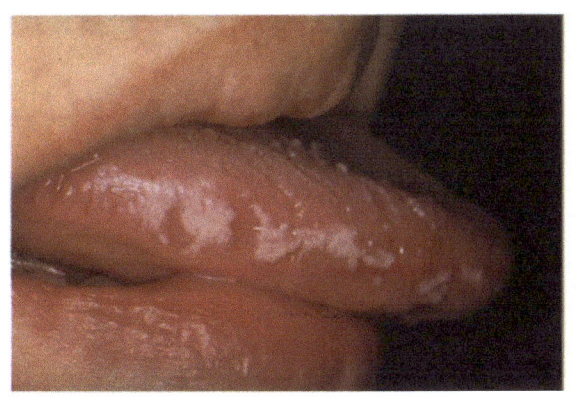
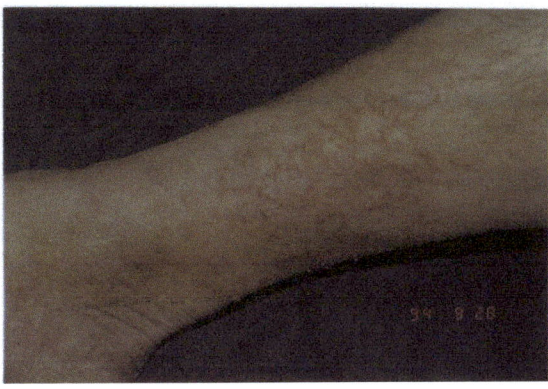

Abb. 7: Orale Haarleukoplakie **Abb. 8: Exiccationsekzem**

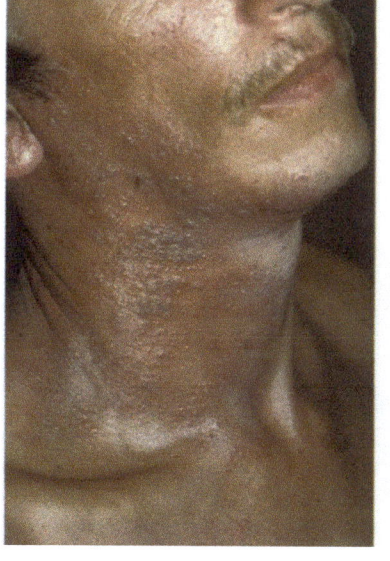

Abb. 9: Herpes zoster

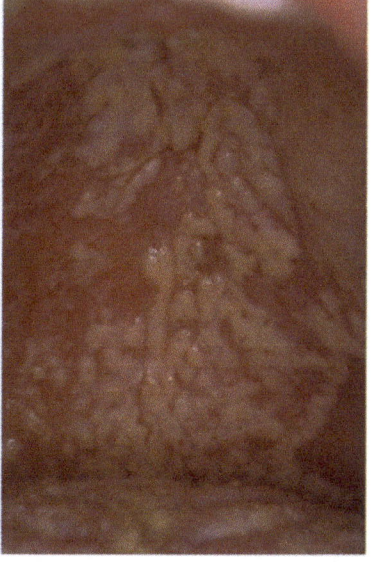

Abb. 10: Orale Candidose

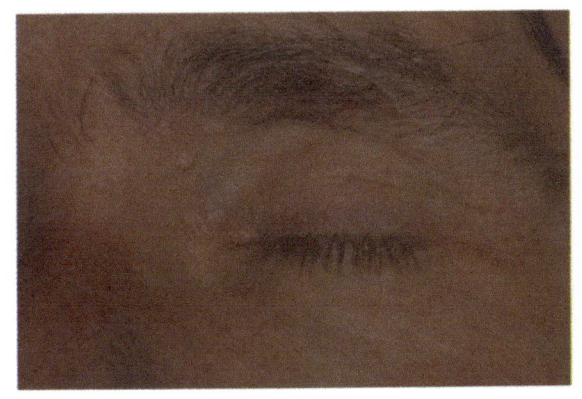

Abb. 11: Verrucae

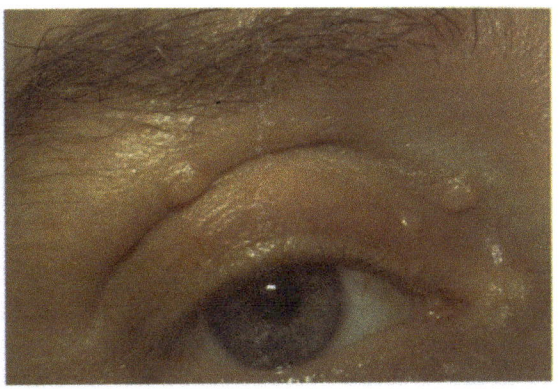

Abb. 12: Mollusca contagiosa

IX

HIV und AIDS · **Typische Befunde** · Juli 1998

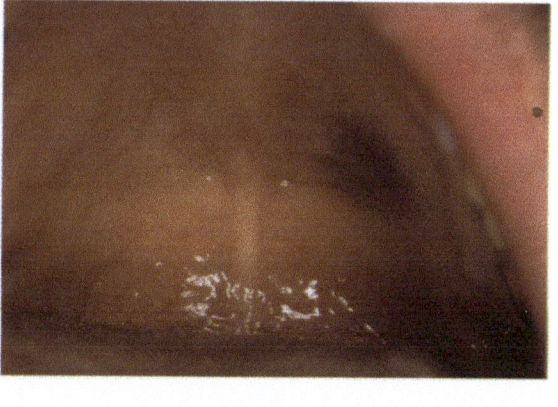

Abb. 13: Psoriasis vulgaris

Abb. 14: Kaposi-Sarkom

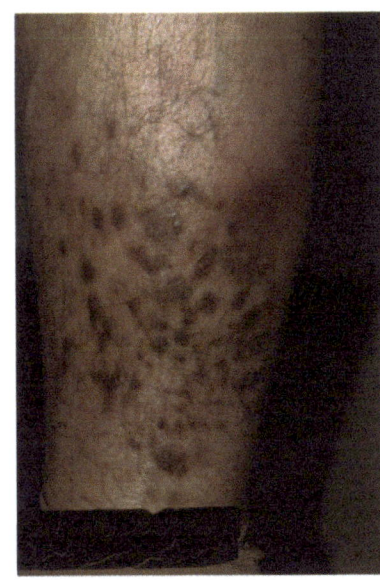

Abb. 15: Kaposi-Sarkom

X LITERATURLISTE

Deutschsprachige Bücher und Loseblattsammlungen:

Arasteh, K./ Weiß, R.
Buch gegen die Panik
Leben mit der HIV-Infektion
Verlag rosa Winkel 1997

Borelli, S/ Engst, R./ Ring, J (Hrsg.)
HIV-Infektion-AIDS
Stand der Epidemiologie, Diagnostik,
Verfahrensweise und therapeutische
Möglichkeiten 1997

Brockmeyer, Mertins (Hrsg.)
HIV-Infekt
Pathogenese, Diagnostik, Therapie
Springer Verlag 1997

Brodt, Helm, Kamps
AIDS 1998
Diagnostik und Therapie HIV-assoziierter
Erkrankungen
Steinhäuser Verlag

Clement, Ulrich
HIV-positiv
Psychische Verarbeitung, subjektive
Infektionstheorien und psychosexuelle
Konflikte HIV-Infizierter
Enke Verlag 1992

Deutsche AIDS Hilfe e.V. (Hrsg.)
AIDS-Heutiger Wissensstand
Dieffenbachstr. 33
10967 Berlin

Deutsche AIDS-Hilfe e.V. (Hrsg.)
Therapien bei AIDS
Dieffenbachstr. 33
10967 Berlin

Gölz, Jörg
Der drogenabhängige Patient
Urban und Schwarzenberg 1995

Gölz, Mayr, Bauer
HIV und AIDS.
Behandlung, Beratung, Betreuung
Urban & Schwarzenberg 1998

Heintz, Klaus; Traute, Armin
Aktiv gegen das Virus
Patientenratgeber, 2. Aufl. 1997
Über die Berliner AIDS-Hilfe erhältlich:
Meinekestraße 12
10719 Berlin

Hirschel, Bernhard
AIDS: Diagnose, Betreuung, Behandlung
Ein Leitfaden für Ärzte und Pflegepersonal
Verlag Hans Huber 1995

Husstedt, I. W.
HIV und Aids
Fachspezifische Diagnostik und Therapie
Springer 1998

Jäger, Hans
AIDS und HIV-Infektionen
Handbuch und Atlas für Klinik und Praxis.
ecomed Verlagsgesellschaft 1987ff.

Jäger, Hans
AIDS
Eine Krankheit wird behandelbar
ecomed 1993

Jäger (Hrsg.)
AIDS
Neue Perspektiven
Therapeutische Erwartungen
Die Realität 1997
ecomed 1997

L'age-Stehr J., Helm, E.B.
AIDS und die Vorstadien
Ein Leitfaden für Praxis und Klinik
Springer Verlag 1988 ff.

Rockstroh, Sauerbruch, Spengler
HIV und AIDS in der Gastroenterologie
Urban & Schwarzenberg 1997

**Selbsthilfehandbuch
für Menschen mit HIV**
Deutsche AIDS-Hilfe e.V.

Würdemann, Uli
**Wechselwirkungen bei
HIV-Medikamenten**
über Deutsche AIDS-Hilfe e.V. und Projekt-
information erhältlich

Deutschsprachige Zeitschriften
Stand: Mai 1998

Bericht des AIDS-Zentrums im
Robert Koch-Institut
über aktuelle epidemiologische Daten
Quartalsbericht
Robert-Koch-Institut (Hrsg.)
Stresemannstraße90-102
10963 Berlin
Tel.: 030/45473424
Fax: 030/45473511
Direkter Faxabruf: 030/45473568

**Deutsches AIDS/HIV-Therapiestudien-
register 1997**
Robert-Koch-Institut (Hrsg.)
Stresemannstraße 90-102
10963 Berlin
Tel.: 030/45473424
Nur noch im Internet:
http:/www.RKI.de/infect/aids_std/az.htm

Fax Report
Deutsche AIDS-Hilfe e.V. (Hrsg.)
Dieffenbachstraße 33
Tel.: 030/690087-0
Fax: 030/690087-42

Projekt Information (3-4 mal jährlich)
Projekt Kurzinfo (6-8 mal jährlich)
Projekt Information e.V. (Hrsg.)
Buttermelcherstraße 15
80469 München
Tel.: 089/21949620
Fax: 089/21949620

XI ADRESSENVERZEICHNIS

Liste der Schwerpunktpraxen und Ambulanzen

nach Postleitzahlen geordnet

Städtisches Krankenhaus
Dresden-Neustadt
Medizinische Klinik
Infektions- u. Tropenkrankheiten
Industriestraße 40
01129 Dresden
Tel.: 0351/8562150
Fax: 0351/8562151

Klinikum der Technischen Universität
Hautklinik
Immunschwächeambulanz
Fetscherstraße 74
01307 Dresden
Tel.: 0351/4583431
Fax: 0351/4583878

Universitätsklinikum
Hautklinik
HIV-Ambulanz
Liebigstraße 21
04103 Leipzig
Tel.: 0341/9718175
Fax: 0341/9718609

Universitätsklinikum
Hautklinik
Ernst-Krommayer-Straße 5-6
06097 Halle/Saale
Tel.: 0345/5573911

PD Dr. med. R. Rohrberg
Arzt für Innere Medizin
Hämatologie, Internistische Onkologie
Niemeyerstraße 23
06110 Halle/Saale
Tel.: 0345/219853
Fax: 0345/2198899

Universitätsklinikum
Medizinische Klinik
Hämatologie und Onkologie
Immunhämatologische Ambulanz
Ernst-Grube-Straße 40
06120 Halle/Saale
Tel.: 0345/5572632
Fax: 0345/5572950

Städtisches Klinikum
Karl-Keil-Straße 35
08060 Zwickau
Tel.: 0375/512429-33
Fax: 0375/529551

Klinikum
Krankenhaus Küchenwald
Klinik für Infektionskrankheiten
HIV-Ambulanz
Bürgerstraße 2
09113 Chemnitz
Tel.: 0371/33342644
Fax: 0371/33342687

Dr. med. Jürgen Kölzsch
Arzt für Haut- und Geschlechtskrankheiten
Landsberger Allee 4a
(Matthiasstr. 7)
10249 Berlin
Tel.: 030/42108590
Fax: 030/42108591

Krankenhaus Prenzlauer Berg
Medizinische Abteilung II
Danziger Straße 75
10405 Berlin
Tel.: 030/42422162
Fax: 030/4250133

Dr. med. Stephan Dupke
Arzt für Innere Medizin
Andreas Carganico
Arzt für Allgemeinmedizin
Driesener Straße 11
10439 Berlin
Tel.: 030/4459575
Fax: 030/4459664

Dr. med. Elke Lauenroth-Mai
Dr. med. Frank Schlote
Ärzte für Innere Medizin
Turmstraße 76a
10551 Berlin
Tel.: 030/3911021
Fax: 030/3923246

Burkhard Bratzke
Arzt für Haut- und Geschlechtskrankheiten
Gotzkowsky Straße 3
10555 Berlin
Tel.: 030/3925525
Fax: 030/3930631

DM Andreas Haß
Kaiserin-Augusta Allee 95
10589 Berlin
Tel.: 030/3443777

Dr. med. Jürgen Wiederholt
Arzt für Innere Medizin
Grolmannstraße 51
10623 Berlin
Tel.: 030/3123630

Dr. med. Hansjörg Reupke
Arzt für Haut- und Geschlechtskrankheiten
Wilmersdorferstraße 62
10627 Berlin
Tel.: 030/3275855
Fax: 030/32705972

Dr. med. Mechthild Vocks-Hauck
Ärztin für Kinderheilkunde
Wilmersdorferstraße 58
10627 Berlin
Tel.: 030/3245474
Fax: 030/3247421

Dr. med. Hans-Dieter Heil
Dietmar Schranz
Ärzte für Innere Medizin
Pariser Straße 39/40
10707 Berlin
Tel.: 030/8818581 / 8818515
Fax: 030/8852593

Dr. med. Bernhard Kammerau
Arzt für Haut- und Geschlechtskrankheiten
Hohenzollerndamm 47a
10713 Berlin
Tel.: 030/8615252

Uwe Michael Bänsch
Arzt für Allgemeinmedizin
Dr. med. Susanne Stechele-Lich
Ärztin für Innere Medizin
Joachimstalerstraße 21
10719 Berlin
Tel.: 030/8819966
Fax: 030/8835021

Dr. med. Hartmut Tiel
Arzt für Haut- und Geschlechtskrankheiten
Joachimstalerstraße 21
10719 Berlin
Tel.: 030/8814009

Dr. med. George Leo
Arzt für Allgemeinmedizin
Fuggerstraße 33
10777 Berlin
Tel.: 030/2117007
Fax: 030/2187000

Jesus Dobao
Matthias Freiwald
Fuggerstraße 33
10777 Berlin
Tel.: 030/235018-0
Fax: 030/23501818

Heiko Jessen
Arzt für Allgemeinmedizin
Motzstraße 19
10777 Berlin
Tel.: 030/2351070
Fax: 030/23510722

Dr. med. Martin Kübler
Arzt für Innere Medizin
Innsbrucker Straße 35
10825 Berlin
Tel.: 030/781009

Dr. med. Cord Schauenburg
Arzt für Innere Medizin
Felise Krauthausen
Ärztin für Allgemeinmedizin
Mehringdamm 50
10961 Berlin
Tel.: 030/78992635
Fax: 030/78992638

Augusta-Viktoria-Krankenhaus
Medizinische Klinik II
Rubensstraße 125
12157 Berlin
Tel.: 030/79032331,-2341,-2609

Universitätsklinikum Benjamin Franklin
PMed 300
Hindenburgdamm 30
12200 Berlin
Tel.: 030/7984121

Dr. med. Gerd Bauer
Arzt für Innere Medizin, Hämatologie und
Internistische Onkologie
Seestraße 64
13347 Berlin
Tel.: 030/4550950

Virchow-Klinikum
HIV-Tagesklinik Kinder
Augustenburger Platz 1
13353 Berlin
Tel.: 030/45066501
Fax: 030/45066501

Landesinstitut für Tropenmedizin
Spandauer Damm 130
Haus 10
14050 Berlin
Tel.: 030/30116794
Fax: 030/30116888

Dr. med. Jörg Gölz
Arzt für Allgemeimedizin
Tel.: 030/3069890
Fax: 03030698998
Dr. med. Arend Moll
Arzt für Innere Medizin
Kaiserdamm 24
14057 Berlin
Tel.: 030/3011390
Fax: 030/30113999

Allgemeines Krankenhaus St. Georg
HIV-Tagesklinik
Lohmühlenstraße 5
20099 Hamburg
Tel.: 040/28902206
Fax: 040/28904158

Dr. med. Lutwinus Weitner
Dr. med. Axel Adam
Brenner Straße 71
20099 Hamburg
Tel.: 040/244544
Fax: 040/2801772

Dr. med. Stefan Fenske
Grindelallee 35
20146 Hamburg
Tel.: 040/4132420
Fax: 04041324222

Frauenklinik Finkenau
Finkenau 35
22081 Hamburg
Tel.: 040/28905200
Fax: 040/28905234

Dr. med. Michael Begemann
Dr. med. Günther Stolzenbach
Eppendorfer Landstraße 42
20249 Hamburg
Tel.: 040/4602001
Fax: 040/473457

Universitätsklinik Eppendorf
Infektionssprechstunde
Martinistraße 52
20251 Hamburg
Tel.: 040/47171
Fax: 040/47176735

Dr. med. Andreas Meier
Osterstraße 16
20259 Hamburg
Tel.: 040/404711
Fax: 040/40195671

Tropenkrankenhaus
Bernhard-Nocht-Straße 74
20354 Hamburg
Tel.: 040/311820
Fax: 040/31182388

Dr. med. Gerhard Schmidt-Hartnack
Dammtor-Straße 27
20354 Hamburg
Tel.: 040/433880
Fax: 040/354076

Universitätsklinik
Medizinische Klinik
Ratzeburger Allee 160
23538 Lübeck
Tel.: 0451/5002344
Fax: 0451/5002938

Städtisches Krankenhaus
HIV-Ambulanz
Metz-Straße 53-57
24116 Kiel
Tel.: 0431/1697297
Fax: 0431/1697862

Westküstenklinikum
HIV-Ambulanz
Esmarchstraße 50
25746 Heide
Tel.: 0481/78501531
Fax: 0481/78501509

Dr. med. Hans-Fokke Hinrichs
Arzt für Innere Medizin, Hämatologie und
Internistische Onkologie
Auguststraße 22
26122 Oldenburg
Tel.: 0441/9736229
Fax: 0441/9736239

Prof. Dr. med. Hermann Holzhüter
Arzt für Innere Medizin
Dobbenweg 6
28203 Bremen
Tel.: 0421/74096
Fax: 0421/74099

Dr. med. Harald Kreutzmann
Arzt für Innere Medizin
Fedelhören 60
28203 Bremen
Tel.: 0421/320464

Dr. med. Sigrid Weber
Ärztin für Innere Medizin
Dobbenweg 6
28203 Bremen
Tel.: 0421/74096
Fax: 0421/74099

Dr. med. Birger Kuhlmann
Arzt für Innere Medizin
Georgstraße 46
30159 Hannover
Tel.: 0511/324733
Fax: 0511/324733

Marcus Stürner
Lutherstraße 55
30419 Hannover
Tel.: 0511/816410
Fax: 0511/816492

Medizinische Hochschule
Immunologische Ambulanz II
Konstanty Gutschow Straße 8
30625 Hannover
Tel.: 0511/5323637
Fax: 0511/5325324

Dr. med. Elmar Straube
Arzt für Neurologie
Marktstraße 27-29
30890 Barsinghausen
Tel.: 05105/4006
Fax: 05105/515428

Dr. med. Michael Erne
Theodor-Heuss-Straße 1
32760 Detmold
Tel.: 05231/88210
Fax: 05231/89173

Dr. med. Doris Bothe
Ärztin für Innere Medizin
Alte Torgasse 10
33098 Paderborn
Tel.: 05251/24081
Fax: 05251/21614

Städtisches Krankenhaus
Medizinische Klinik
Hämatologisch - onkologische Ambulanz
Reckenbergstraße 19
33332 Gütersloh
Tel.: 05241/830

Dr. med. Erhardt Schäfer
Arzt für Innere Medizin, Hämatologie und
Internistische Onkologie
Welle 20
33602 Bielefeld
Tel.: 0521/137930
Fax. 0521/137933

Krankenanstalten Gilead
Mara gGmbH
Infektionsambulanz
Maraweg 17-19
33617 Bielefeld
Tel.: 0521/1444253
Fax. 0521/1444544

Dr. med. Wilfried Kallenbach
Arzt für Innere Medizin
Obere Königstraße 47
34117 Kassel
Tel.: 0561/17153
Fax: 0561/710485

Dr. med. Olaf Weber
Königsplatz 36a
34117 Kassel
Tel.: 0561/71866
Fax: 0561/15655

Universitätsklinikum
Infektionsambulanz
Paul-Meimberg-Straße 5
35392 Gießen
Tel.: 0641/9942674
Fax: 0641/9952254

Dr. med. Michael Mülverstedt
Friedrichstraße 13
35392 Gießen
Tel.: 0641/72367

Universitätsklinik
Medizinische Klinik und Poliklinik
Infektionsambulanz
Robert-Koch-Straße 40
37075 Göttingen
Tel.: 0551/396810
Fax. 0551/398596

Dr. med. Jürgen Käferstein
Arzt für Innere Medizin
Südstraße 4-5
38100 Braunschweig
Tel.: 0531/16151
Fax: 0531/49573

Universitätsklinik
Kinderklinik
Postfach 101007
40001 Düsseldorf
Tel.: 0211/8116154
Fax: 0211/9348214

Ferdinand Lanckohr
Arzt für Allgemeinmedizin
Düsselthaler Straße 26
40211 Düsseldorf
Tel.: 0211/487042

Universitätsklinik
Neurologische Abteilung
Moorenstraße 5
40225 Düsseldorf
Tel.: 0211/8118981

Universitätsklinik
HIV-Ambulanz
Moorenstraße 5
40225 Düsseldorf
Tel.: 0211/8116151
Fax: 0211/8116294

Dr. med. Ulrich Marder
Arzt für Innere Medizin
Lindemannstraße 29
40237 Düsseldorf
Tel.: 0211/672283
Fax: 0211/6911522

Sarah Schons
Ärztin für Allgemeinmedizin
Nordstraße 33
40477 Düsseldorf
Tel.: 0211/4901145
Fax: 0211/4921059

Dr. med. Heribert van de Löcht
Dr. med. Angela Fluck-van de Löcht
Hindenburgstraße 147
41061 Mönchengladbach
Tel.: 02161/10155
Fax: 02161/10178

Dr. med. Andreas Hoff
Arzt für Innere Medizin
Dr. med. Ulrich Heinen
Arzt für Innere Medizin
und Gastroenterologie
Annakirchstraße 51-53
41063 Mönchengladbach
Tel.: 02161/89140
Fax: 02161/895263

Dr. Uta Stürtzbecher-Gericke
Ärztin für Innere Medizin
Regentstraße 13
41601 Mönchengladbach
Tel.: 02161/927920
Fax: 02161/209508

Dr. med. Ursula Empt
Dr. med. Ulf Empt
Dr. med. Wolfgang Frasch
Ärzte für Innere Medizin
und Gastroenterologie
Lindenstraße 35
41747 Viersen
Tel.: 02162/30006
Fax: 02162/30007

Dr. med. Manfred Graab
Rudolf Ziersch Straße 17
42287 Wuppertal
Tel.: 0202/571938

Städtische Kliniken
HIV-Ambulanz
Hövelstraße 8
44137 Dortmund
Tel.: 0231/5020700
Fax: 0231/5020702

St. Josef-Hospital
HIV-Ambulanz
Gudrunstraße 56
44791 Bochum
Tel.: 0234/5092334

Universitätsklinik
Medizinische Klinik
M 8
Hufelandstraße 55
45147 Essen
Tel.: 0201/7230

Universitätsklinik
Hautklinik
H 1
Hufelandstraße 55
45147 Essen
Tel.: 0201/7233696

Peter Arbter
Dr. med. Clemens Klisch
Dr. med. Hans Werner Teichmüller
Ärzte für Innere Medizin
Ostwall 242
47798 Krefeld
Tel.: 02151/85550
Fax: 02151/960651

Dr. med. Knut Krausbauer
Dr. med. Ruth Möhrke
Danziger Platz 2
47809 Krefeld
Tel.:02151/570358, 571965
Fax: 02151/570759

Dr. med. Heiner Busch
Arzt für Innere Medizin
Zentrum für interdisziplinäre Medizin
Corrensstraße 60/62
48149 Münster
Tel.: 0251/845566
Fax. 0251/845559

Dr. med. Thomas Poehlke
Arzt für Psychiatrie
Corrensstraße 60/62
48149 Münster
Tel.: 0251/845025
Fax. 0251/845559

Dr. med. Rüdiger Gippert
Dr. med. Peter Hartmann
Nordstraße 22
48149 Münster
Tel.: 0251/295888
Fax: 0251/296799

Universitätsklinik
Medizinische Poliklinik
Infektionsambulanz
Albert-Schweitzer-Straße 33
48149 Münster
Tel.: 0251/8347520 und -7521
Fax: 0251/8348116

Klinik Natruper Holz
Infektionsambulanz
Sedanstraße 115
49080 Osnabrück
Tel.: 0541/4053900
Fax: 0541/4053903

Dr. med. Konrad Isernhagen
Gotenring 27
50679 Köln
Tel.: 0221/811990
Fax: 0221/885567

Dr. med. Jürgen Stechel
Bonnerstraße 244
50679 Köln
Tel.: 0221/373747
Fax: 0221/93463131

Werner Wiesel
Riehler Gürtel 13
50735 Köln
Tel.: 0221/7604648
Fax: 0221/7604696

Universitätsklinik
Medizinische Klinik I
Joseph-Stelzmann-Straße 9
50924 Köln
Tel.: 0221/4784433
Fax: 0221/4783470

Universitätsklinik
Hautklinik
Joseph-Stelzmann-Straße 9
50924 Köln
Tel.: 0221/4784523
Fax: 0221/4786864

Dr. med. Heribert Knechten
Arzt für Innere Medizin
Blondelstraße 9
52062 Aachen
Tel.: 0241/470970
Fax: 0241/408652

Universitätsklinik
Medizinische Poliklinik
Infektiologische Ambulanz
Wilhelmstraße 35-37
53111 Bonn
Tel.: 0228/2872263, -2594
Fax: 0228/2872266

Universitätsklinik
Medizinische Klinik
Immunologische und Rheumatologische
Ambulanz
Sigmund-Freud-Straße 25
53127 Bonn
Tel.: 0228/2876558
Fax: 0228/2085034

Krankenhaus Barmherzige Brüder
HIV-Ambulanz
Nordallee 1
54292 Trier
Tel.: 0651/2082662
Fax: 0651/2081299

Universitätsklinik
Medizinische Klinik I
Infektionsambulanz
Langenbeckstraße 1
55131 Mainz
Tel.: 06131/1771
Fax: 06131/176621

Städtisches Krankenhaus Kemperhof
HIV-Ambulanz
Koblenzer Straße 115-155
56037 Koblenz
Tel.: 0261/4991
Fax: 0261/4956

Dr. med. Silvia Freienstein
Ärztin für Innere Medizin
Berlinerstraße 39
60311 Frankfurt
Tel.: 069/281009

Dr. med. Elisabeth Wiesner von Jagwitz
Ärztin für Innere Medizin
Friedberger Landstraße 69
60318 Frankfurt
Tel.: 069/598161

Dr. med. Helga Jürgen-Lohmann
Ärztin für Innere Medizin
Grüneburgweg 51
60323 Frankfurt
Tel.: 069/729966
Fax: 069/173049

Dr. med. univ. Zagreb Zlatko Prister
Münchner Straße 12
60329 Frankfurt/Main
Tel.: 069/231860
Fax: 069/237563

Dr. med. Herbert Elias
Kaiserstraße 72
60329 Frankfurt
Tel.: 069/253103

Dr. med. Georg Reithbuch
Kaiserstraße 50
60329 Frankfurt
Tel.: 069/233484

Dr. med. Stefan Schlesinger
Arzt für Allgemeinmedizin
Seckbacher Landstraße 24
60389 Frankfurt/Main
Tel.: 069/451359
Fax: 069/9450300

Universitätsklinikum
Medizinische Klinik III
Infektionsambulanz, Haus 68
Theodor-Stern-Kai 7
60590 Frankfurt
Tel.: 069/63017680
Fax: 069/63015712

Universitätsklinikum
Zentrum für Kinderheilkunde
Theodor-Stern-Kai 7
60590 Frankfurt
Tel.: 069/63016998
Fax. 069/63016491

Städtische Kliniken
Infektionsambulanz
Bleichstraße 19
64283 Darmstadt
Tel.: 06151/1076526
Fax: 06151/1076598

Josef Hospital
Immunologische Ambulanz
Solmsstraße 15
65189 Wiesbaden
Tel: 0611/1771281

Dr. med. Wolfgang Starke
Arzt für Allgemeinmedizin
Goebenstraße 31
65195 Wiesbaden
Tel.: 0611/440700

Dr. med. Beatrice Gospodinov
Mainzer Straße 38
66111 Saarbrücken
Tel.: 0681/967570
Fax: 0681/9675723

Dr. med. Wolfgang Wahlster
Arzt für Allgemeinmedizin
Blumenstraße 11
66111 Saarbrücken
Tel.: 0681/31088

Dr. med. Jörg Schimke
Dr. med. Georg Jacobs
Ärzte für Innere Medizin, Hämatologie und
internistische Onkologie
Am Ludwigsberg 78 (DAS KONTOR)
66113 Saarbrücken
Tel.: 0681/473575
Fax: 0681/473576

Johannes Bunge
Arzt für Allgemeinmedizin
Bismarckstraße 45
66121 Saarbrücken
Tel.: 0681/65008
Fax: 0681/635492

Universitätsklinikum
Medizinische Klinik I
Hämatologische Ambulanz
Oscar-Orth-Straße
66424 Homburg/Saar
Tel.: 06841/163088
Fax: 06841/163069

Städtische Krankenanstalten
Medizinische Klinik II
HIV-Ambulanz
Brunnenstraße 79
67065 Ludwigshafen
Tel.: 0621/503-3908

Dr. med. Dr. rer. nat. Oswald Burkhard
Dipl. med. Birgit Reimann
Ärzte für Innere Medizin,
Hämatologie und Internistische Onkologie
Martinsgasse 1
67547 Worms
Tel.: 06241/6606
Fax: 06241/82450

Westpfalzkliniken
Medizinische Klinik III
Infektionsambulanz
Friedrich-Engels-Sraße 25
67653 Kaiserslautern
Tel.: 0631/2031677

Klinikum Mannheim
der Universität Heidelberg
Gynäkologische Ambulanz
Theodor-Kutzer-Ufer
68135 Mannheim
Tel.: 0621/3832288
Fax: 0621/3833814

Klinikum Mannheim
der Universität Heidelberg
Kinderklinik
Haus II
Grenadierstraße
68135 Mannheim
Tel.: 0621/3832348
Fax: 0621/3833829

Dr. phil. nat. Jürgen Brust
Dr. med. Dieter Schuster
Gemeinschaftspraxis für Innere Medizin,
Hämatologie und Internistische Onkologie
Q1, 17-18
68161 Mannheim
Tel.: 0621/22430
Fax: 0621/28433

Klinikum Mannheim
der Universität Heidelberg
Medizinische Klinik III
Wiesbadener-Straße 7-11
68305 Mannheim
Tel.: 0621/3834114
Fax: 0621/3834201

Universitätsklinik
Hautklinik
HIV-Ambulanz
Voßstraße 2
69115 Heidelberg
Tel.: 06221/568543
Fax: 06221/564917

Katharinenhospital
Medizinische Klinik
Kriegsbergstr. 60
70174 Stuttgart
Tel.: 0711/2785106
Fax: 0711/2785119

Dr. med. Susanne Mantel
Eiko Schnaitmann
Ärzte für Allgemeinmedizin
Schwabstraße 57-59
70197 Stuttgart
Tel: 0711/615532-0
Fax: 0711/615532-13

Dr. med. Albrecht Ulmer
Arzt für Allgemeinmedizin
Dr. med. Bernhard Frietsch
Arzt für Innere Medizin
Schwabstraße 26
70197 Stuttgart
Tel.: 0711/626308
Fax: 0711/610074

Universitätsklinik
Medizinische Klinik
Geissweg 3
72076 Tübingen
Tel.: 07071/292722

Städtisches Klinikum
Medizinische Klinik II
Hämatologische/Onkologische Ambulanz
Moltkestraße 14-18
76133 Karlsruhe
Tel.: 0721/9743030

Dr. med. Franz Mosthaf
Arzt für Innere Medizin, Hämatologie
und Internistische Onkologie
Bettina von Arnim Weg 3
76135 Karlsruhe
Tel.: 0721/853505
Fax: 0721/853506

Dr. med. Manfred Nowak
Suchtambulanz
Hainbacher Straße 77
76829 Landau
Tel.: 06341/960296

Universitätsklinik
Medizinische Klinik
Rheumatologie und Immunologie
Hugstetter Straße 49
79106 Freiburg
Tel.: 0761/2703401

Dr. med. Werner Becker
Arzt für Innere Medizin
Isartorplatz 6
80331 München
Tel.: 089/229216
Fax: 089/229217

Thomas Kaliebe
Arzt für Hauterkrankungen
Residenzstraße 18
80333 München
Tel.: 089/6929960

Dr. med. Hans Jäger
Dr. med. Eva Jägel-Guedes
Dr. med. Stefan Mauss
Karlsplatz 8
80335 München
Tel.: 089/558188
Fax: 089/5503941

Universitätsklinik
Poliklinik und Tagesklinik
Immunambulanz
Pettenkofer Straße 8 a
80336 München
Tel.: 089/51603550

LMU
I. Frauenklinik
Innenstadt
Maistraße 11
80337 München
Tel.: 089/51604111
Fax: 089/51604913

Universitätsklinik
von Haunersche Kinderspital
Immunambulanz für Kinder
Lindwurmstraße 4
80337 München
Tel.: 089/51603931

LMU
Hautklinik
Immunambulanz
Frauenlobstraße 9-11
80337 München
Tel.: 089/51606370

Dr. med. Heinrich Vonnegut
Arzt für Allgemeinmedizin
Westermühlstraße 18
80469 München
Tel.: 089/267573

Dr. med. Dietrich Gorriahn
Franz-Josef-Straße 38
80801 München
Tel.: 089/349935
Fax: 089/339533

Friedrich Glässel
Ainmillerstraße 26
80801 München
Tel.: 089/333863
Fax: 089/395748

TU
Hautklinik
Immunambulanz
Biedersteinerstraße 29
80802 München
Tel.: 089/38493202

Städtisches Krankenhaus Schwabing
Ambulanz für Immunschwächeerkrankung
Kölner Platz 1
80804 München
Tel.: 089/30683433
Fax: 089/3071301

Dr. med. Karl Beck
Lindenschmitstraße 35
81371 München
Tel.: 089/772929
Fax: 089/7250590

Dr. med. Eberhard Koll
Hochvogelplatz 1
81547 München
Tel.: 089/6905353

Dr. med. Zelman Lichtenstein
Dr. med. Hubert Mandelartz
Ärzte für Innere Medizin
St.-Wolfgang-Platz 9 G
81669 München
Tel.: 089/4484757

Universitätsklinik
Kinderklinik
Prittwitzstraße 43
89075 Ulm
Tel.: 0731/5027702
Fax: 0731/5026681

Universitätsklinik
Medizinische Klinik III
Robert-Koch-Straße 8
89081 Ulm
Tel.: 0731/5024421
Fax: 0731/5024422

Klinikum Nord
Hämatologie
Flurstraße 12
90419 Nürnberg
Tel.: 0911/3982939
Fax: 0911/3985239

Dr. med. Martin Helm
Dr. med. Günther Abelein
Sperberstraße 70
90461 Nürnberg
Tel.: 0911/5956630
Fax: 0911/437989

Universitätsklinik
Medizinische Klinik III
Poliklinik für Immunologie
Krankenhausstraße 12
91054 Erlangen
Tel.: 09131/854742
Fax: 09131/856448

Universitätsklinik
Abteilung für Immunologie
und Rheumatologie
Franz-Josef-Strauß-Allee 11
93042 Regensburg
Tel.: 0941/9447017
Fax: 0941/9447019

Missionsärztliche Klinik
Tropenmedizinische Ambulanz
Salvatorstraße 7
97024 Würzburg
Tel.: 0931/7912821
Fax: 0931/7912826

Universitätsklinikum
Schwerpunkt Infektiologie
und Hepathologie
Josef-Schneider-Straße 2
97080 Würzburg
Tel.: 0931/2013174
Fax: 0931/2013485

Verbände

DAGNÄ
Deutsche Arbeitsgemeinschaft
niedergelassener Ärzte in der
AIDS-Versorgung
Blondelstr. 9
52062 Aachen
Tel.: 0241/26799
Fax: 0241/408652

DAIG
Deutsche AIDS-Gesellschaft
PD. Dr. med. Norbert Brockmeyer
Düsseldorfer Straße 88
45481 Mühlheim
Tel.: 0208/483089
Fax: 0208/461622

KAAD
Klinische Arbeitsgemeinschaft
AIDS-Deutschland
c/o Dr. H. Rasokat
Universitätshautklinik Köln
Josef-Stelzmann-Str. 9
50937 Köln
Tel.: 0221/4784520
Fax: 0221/4784538

Aids-Hilfen und andere Beratungsstellen

**In allen größeren Gesundheitsämtern findet eine AIDS-Beratung statt.
Der HIV-Antikörpertest wird hier kostenlos und anonym durchgeführt!**

Adressliste DAH Stand April 1998

AIDS-Hilfe Dresden e.V.
Florian-Geyer-Straße 13
01307 Dresden
Tel.: 0351/4416142
Fax: 0351/4416142

AIDS-Hilfe Leipzig e.V.
Ossietzkystraße 18
04347 Leipzig
Tel.: 0341/2323126/7
Fax: 0341/2323126

AIDS-Hilfe Halle e.V.
Böllberger Weg 189
06112 Halle/Saale
Tel.: 0345/230900
Fax: 0345/230904

Zwickauer AIDS-Hilfe e.V.
Hauptstraße 18-20
08056 Zwickau
Tel.: 0375/293300
Fax: 0375/835370

AIDS-Hilfe Chemnitz e.V.
Hauboldstraße 6
09111 Chemnitz
Tel.: 0371/415223
Fax: 0371/415223

jederMann e.V.
Prenzelberger AIDS Projekt
Greifenhagener Straße 6
10437 Berlin
Tel.: 030/4441764
Fax: 030/4456000

pluspunkt Berlin e.V.
Ückermünder Straße 1a
10439 Berlin
Tel.: 030/4466880
Fax: 030/44668822

AIDS-Forum e.V.
c/o Gerda Hansen
Bredowstraße 14
10551 Berlin
Tel.: 030/3967505
Fax: 030/3967801

ziK zuhause im Kiez gGmbH
Gemeinnützige Gesellschaft zur
besseren Wohnraumversorgung für Kranke
und Hilfsbedürftige
Reichenberger Straße 27
10559 Berlin
Tel.: 030/3989600
Fax: 030/3989601

Schwulenberatung
Mommsenstaße 45
10629 Berlin
Tel.: 030/32703040
Fax: 030/32703041

Berliner AIDS-Hilfe e.V.
Meinekestraße 12
10719 Berlin
Tel.: 030/885640-0
Fax: 030/885640-25

Mann-O-Meter e.V.
Gay-Switchboard
Motzstraße 5
10777 Berlin
Tel.: 030/21751011
Fax: 030/2157078

SUBWAY Berlin e.V.
Nollendorfstraße 31
10777 Berlin

Kommunikations- u. Beratungszentrum
homosexueller Frauen und Männer
2ter Hinterhof 4te Etage
Kulmer Straße 20 a
10783 Berlin
Tel.: 030/2153742

HIV e.V.
Lilienthalstraße 28
10965 Berlin
Tel.: 030/6918033
Fax: 030/6943349

ad hoc e.V.
Chamissoplatz 5
10965 Berlin
Tel.: 030/6941260
Fax: 030/6941114

Deutsche AIDS-Hilfe e.V.
Dieffenbachstraße 33
10967 Berlin
Tel.: 030/6900870

FIXPUNKT e. V.
Verein für suchtbegleitende Hilfen e.V
Graefestraße 18
10967 Berlin
Tel.: 030/6929198

AIDS-Hilfe Potsdam e.V.
Berliner Straße 49
14467 Potsdam
Tel.: 0331/2801060
Fax: 0331/2801070

Humanitas e.V.
Gefangenen- und AIDS-Hilfe
Brandenburg
Geschwister-Scholl-Str. 20
14776 Brandenburg
Tel.: 03381/223917
Fax: 03381/223917

Neubrandenburgische AIDS-Hilfe
Tilly-Schanzeb-Straße 2
17033 Neubrandenburg
Tel.: 0395/5441741
Fax: 0395/5441741

AIDS-Hilfe Rostock
in Rat und Tat e.V.
Leonhardstraße 20
18057 Rostock
Tel.: 0381/453156
Fax: 0081/453161

Hein & Fiete
Hamburgs schwuler Infoladen
Pulverteich 21
20099 Hamburg
Tel.: 040/240440
Fax: 040/240675

Beratungsstelle Gesundheit
AIDS-Beratung
Gesundheitslotsen Fortbildung
Lübeckertordamm 5
20099 Hamburg
Tel.: 040/2801212
Fax: 040/24882188

BASIS-Projekt e.V.
Ernst-Merck-Straße 9
20099 Hamburg
Tel.: 040/249694
Fax: 040/2802673

AIDS-Hilfe Lüneburg e.V.
Am Sande 50
21335 Lüneburg
Tel.: 04131/403550
Fax: 04131/403505

Hamburg Leuchtfeuer
AIDS-Hilfe gGmbH
Unzer Straße 1-3
22767 Hamburg
Tel.: 040/387380
Fax: 040/38611012
Hospiz
Tel.+Fax: 040/387380
Ambulante Pflegehilfe
Tel.+Fax: 040/38611011
Psychosoziale Betreuung
Tel.+Fax: 040/38611055
Wohnraum-agentur
Tel.+Fax: 040/38611075

Palette Hamburg e.V.
Schillerstraße 47
22767 Hamburg
Tel.: 040/3892691
Fax: 040/3893160

AIDS-Hilfe Hamburg e.V.
-Struensee Centrum-
Paul-Roosen-Straße 43
22767 Hamburg
Tel.: 040/3196981
Tel.: 040/19411 (Beratung)
Fax: 040/3196984

AIDS-Hilfe Lübeck
Engelsgrube 16
23552 Lübeck
Tel.: 0451/72551
Fax: 0451/7070218

AIDS-Hilfe West-Mecklenburg e.V.
Mühlenstraße 32
23966 Wismar
Tel.: 03841/214755
Fax: 03841/214755

AIDS-Hilfe Kiel e.V.
Knooper Weg 120
24105 Kiel
Tel.: 0431/501054
Fax: 0431/555662

Aids-Hilfe Neumünster e.V.
Wasbecker Straße 93
24534 Neumünster
Tel.: 04321/66866
Fax: 04321/66866

AIDS-Hilfe Flensburg e.V.
Südergraben 53
24937 Flensburg
Tel.: 0461/25599
Fax: 0461/12450

AIDS-Hilfe e.V.
Königstraße 34
25335 Elmshorn
Tel.: 04121/31020
Fax: 04121/3139

AIDS-Hilfe Westküste e.V.
Große Westerstraße 30
25746 Heide
Tel.: 0481/7676
Fax: 0481/7676

AIDS-Hilfe-Sylt e.V.
c/o Villa Nordfriesland
Bundiswung 9
25980 Westerland
Tel.: 04651/201775
Fax: 04651/7849

Oldenburgische AIDS-Hilfe e.V.
Bahnhofstraße 34
26122 Oldenburg
Tel.: 0441/883010
Fax: 0441/8850507

Wilhelmshavener AIDS-Hilfe e.V.
Bremer Straße 139
26382 Wilhelmshaven
Tel.: 04421/21149
Fax: 04421/27939

AIDS-Hilfe Bremen e.V.
Am Dobben 66
28203 Bremen
Tel.: 0421/701313
Fax: 0421/702012

Rat&Tat Zentrum für Homosexuelle e.V.
Theodor-Körner-Straße 1
28203 Bremen
Tel.: 0421/700007
Fax: 0421/700009

Cellesche AIDS-Hilfe e.V.
Großer Plan 12
29221 Celle
Tel.: 05141/23646
Fax: 05141/23646

Hannöversche AIDS-Hilfe e.V.
Johannsenstraße 8
30159 Hannover
Tel.: 0511/3606960
Fax: 0511/36069666

SIDA e. V.
Soforthilfe und Information durch
Ambulante Versorgung
Ferdinand-Wallbrecht-Straße 34
30163 Hannover
Tel.: 0511/624568
Fax: 0511/7890862

Hildesheimer AIDS-Hilfe e.V.
Zingel 14
31134 Hildesheim
Tel.: 05121/133127
Fax: 05121/130843

AIDS-Hilfe Paderborn e.V.
Riemeke Straße 15
Postfach 1168
33041 Paderborn
Tel.: 05251/280298
Fax: 05251/280751

AIDS-Hilfe Bielefeld e.V.
Artur-Ladebeck-Straße 26
33602 Bielefeld
Tel.: 0521/133388
Fax: 0521/133369

AIDS-Hilfe Kassel e.V.
Motzstraße 4
34117 Kassel
Tel.: 0561/108515
Fax: 0561/108569

AIDS-Hilfe Marburg e.V.
Bahnhofstraße 27
35037 Marburg
Tel.: 06421/64523
Fax: 06421/62414

AIDS-Hilfe Gießen e.V.
Diezstraße 8
35390 Gießen
Tel.: 0641/390226
Fax: 0641/394476

AIDS-Hilfe Fulda e.V.
Friedrichstraße 4
36037 Fulda
Tel.: 0661/77011
Fax: 0661/241011

AIDS-Arbeitskreis
Göttinger AIDS-Hilfe e.V.
Obere Karspüle 14
37073 Göttingen
Tel.: 0551/43735
Fax: 0551/41027

Positiv e.V.
Waldschlößchen
37130 Gleichen
Tel.: 05592/382
Fax: 05592/1792

Braunschweiger AIDS-Hilfe e.V.
Eulenstraße 5
38100 Braunschweig
Tel.: 0531/580030
Fax: 0531/5800330

AIDS-Hilfe Wolfsburg e.V.
Schachtweg 5a
38440 Wolfsburg
Tel.: 05361/13332
Fax: 05361/291521

AIDS-Hilfe Goslar
Tappenstraße 30
38640 Goslar
Tel.: 05321/64817

AIDS-Hilfe Halberstadt e.V.
Finkestraße 7
38820 Halberstadt
Tel.: 03941/601666
Fax: 03941/601666

AIDS-Hilfe Magdeburg e.V.
Weidenstraße 9
39114 Magdeburg
Tel.: 0391/541084911
Fax: 0391/541084915

AIDS-Hilfe Düsseldorf e.V.
Oberbilker Allee 310
Postfach 10 12 19
40008 Düsseldorf
Tel.: 0211/770950
Fax: 0211/7709527

Elterninitiative HIV-betroffener
Kinder e.V.
Burscheiderstraße 33
40591 Düsseldorf
Tel.: 0211/767237
Fax: 0211/762104

AIDS-Hilfe Mönchengladbach/Rheydt e.V
Rathausstraße 13
41061 Mönchengladbach
Tel.: 02161/176023

AIDS-Hilfe Kreis Viersen e.V.
Gereonstraße 75
41747 Viersen
Tel.: 02162/34987
Fax: 02162/34987

AIDS-Hilfe Wuppertal e.V.
Hofaue 9
42103 Wuppertal
Tel.: 0202/450004
Fax: 0202/452570

AIDS-Hilfe Solingen Regenbogen e.V.
c/o DPWV
Weyerstraße 243-245
42719 Solingen
Tel.: 0212/332992
Fax: 0212/332992

AIDS-Hilfe Dortmund e.V.
Möllerstraße 15
441375 Dortmund
Tel.: 0231/16864
Fax: 0231/16865

AIDS-Hilfe Herne e.V.
Hauptstraße 94
44651 Herne
Tel.: 02325/60990

AIDS-Hilfe Bochum e.V.
Bergstraße 115
44791 Bochum
Tel.: 0234/51910
Fax: 0234/51919

AIDS-Hilfe Essen e.V.
Varnhorststraße 17
45127 Essen
Tel.: 0201/236096-7
Fax: 0201/200235

AIDS-Hilfe Recklinghausen e. V.
z. H. Ilse Bagemihl
Zickauer Straße 2
45699 Herten
Tel.: 02361/19411

AIDS-Hilfe Gelsenkirchen e.V.
Husemannstraße 39-41
45879 Gelsenkirchen
Tel.: 0209/25526
Fax: 0209/209166

AIDS-Hilfe Oberhausen e.V.
Langemarkstraße 12
46045 Oberhausen
Tel.: 0208/806518
Fax: 0208/851449

AIDS-Hilfe Duisburg/Kreis Wesel e.V.
Friedenstraße 100
47053 Duisburg
Tel.: 0203/666633
Fax: 0203/69984

AIDS-Hilfe Krefeld e.V.
Nordwall 83
Postfach 10 8
47701 Krefeld
Tel.: 02151/775020
Fax: 02151/786592

AIDS-Hilfe Münster e.V.
Schaumburgstraße 11
48145 Münster
Tel.: 0251/60960-0
Fax: 0251/63555

AIDS-Hilfe Kreis Steinfurt e.V.
c/o Waltraud Rohlmann
Thiemauer 42
48431 Rheine
Tel.: 05971/54023
Fax: 05971/54004

AIDS-Hilfe Grafschaft Bentheim e.V.
Bentheimerstraße 35
Postfach 11 20
48501 Nordhorn
Tel.: 05921/76590
Fax: 05921/76590

AIDS-Hilfe Kreis Coesfeld e.V.
Südring 40
48653 Coesfeld
Tel.: 02541/3272

AIDS-Hilfe Ahaus e.V.
Marktstraße 16
48676 Ahaus
Tel.: 02561/971736
Fax: 02561/962011

AIDS-Hilfe Osnabrück e.V.
Koksche Straße 4
49080 Osnabrück
Tel.: 0541/801024
Fax: 0541/804788

AIDS-Hilfe Emsland e.V.
Konrad Adenauer Ring 13
49808 Lingen
Tel.: 0591/54121
Fax: 0591/54121

Schwule Initiative für Pflege u. Soziales
Pipinstraße 7
50667 Köln
Tel.: 0221/92576869
Fax: 0221/92576845

AIDS-Hilfe Köln e.V.
Beethovenstraße 1
50674 Köln
Tel.: 0221/202030
Fax: 0221/230325

Junkie-Bund-Köln e.V.
Berliner Straße 98-100
51063 Köln
Tel.: 0221/622081
Fax: 0221/622082

Aids-Hilfe Leverkusen e.V.
Lichstraße 36
51373 Leverkusen
Tel.: 0214/401766
Fax: 0214/401766

AIDS-Hilfe Aachen e.V
Zollernstraße 1
52070 Aachen
Tel.: 0241/532558
Fax: 0241/902232

AIDS-Hilfe Bonn e.V.
Weberstraße 52
53113 Bonn
Tel.: 0228/949090
Fax: 0228/9490930

DASB Drogen und AIDS Selbsthilfe e.V. Bonn
Bonner Talweg 119
53113 Bonn
Tel.: 0228/211011
Fax: 0228/262670

AIDS-Hilfe im Rhein-Sieg Kreis e.V.
Alte Poststraße 31
Postfach 11 10
53821 Troisdorf
Tel.: 02241/78018
Fax: 02241/83605

AIDS-Hilfe Trier e.V.
54210 Trier
Saarstraße 48
Tel.: 0651/970440
Fax: 0651/9704412

AIDS-Hilfe Mainz e.V.
Hopfengarten 19
Postfach 11 73
55001 Mainz
Tel.: 06131/222275
Fax: 06131/233874

AIDS-Hilfe Koblenz e.V.
Löhrstraße 53
Postfach 13 3
56001 Koblenz
Tel.: 0261/16699
Fax: 0261/17235

AIDS-Hilfe Kreis Siegen-Wittgenstein
Sandstraße 12
57072 Siegen
Tel.: 0271/22222
Fax: 0271/54811

AIDS-Hilfe Kreis Olpe e.V.
Kampstraße 26
57462 Olpe
Tel.: 02761/40322
Fax: 02761/2734

AIDS-Hilfe Hagen e.V.
Körner Straße 82
58095 Hagen
Tel.: 02331/338833
Fax: 02331/338833

AIDS-Hilfe im Märkischen Kreis e.V.
An der Stadtmauer 4a
58706 Menden
Tel.: 02373/12094
Fax: 02373/398080

AIDS-Hilfe Hamm e.V.
Werler Straße 105
59063 Hamm
Tel.: 02381/5575
Fax: 02381/5576

AIDS-Hilfe Ahlen e.V.
Königstraße 9
59227 Ahlen
Tel.: 02382/3193
Fax: 02382/81179

AIDS-Hilfe im Kreis Unna e.V.
Märkische Straße 11-13
59423 Unna
Tel.: 02303/89605
Fax: 02303/89670

AIDS-Hilfe im Kreis Soest e.V.
Siechenstraße 9
Postfach 11 01
59471 Soest
Tel.: 02921/2888

AIDS-Hilfe Frankfurt e.V.
Friedberger Anlage 24
60316 Frankfurt
Tel.: 069/439704/05
Fax: 069/4980171

AIDS-Hilfe Offenbach e.V.
Frankfurter Straße 48
63065 Offenbach
Tel.: 069/883688
Fax: 069/881043

AIDS-Hilfe Darmstadt
Saalbaustraße 27
64283 Darmstadt
Tel.: 06151/28073-4
Fax: 06151/28076

AIDS-Hilfe Wiesbaden e.V.
Karl-Gläsingstraße 5
65183 Wiesbaden
Tel.: 0611/309211
Fax: 0611/377213

AIDS-Hilfe Saar e.V.
Nauwieser Straße 19
66111 Saarbrücken
Tel.: 0681/31112
Fax: 0681/34252

Positiv e.V. Saarland
Nauwieser Straße 19
66111 Saarbrücken
Tel.: 0681/371838
Fax: 0681/371887

AIDS-Hilfe Kaiserslautern e.V.
Pariser Straße 23
67655 Kaiserslautern
Tel.: 0631/18099
Fax: 0631/10812

AIDS-Hilfe Mannheim/Ludwighafen e.V.
L 10/8
Postfach 12 01 13
68052 Mannheim
Tel.: 0621/28600
Fax: 0621/152764

AIDS-Hilfe Heidelberg e.V.
Untere Neckarstraße 17
69117 Heidelberg
Tel.: 06221/161700
Fax: 06221/168837

AIDS-Hilfe Stuttgart e.V.
Hölderlinplatz 5
70193 Stuttgart
Tel.: 0711/224690
Fax: 0711/2246999

AIDS-Hilfe Tübingen-Reutlingen e.V.
Herrenberger Straße 9
Postfach 11 22
72001 Tübingen
Tel.: 07071/49922
Fax: 07071/44437

AIDS-Hilfe Ostwürttemberg
Münstergasse 9
73525 Schwäbisch Gmünd

AIDS-Hilfe Unterland e.V.
Wilhelmstraße 3
Postfach 11 46
74001 Heilbronn
Tel.: 07131/89064
Fax: 07131/89065

AIDS-Hilfe Schwäbisch Hall e.V.
Grauwiesenweg 4
74523 Schwäbisch Hall
Tel.: 0791/938160
Fax: 0791/938161

AIDS-Hilfe Pforzheim e. V.
Frankstraße 143
75172 Pforzheim
Tel.: 07231/441110
Fax: 07231/468682

AIDS-Hilfe Karlsruhe e.V.
Sophienstraße 84
76133 Karlsruhe
Tel.: 0721/26260
Fax: 0721/25198

AIDS-Hilfe Landau e.V.
Weißenburger Straße 2b
76829 Landau
Tel.: 06341/88688
Fax: 06341/84386

Aids-Hilfe Offenburg
Malergasse 1
77652 Offenburg
Tel.: 0781/77189
Fax: 0781/24063

AIDS-Hilfe Konstanz e.V.
Münzgasse 29
78462 Konstanz
Tel.: 07531/21113
Fax: 07531/15029

AIDS-Hilfe Freiburg e.V.
Habsburgerstraße 79
79104 Freiburg
Tel.: 0761/276924
Fax: 0761/288112

Bluterbetreuung Bayern e.V.
Ziemsenstr. 1
80336 München
Tel.: 089/51605301
Fax: 089/516021

Psychosoziale Beratungsstelle
der Dermatologischen Klinik und
Poliklinik der Universiät
Frauenlobstr. 9-11
80339 München
Tel.: 089/51606334
Fax: 089/51606007

Caritas
Psychosoziale AIDS-Beratungsstelle
Schrenkstr. 3
80339 München
Tel.: 089/5021101
Fax: 089/54070670

Münchener AIDS-Hilfe e.V.
Lindwurmstraße 71-73
80337 München
Tel.: 089/544647-0
Fax: 089/544647-11

Psychosoziale AIDS-Beratungsstelle
der Münchner AIDS-Hilfe e.V,
Corneliusstr. 2
80469 München
Tel.: 089/236808-0
Fax: 089/236808-11

Projekt Information e.V.
Buttermelcherstr. 15
80469 München
Tel.: 089/224685
Fax: 089/224685

Bayrische AIDS-Stiftung
Medizinisch-psychosoziale Beratung
Biedersteiner Str. 29
80802 München
Tel.: 089/349962
Fax: 089/349979

AIDS-Initiative Starnberg
Postfach 13 34
82303 Starnberg
Tel.: 08151/2372

Zentrum für AIDS-Arbeit Schwaben (ZAS)
Fuggerstraße 14
86150 Augsburg
Tel.: 0821/158081
Fax: 0821/150945

Augsburger AIDS-Hilfe e.V.
Morellstraße 24
86159 Augsburg
Tel.: 0821/585908
Fax: 0821/585905

AIDS-Hilfe Nordschwaben
Stadtmühlenfeld 32
86609 Donauwörth
Tel.: 0906/21601
Fax: 0906/21601

AIDS-Hilfe Ansbach/Dinkelsbühl e.V.
c/o Georg Großeibel
Raustetten 9
86742 Fremdingen
Tel.: 0981/88445

AIDS-Hilfe Memmingen Allgäu e.V.
Hallhof 5a
Postfach 11 10
87681 Memmingen
Tel.: 08331/48457
Fax: 08331/48457

POSITIV
AIDS-Hilfe Ravensburg e. V.
Frauenstraße 1
88212 Ravensburg
Tel.: 0751/354072

AIDS-Hilfe Ulm/Neu-Ulm/Alb-Donau e.V.
Furtenbachstraße 14
Postfach 16 70
89006 Ulm (Donau)
Tel.: 0731/37331
Fax: 0731/9317527

AIDS-Beratung Mittelfranken
Stadtmission e.V.
Pirckheimer Straße 16 a
90408 Nürnberg
Tel.: 0911/3505112
Fax: 0911/3505100

AIDS-Hilfe Nürnberg-Erlangen-Fürth e.V
Bahnhofstraße13-15
90402 Nürnberg
Tel.: 0911/2309035
Fax: 0911/23090345

AIDS-Hilfe Regensburg e.V.
Bruderwöhrdstraße 10
93055 Regensburg
Tel.: 0941/791266
Fax: 0941/7957767

AIDS-Informations- und
Beratungsstelle Niederbayern
Bahnhofstr. 16 b
94032 Passau
Tel.: 0851/71065
Fax: 0851/71066

AIDS-Beratungssteller Oberfranken
Schulstr. 15
95444 Bayreuth
Tel.: 0921/82500
Fax: 0921/754230

Psychosoziale Beratungsstelle
für HIV-Infizierte und AIDS-Kranke
der Caritas e.V.
Röntgenring 3
97070 Würzburg
Tel.: 0931/322260
Fax: 0931/3222618

AIDS-Hilfe Würzburg e.V.
Briefe: Grombühlstraße 29
97080 Würzburg
Tel.: 0931/22070
Fax: 0931/22070

AIDS-Hilfe Thüringen e.V.
- Beratungsstelle Erfurt -
Filßstraße 8
99089 Erfurt
Tel.: 0361/7312233
Fax: 0361/7312458

AIDS-Hilfe-Weimar e.V.
Erfurter Straße 17
99423 Weimar
Tel.: 03643/853535
Fax: 03643/853636

AIDS-Spezialpflegedienste

Stand: Mai 1998

FELIX-Pflegeteam gGmbH
Heimstr. 17
10965 Berlin-Kreuzberg
Tel.: 030/6947071

HIV e.V. (Hilfe-Information-Vermittlung)
Lilienthalstr. 28
10965 Berlin-Kreuzberg
Tel.: 030/6918033

Caro Centrum
für AIDS Pflege, Rat und Organisation
Görlitzer Straße 50
10997 Berlin
Tel.: 030/610701-0

API Ambulante Pflegeinitiative
Steindamm 39
20099 Hamburg
Tel.:040/244685
Fax: 040/3196984

Ambulante Pflegehilfe
Hamburg Leuchtfeuer
AIDS-Hilfe gGmbH
Unzer Straße 1-3
22767 Hamburg
Tel.: 040/38611011
Fax: 040/38611011

AIDS-Pflege Lübeck
Hansestraße 24-26
23558 Lübeck
Tel.: 0451/43999

Übergangs- und Betreuungspflege
AIDS-Hilfe Flensburg
Südergraben 53
24937 Flensburg
Tel.: 0461/17711
Fax: 0461/12450

SIDA e.V.
Ferdinand-Walbrecht-Straße 34
30163 Hannover
Tel.: 0511/624568

Pflegekoordination der
AIDS-Hilfe Kassel e.V.
Motzstraße 4
34117 Kassel
Tel.: 0561/108515

Ambulanter Dienst für AIDS-Erkrankte
c/o Paritätische Sozialstation
Zollstock 9 a
37081 Göttingen
Tel.: 0551/9000816

Ambulanter Dienst der
AIDS-Hilfe Düsseldorf e.V.
Borsigstraße 34
40227 Düsseldorf
Tel.: 0211/720186

Schwule Initiative für Pflege und Soziales
SCHWIPS e.V.
Büro Pflegedienst:
Rubenstraße 8-10
50676 Köln
Tel.: 0221/921830-0

FB Drogen/ Versorgung
AIDS-Hilfe NRW e.V.
Hohenzollernring 48
50672 Köln
Tel.: 0221/253595

SCHWIPS-Infusionszentrum:
Rubenstraße 8-10
50676 Köln
Tel.: 0221/921830-0

Regenbogendienst der
AIDS-Hilfe Frankfurt e.V.
Eiserne Hand 12
60318 Frankfurt/Main
Tel.: 069/591393

Wohnprojekt Tübingen der
AIDS-Hilfe Tübingen e.V.
Postfach 27 48
72017 Tübingen
Tel.: 07071/369180

Wohn-Pflege-Projekt der
AIDS-Hilfe Freiburg e.V.
Türkenlouisstraße 22
79102 Freiburg
Tel.: 0761/72061

Pflege und Service Centrum
der Münchener AIDS-Hilfe e.V.
Lindwurmstraße 71-73
80337 München
Tel.: 089/54333-0

Ambulante Hilfen der AIDS-Hilfe
Nürnberg/Erlangen/Fürth e.V.
Bahnhofstraße 13-15
90402 Nürnberg
Tel.: 0911/2309035

Tropenmedizinische Institutionen in Deutschland

Stand: Mai 1998

Klinikum Dresden-Friedrichstadt
Institut für Tropen- und Reisemedizin
Friedrichstraße 39
01067 Dresden
Tel.: 0351/4803801
Fax: 0351/4803809

Universitätsklinik
Medizinische Klinik IV
Abteilung für Infektions-
und Tropenmedizin
Härtelstr. 16-18
04107 Leipzig
Tel.: 0341/9724972
Fax: 0341/9724979

Städtische Klinik St. Georg
Medizinische Klinik II
Zentrum für Reisemedizin
Delitzscher Straße 141
04129 Leipzig
Tel.: 0341/9092601
Fax: 0341/9092630

Institut für Tropenmedizin
Spandauer Damm 130
Gelände Krankenhaus Westend
Haus 10
14050 Berlin
Tel.: 030/301166
Fax: 030/30116888

Universitätsklinik
Medizinische Klinik
Infektions-, Tropen- und Reisemedizin
Ernst-Heydemann-Straße 6
18057 Rostock
Tel.: 0381/4947583
Fax: 0381/4947516

Universitätsklinik
Tropenmedizinisches Beratungszentrum
Werner von Siemens Straße 10
37077 Göttingen
Tel.: 0551/307500
Fax: 0551/3075077

Bernhard-Nocht-Institut
für Tropenmedizin
Bernhard-Nocht-Straße 74
20359 Hamburg
Tel.: 040/311820
Fax: 040/31182400

Universitätsklinikum
Abteilung 17.4 Tropenhygiene
Im Neuenheimer Feld 324
69120 Heidelberg
Tel.: 06221/562905
Fax: 06221/565948

Universitätsklinik
Institut für Tropenmedizin
Keplerstraße 15
72074 Tübingen
Tel.: 07071/292364
Fax: 07071/295267

Paul-Lechler-Krankenhaus
Tropenklinik
Paul-Lechler-Straße 24
72076 Tübingen
Tel.: 07071/2060
Fax: 07071/81736

Universitätsklinik
Abteilung für Infektions-
und Tropenmedizin
Leopoldstraße 5
80802 München
Tel.: 089/21803517 und -3830
Fax: 089/336112

Missionsärztliche Klinik
Tropenmedizinische Abteilung
Salvatorstraße 7
97074 Würzburg
Tel.: 0931/7912821
Fax: 0931/7912826

Universitätsklinik
Medizinische Klinik und Poliklinik
Sektion Infektionskrankheiten
und Tropenmedizin
Robert-Koch-Straße 8
89081 Ulm
Tel.: 0731/5024420
Fax: 0731/5024393

Zentren für die medizinische Betreuung und Beratung in Österreich

Bregenz

Aids-Hilfe Vorarlberg
Neugasse 5
A-6900 Bregenz
Fon 05574/46526
Fax 05574/4690414
eMail: vorarlberg@aidshilfe.or.at

Feldkirch

LKH Feldkirch
Aids-Ambulanz
Carinagasse 47
A-6800 Feldkirch
Fon 05522/303

Graz

LKH Graz
4. Med. Abt.
Auenbruggerplatz 28
A-8036 Graz
Fon 0316/3852203
Fax 0316/3853427

Steirische Aids Hilfe
Schmiedgasse 38/1
A-8010 Graz
Fon 0316/815050
Fax 0316/8150506
eMail: steiermark@aidshilfe.or.at

Innsbruck

Universitätsklinik
Dermatologie und Venerologie
Ambulanz und Station
Anichstraße 35
A-6020 Innsbruck
Fon 0512/5042987
Fax 0512/5042990

Aids-Hilfe Tirol
Bruneckerstraße 8
A-6020 Innsbruck
Fon 0512/563621
Fax 0512/5636219
eMail: tirol@aidshilfe.or.at

Klagenfurt

Aids-Hilfe Kärnten
8.-Mai-Straße 19/4
A-9020 Klagenfurt
Fon 0463/55128
Fax 0463/516492
eMail: kaernten@aidshilfe.or.at

LKH Klagenfurt
1. Medizinische Abteilung
St. Veiter Straße 47
A-9026 Klagenfurt
Fon 0463/53822860

LKH Klagenfurt
Immunambulanz
St. Veiterstraße 47
A-9020 Klagenfurt
Fon 0463/53822904

Zentren in Österreich

Linz

LKH Linz
Aids-Ambulanz
Krankenhausstraße 9
A-4020 Linz
Fon 0732/7806730
Fax 0732/7806300

Aids-Hilfe Oberösterreich
Langgasse 12
A-4020 Linz
Fon 0732/2170
Fax 0732/217020
eMail: oberoesterreich@aidshilfe.or.at

Salzburg

Salzburg LKH Salzburg
Aids Ambulanz
Müllner Hauptstraße 48
A-5020 Salzburg
Fon 0662/4482-0

Aids-Hilfe Salzburg
Gabelsbergerstraße 20
A-5020 Salzburg
Fon 0662/881488
Fax 0662/8819443
eMail: salzburg@aidshilfe.or.at

Wien

Universitätsklinik
Hautklinik
Station Süd B
Währinger Gürtel 18-20
A-1090 Wien
Fon 01/4036933
Fax 01/4031900

Pulmologisches Zentrum der Stadt Wien
Ambulanz und Akutstationen
Sanatoriumstraße 2
A-1140 Wien
Fon 01/9106023 45
Fax 01/91060 27 12

Ordination Dr. Judith Hutterer
Blutgasse 5
A-1010 Wien
Fon 01/512 28 21

Aids Informationszentrale Austria
Fechtergasse 19/20
A-1090 Wien
Fon 01/3154204
Fax 01/3154 2046
eMail: aidsinfo@aidshilfe.or.at

Aids-Hilfe-Haus
Mariahilfer Gürtel 4
A-1060 Wien
Fon 01/5953711
Fax 01/59537117
eMail: wien@aidshilfe.or.at

Österreichische Aids-Gesellschaft
Pulmologisches Zentrum Wien
Sanatoriumstraße 2
A-1140 Wien
Fon 01/911 29 01

Zentren für die medizinische Betreuung und Beratung in der Schweiz

Aarau

Kantonsspital Aarau
Medizinisches Ambulatorium
CH-5000 Aarau
Fon 062/838.43.43

Aids-Hilfe Aargau
Entfelderstraße 17
CH-5000 Aarau
Fon 062/824.44.50
Fax 062/824.44.09

Basel

Kantonsspital Basel
Aids-Beratungsstelle
Hebelstraße 2
CH-4031 Basel
Fon 061/265.24.31

Aids-Hilfe beider Basel
Clarastraße 4
CH-4058 Basel
Fon 061/692.21.22
Fax 061/692.21.33

Beratungsstelle MOMO
Allemannengasse 15
Postfach
CH-4005 Basel
Fon 061/692.45.45
Fax 061/692.65.55

Basler Lighthouse (Wohnprojekt)
Hebelstraße 90
CH-4056 Basel
Fon 061/261.43.43

Haus Gilgamesch (Wohnprojekt)
Dr. P. Joset
Herrenweg 8
CH-4054 Basel
Fon 061/301.38.42

Bern

Medizinische Poliklinik
Inselspital
Friburgstraße
CH-3010 Bern
Fon 031/632.27.45

Aids-Hilfe Bern
Wylerstraße 109
CH-3000 Bern 22
Fon 031/331.33.34
Fax 031/331.33.36

Chur

Aids-Hilfe Graubünden
Loesstraße 8A
CH-7000 Chur
Fon 081/252.49.00
Fax 081/252.49.01

Delémont

Groupe Sida Jura (Aids-Hilfe)
Case postale 2201
CH-2800 Delémont
Fon 032/422.28.68
Fax 032/423.13.39

Espace Bleu (Wohnprojekt)
Case postale
CH-2800 Delémont
Fon 032/422.28.68

Frauenfeld

Aids-Hilfe Thurgau/Schaffhausen
Grabenstraße 1
CH-8500 Frauenfeld
Fon 052/722.30.33

Fribourg

Empreinte (Wohnprojekt)
6, route de Villars
CH-1700 Fribourg
Fon 026/424.24.84

Genf

Policlinique de médecine
Hôpital cantonal
Rue Micheli-du Crest 24
CH-1211 Genève 14
Fon 022/382.33.11

Groupe Sida Genève (Aids-Hilfe)
17, rue Pierre-Fatio
CH-1204 Genève
Fon 022/700.15.00
Fax 022/700.15.47

Dialogai (Aids-Hilfe)
57, Av. Wendt
CH-1203 Genève
Fon 022/340.00.00
Fax 022/340.03.98

Lausanne

CHUV (Klinik)
Ambulatoires maladies infectieuses
Rue de Bugnon 46
CH-1011 Lausanne
Fon 021/314.10.22

Point Fixe (Aids-Hilfe)
14, rue Louis-Curat
CH-1005 Lausanne
Fon 021/320.40.60
Fax 021/320.40.60

Relais 9 (Wohnprojekt)
9, chemin du Verdonnet
CH-1010 Lausanne
Fon 021/653.73.01
Fax 021/653.73.03

Relais 10 (Wohnprojekt)
Place du Tunnel 9
CH-1005 Lausanne
Fon 021/329.02.20

Fondation du Levant (Wohnprojekt)
Av. Virgile-Rossel 20
CH-1012 Lausanne
Fon 021/653.60.81
Fax 021/653.77.61

Soleil Levant (Wohnprojekt)
Ch. Du Levant 159
CH-1000 Lausanne 5
Fon 021/721.41.11

Lugano

Ospedale Civico (Klinik)
Ambulatorio di malattie infettive
CH-6900 Lugano
Fon 091/805.61.11

Aiuto Aids Ticino (Aids-Hilfe)
via Zurigo 3
CH-6904 Lugano
Fon 091/923.80.40
Fax 091/923.80.40

Luzern

Aids-Hilfe Luzern
Wesemlinrain 20
CH-6006 Luzern
Fon 041/410.69.60
Fax 041/410.68.48

Neuchâtel

Hôpital des Cadolles
Av. Des Cadolles 4
CH-2002 Neuchâtel
Fon 032/722.91.11

Homologai (Aids-Hilfe)
Case postale 1719
CH-2002 Neuchâtel
Fon 032/731.57.26

Peseux

Groupe Sida Neuchâtel (Aids-Hilfe)
6, rue du Verger
CH-2034 Peseux
Fon 032/731.49.24
Fax 032/730.17.50

Schaffhausen

Aids-Hilfe Schaffhausen/Thurgau
Rathausbogen 15
CH-8200 Schaffhausen
Fon 053/625.93.38

Schwyz

Aids-Hilfe Schwyz
Pfarrgasse 9
CH-6430 Schwyz
Fon 041/811.53.17

Sion

Institut Central des Hôpitaux Valaisans
Av. Grand-Champsec
CH-1950 Sion
Fon 027/203.81.51

Antenne Sida du Valais Romand
(Aids-Hilfe)
10, avenue du Midi
CH-1950 Sion
Fon 027/322.87.57

Solothurn

Solothurner-Aids-Hilfe
Dornacherplatz 17
CH-4501 Solothurn
Fon 032/622.34.11

St. Gallen

Kantonsspital St. Gallen
Infektiologische Sprechstunde
Rorschacherstraße
CH-9007 St. Gallen
Fon 071/494.10.28

Aids-Hilfe St. Gallen/Appenzell
Tellstraße 4
CH-9001 St. Gallen
Fon 071/223.68.08
Fax 071/223.66.07

Wohngemeinschaft Arche
Verein „Raum für HIV+ und Aids Kranke"
Schwalbenstraße 2A
CH-9000 St. Gallen
Fon 071/222.11.34

Thalwil

Aids-Hilfe Bezirk Horgen
Dorfstraße 7
CH-8800 Thalwil
Fon 01/721.20.50

Visp

Aids-Hilfe Oberwallis
St. Martiniplatz 1
CH-3930 Visp
Fon 027/946.46.68

Wädenswil

Verein ESPOIR
Geschäftsstelle - Frau Ursi Hauser
Grünaustraße 8
CH-8820 Wädenswil
Fon 01/780.10.23
Fax 01/780.18.79

Winterthur

Aids-Informationsstelle Winterthur
Lagerhausstraße 5
CH-8401 Winterthur
Fon 052/212.81.41
Fax 052/212.80.95

Zug

Fachstelle für Aidsfragen
Zeughausgasse 9
CH-6300 Zug
Fon 041/710.48.65

Zürich

Universitätsspital Zürich
Abteilung Infektionskrankheiten
Rämistraße 100
CH-8091 Zürich
Fon 01/255.23.06

Universitätsklinik
Aids-Sprechstunde, Information
und anonyme Teststelle
Fon 061/265.24.31

Inselspital
Aids-Sprechstunde, Information
und anonyme Teststelle
Fon 031/632.27.45

Hôpital cantonal
Consultation Sida, Information
und anonyme Teststelle
Fon 022/372.96.17

CHUV
Consultation Sida, Information
und anonyme Teststelle
Fon 021/314.41.41

Kantonsspital
Aids-Sprechstunde, Information
und anonyme Teststelle
Fon 071/494.10.28

Zürcher Aids-Hilfe
Birmensdorferstraße 169
CH-8003 Zürich
Fon 01/461.15.16
Fax 01/461.46.69

Aids und Kind
Schweizer Stiftung für Direkthilfe an betroffene Kinder
Seefeldstraße 219
CH-8008 Zürich
Fon 01/422.57.57
Fax 01/422.62.92

Anker-Huus (Wohnprojekt)
Gladbachstraße 97
CH-8044 Zürich
Fon 01/250.71.81

Sune-Egge (Wohnprojekt)
Konradstraße 62
CH-8005 Zürich
Fon 01/272.24.66

Zürcher Lighthouse (Wohnprojekt)
Carmenstraße 42
CH-8032 Zürich
Fon 01/265.38.11

Liste internationaler AIDS-Organisationen

Stand: 30.6.97

Albanien
Aktion PLUS
QSU Tirane, Rr Dibres, Prane Spitalit Pe-
diatrik
Tirana
Fon/Fax +355 42 322 98

Argentinien
Consorcio Sudamericano de ongs Frente al
SIDA
a/c FEIM
Parana 135 3ro. 13
10 17 Buenos Aires
Fon/Fax +54 1 372 27 63

Australien
Australian Federation of AIDS Organisati-
ons
Secretariat
PO Box H 274
Australia Square
Sidney NSW 2000
Fon +612 23121 11
Fax +612 23120 92

Belgien
Act Together
Rue d'Artois 5
B-1000 Bruxelles
Fon +32 2 511 33 -33
Fax +32 2 512 09 09

Brasilien
Grupo de Incentivo a Vida
Rua Capitao Calvalcanti 145
V. Mariana
Sao Paulo SP
Fon +55 11 50 84 02 55
Fax +55 8123145 61

Bulgarien
Association Bulga
Aleko Konstantinov 35
1505 Sofia
Fon + 359 2 44 33 90
Fax + 359 2 44 38 04

Dänemark
HIV Danmark
Gammel Mont 14,1.
DK- 1117 Kobenhavn K
Fon +45 33 32 58 68
Fax + 45 33 91 50 04

Estland
Hi-To Support Society For HIV Positive
People
PO Box 1150
EE0013 Tallin
Fon +372 2 44 63 48
Fax +372 6 26 32 41

Finnland
Positiivi-Yhdistys r.y.
Eteläinen Rautatienkatu 16 C
00 100 Helsinki
Fon +358 0 685 18 45
Fax +358 0 694 63 87

Frankreich
AIDES Fedération Nationale
23, Rue de Chateau-Landon
F-75019 Paris
Fon 01 53262626
Fax 01 53262785

Gibraltar
AIDS Line
c/o St. Bernhard's Hospital
Hospital Hill
Gibraltar
Fon +350 450 00
Fax +350 404 44

Griechenland
ELPIDA
Nakou 4
GR- 11743 Athenes
Fon +30 1 881 43 75
Fax +30 1 924 50 90

Großbritannien
The Terence Higgins Trust
52-54 Grays Inn Road
GB-London WC 1X 8JU
Fon +44 171 831 03 30
Fax +44 171 878 79 00

Irland
Dublin AIDS Alliance (DAA)
53 Parnell Square
Dublin 1
Fon +353 1 873 37 99
Fax +353 1 873 31 74

Italien
LILA National Study Center
Viale Tibaldi, 41
I-20136 Milano
Fon +39 2 58 10 16 56
Fax +39 2 58 10 37 25

Island
Alnämissamtrökin A Islandi
PO Box 5238
125 Reykjavik
Fon +354 552 85 86
Fax +354 552 05 82

Israel
Israel AIDS Task Force
PO Box 867
Tel Aviv 68008
Fon +972 3 566 16 39
Fax +972 3 560 23 16

Kanada
Canadian AIDS Society (CAS)
400-100 Sparks Street
Ottawa K1P 5B7
Fon +1 613 230 35 80
Fax +1 613 563 49 98

Kroatien
Info AIDS Zagreb
Nad Lipom 14
10 000 Zagreb
Fon/Fax +385 1 17 13 18

Lettland
AGIHAS
PO Box 391
LV-1001 Riga
Fon +3712 52 40 69
Fax +3712 33 99 54

Liechtenstein
AIDS-Hilfe Liechtenstein
Postfach 207
FL-9494 Schaan
Fon +41 75 232 05 20
Fax +41 75 233 25 20

Litauen
Lietuvos AIDS Centras
Kairiukscio 2
LT-2021 Vilnius
Fon +370 2 72 04 65
 +370 2 76 32 38
Fax +370 2 72 02 25

Luxemburg
Fondation Recherche Sur Le SIDA
4 rue Barbie
L- 12 10 Luxembourg
Fon +352 44 11 21 40
Fax +352 44 12 79

Malta
Health Promotion Department
7 Harper Lane
Floriana VLT 14
Fon +356 24 55 24
Fax +356 23 51 07

Monaco
11 Faut Leur Dire
Le Montana Place
6, rue de la Colle
MC-98000 Monaco
Fon +33 07 93 23 49

Niederlande
HIV Vereniging Nederland
Te Helmerstraat 17
NL-1054 CX Amsterdam
Fon +31 20 61 60 160
Fax +31 20 61 61 200

Norwegen
PLUSS
Postboks 835
N-0104 Oslo
Fon +47 22 33 01 60
Fax +47 22 33 01 25

Österreich
AIDS -Informationszentrale Austria
Lenaugasse 17/2/27
A-1080 Wien
Fon +43 1402 23 53
Fax +43 1402 23 53-6

Polen
Social AIDS Commitee
PO Box I
Warszawa 12
Fon +48 22 25 92 45
Fax +48 22 25 49 58

Portugal
ABRACO
Rua da Rosa, 243-1
1200 Lisboa
Fon +351 1 396 47 85
Fax +351 1 395 79 21

Rumänien
Asociata Romana Antisida
B-dul Garii Obor 23, AP8, Sector II
72314 Bucuresti
Fort +40 1 311 20 68Fax +40 1 311 20 78

Russische Föderation
Aesop Centre
Pokrovka St. 22/1, room 4
Moscow 101000
Fon +7 095 234 39 90
Fax +7 095 925 04 44

Schweden
Riksförbundet för HIV-positiva i Sverige
(RFHP)
Gotlandsgatan 72
S-11638 Stockholm
Fon +46 8 714 54 10
Fax +46 8 714 54 11

Schweiz
AIDE Suisse Contre le SIDA
Konradstr. 20
CH-8005 Zürich
Fon/Fax +41 24 436 26 63

Slowakei
Slovenska AIDS Pomoc (SAP)
PO Box 23
81000 Bratislava
Fon +427272993

Slowenien
AIDS/STD Unit Communicable Diseases Centre
Trubarjeva 2
1000 Ljubljana
Fon +386 61 132 32 45
Fax +386 61 32 39 40

Spanien
FASE Fundacion Anti-SIDA Espana
Juan Montalvo, 6
E-28040 Madrid
Fon +34 1 536 15 00
Fax +34 1 536 25 00

Tschechische Republik
AIDS Helpline Krajska Stanice
Dittrichova 17
120 00 Praha 2
Fon +422291773
Fax +422292234

Türkei
AIDS Savasim Dernegi PK: 61
34272 Capa-Istanbul
Fon +90 212 533 47 73
Fax +90 212 532 06 57

Ungarn
Magyar AIDS Alapitvany
Arany Janos u. 31
H-1051 Budapest
Fon +36 1 13109 35

USA
Gay Men's Health Crisis
129 West 20th Street
New York, NY 100 11
Fon +1 212 807 66 64
Fax +1 212 337 12 36

Zypern
AIDS Solidarity Movement
PO Box 6689
Nicosia 1646
Fon +357 2 37 67 20
Fax +357 2 37 55 63

XII
ANHANG

Deutsch-Österreichische Richtlinien zur antiretroviralen Therapie der HIV-Infektion

Stand Dezember 1997

OPTIONEN ANTIRETROVIRALER THERAPIE (Stand Dezember 1997)

Gemeinsame Erklärung der

Deutschen AIDS-Gesellschaft (DAIG),
des Robert Koch-Instituts (RKI), der Klinischen Arbeitsgemeinschaft AIDS Deutschland (KAAD),
der Deutschen Arbeitsgemeinschaft niedergelassener Ärzte in der Versorgung von HIV- und AIDS-Patienten (DAGNÄ),
der Deutschen AIDS-Hilfe (DAH),
der Österreichischen AIDS-Gesellschaft,
sowie weiterer medizinischer Fachgesellschaften
(vollständige Liste der Fachgesellschaften sowie aller Teilnehmer der Konsensuskonferenz siehe Anhang)

zum rationalen Einsatz derzeit verfügbarer antiretroviraler Therapien.

Therapie der HIV-Infektion

Die fortgesetzte Virusreplikation bestimmt die klinische und immunologische Progression der HIV-Infektion (27, 28). Eine wirksame Hemmung dieser Virusreplikation durch eine antiretrovirale Therapie ist somit Voraussetzung für eine Hemmung der Krankheitsprogression und führt zur Rückbildung HIV-bedingter Symptome und zur zumindest teilweisen Immunrekonstitution (4, 6, 24).
Durch die Einführung neuer antiretroviraler Substanzen sowie der quantitativen HIV-RNA-Bestimmung ist eine wirksamere und besser gesteuerte Therapie der HIV-Infektion möglich. Die in klinischen Studien der letzten Jahre neu gewonnenen Erkenntnisse machen die Formulierung von fortlaufend zu aktualisierenden Behandlungsrichtlinien notwendig und sinnvoll.

Für viele klinische Situationen kann heute eine rationale und wirksame Behandlungsstrategie formuliert werden. Diese Situationen können charakterisiert werden durch klinische Symptome, HIV-assoziierte Komplikationen, die Zahl der CD4$^+$-Lymphozyten im peripheren Blut und das Ausmaß der aktiven Virusreplikation. Insbesondere die letzten beiden Marker haben eine prognostische Bedeutung auch bei asymptomatischen Patienten und mit ihrer Hilfe können distinkte Risikopopulationen definiert werden (27). Allerdings ist bis heute der ideale Zeitpunkt zum Therapiebeginn bei individuellen Patienten nicht klar definiert und kann auch nicht aus Studienergebnissen abgeleitet werden. Die Unsicherheit über eine klare Grenze für eine Therapieindikation besteht sowohl für die Zahl der CD4$^+$-Lymphozyten als auch für das Ausmaß der Virusreplikation, bei der jeweils eine Therapie begonnen werden sollte. Ebensowenig ist es möglich, allgemeinverbindlich Medikamentenkombinationen zu benennen, die für die initiale oder konsekutive Therapie in jeder individuellen Situation als optimal anzusehen sind.

Diese Therapierichtlinien basieren auf I. randomisierten kontrollierten Studien mit klinischen Endpunkten, II. auf randomisierten kontrollierten Studien mit Laborparametern als Endpunkten (HIV-

RNA und CD4+-Lymphozytenzahl) sowie III. auf weiteren klinischen, pathophysiologischen und pharmakologischen Daten sowie der Beurteilung durch Experten. Die ausgesprochenen Empfehlungen (A-E) entsprechen dem Konsens der an der Erarbeitung dieser Richtlinien beteiligten Experten (Tabelle 1) (19).

Allgemeine Therapieprinzipien

Zur Erzielung eines guten Therapieerfolges ist eine möglichst vollständige Hemmung der Replikation anzustreben. Die Tiefe des erreichten Nadirs (tiefster gemessener Wert) der quantitativ gemessenen HIV-RNA bestimmt wesentlich die Dauer der virologischen Wirksamkeit einer Therapie (2). Die wichtigste Ursache für eine fehlende Replikationshemmung ist eine Resistenz des HIV gegen die entsprechenden Substanzen. Mehrere Punktmutationen der reversen Transkriptase oder der viralen Protease vermitteln eine solche Resistenz (9, 32, 33). Ein gemeinsames Prinzip der Resistenzentstehung infektiöser Erreger ist, daß eine Replikation unter Selektionsdruck einer Substanz (Medikament) zur Anreicherung resistenter Mutanten führt.

Die Erfahrung zeigt, daß die vorschriftsmäßige und regelmäßige Einnahme der Medikation eine wesentliche Voraussetzung für den Erfolg einer antiretroviralen Therapie ist. Die dafür notwendige hohe Compliance kann durch das Verständnis der oben genannten Zusammenhänge sowie durch eine aktive Zusammenarbeit zwischen Arzt und Patient gefördert werden.

Aus theoretischen Erwägungen erscheint ein möglichst frühzeitiger Therapiebeginn der HIV-Infektion sinnvoll. Dem steht entgegen, daß Patienten, die heute mit einer hochwirksamen antiretroviralen Therapie beginnen, sich mit hoher Disziplin über Jahre einem von vielen als kompliziert und die Lebensqualität deutlich einschränkend empfundenen Behandlungsschema mit dem Risiko möglicher Nebenwirkungen unterziehen müssen. Eine einmal getroffene Therapieentscheidung hat auch weitreichende Konsequenzen für spätere Therapieoptionen und beschränkt diese zukünftigen Optionen, wobei naturgemäß unklar ist, wann alternative neue Medikamente zur Verfügung stehen werden.

Neben der ärztlichen Indikation muß der Entscheidung über einen Therapiebeginn deshalb eine Abwägung möglicher Vor- und Nachteile durch den ausreichend informierten Patienten vorausgehen.

Bestimmung und Bewertung der Laborparameter

Die für die Einschätzung des Erkrankungsstatus eines individuellen Patienten wichtigsten Laborparameter sind die quantitative Bestimmung der CD4+- Lymphozyten und die quantitativen HIV-RNA bzw. -bDNA. Sie sollten zum Zeitpunkt der Diagnosestellung und anschließend in ca. 2- monatigen Abständen bestimmt werden. Eine neu eingeleitete Therapie sollte nach ca. 1 Monat vorläufig und nach 3-6 Monaten endgültig beurteilt werden. Bei Patienten unter Therapie, deren HIV-RNA unterhalb der Nachweisgrenze (z.Zt. 50 Genomkopien/ml) liegt, sollte die Viruslast ca. 2-3-monatlich kontrolliert werden. Eine signifikante Veränderung der Virusreplikation (außerhalb der intraindividuellen zufälligen Schwankung) ist ab einer Änderung von 0.5-0.7 $\log_{10}$ (entsprechend Veränderungen um den Faktor 3 bis 6), signifikante Veränderungen der CD4-Werte sind ab einem Abfall von 30% für Absolutwerte oder 3% für Relativwerte anzunehmen. Insbesondere Messungen, die Anlaß zu einer Neubewertung der Therapie geben, sollten kurzfristig wiederholt werden, um eine mögliche Entscheidung besser abzusichern. In der Regel werden bei einem größeren Patientenkollektiv im Durchschnitt alle zwei Monate Kontrolluntersuchungen durchgeführt. Statistisch signifikante Abweichungen dieser Laborparamter müssen unterschieden werden von klinisch relevanten. Anstiege der

HIV-RNA kommen vor z.B. nach Impfungen und interkurrenten Infekten, ohne daß hier Resistenzen vorliegen müssen (34).

Behandlungsindikationen

Für kein Stadium der HIV-Infektion wurde bisher ein klinischer Nachteil für antiretroviral behandelte Patienten im Vergleich zu unbehandelten Patienten gezeigt. Aus diesem Grund ist in keinem Stadium eine Behandlung klar oder gar strikt abzulehnen (Empfehlung der Klasse D oder E, Tabelle 1).

Symptomatische Patienten

Die antiretrovirale Therapie verlangsamt die Progression der HIV-Infektion bei symptomatischen Patienten (klinische Manifestationen B und C der klinischen Klassifikation) eindrücklich, unabhängig vom Immunstatus. Aus diesem Grund ist hier eine Behandlungsindikation gegeben und sämtlichen Patienten aus diesen Gruppen sollte eine Therapie (s. initiale Therapieschemata) dringend angeraten werden (AI) (4, 16, 17).

Asymptomatische Patienten

Bezüglich der Grenze der CD4+-Lymphozyten und der HIV-RNA, bei der eine Therapie begonnen werden soll, herrscht Unsicherheit. Diese Grenzen können nur unscharf formuliert werden und liegen wahrscheinlich zwischen 350-500 CD4+/mm^3 sowie zwischen 10.000-20.000 HIV-RNA-Genomkopien/ml bei der Viruslast. Hier ist insbesondere bei länger unter Beobachtung stehenden Patienten nicht nur der absolute Wert der Parameter von Bedeutung, sondern auch die zeitliche Entwicklung. Bei einem Patienten mit einem raschen Abfall der CD4+-Lymphozyten von 700 auf 400/mm^3 ist die Therapieempfehlung dringlicher als bei einem Patienten, bei dem seit vielen Monaten konstant 400 CD4+/mm^3 gemessen wurden. Asymptomatische Patienten mit einem eingeschränkten Immunsystem (definiert durch <350 CD4+/mm^3) haben unabhängig vom Ausmaß der Virusreplikation ein deutliches Risiko der immunologischen und klinischen Progression. Eine Behandlung für diese Patienten ist deshalb sinnvoll (AI). Bei Patienten mit niedriger Viruslast und einer CD4-Zellzahl zwischen 350-500/mm^3 sind einige Experten zurückhaltender mit der Therapieempfehlung (BIII) (3, 13, 21, 22). Patienten mit mehr als 350-500 CD4+ Zellen sollten behandelt werden, falls eine deutlich meßbare Virusreplikation vorliegt (>10.000 Kopien) (BII) (21). Die Therapieindikation bei Patienten, die mehr als 500 CD4+/mm^3 haben und keine oder nur geringe meßbare Virusreplikation aufweisen, ist weniger gut belegt. In diesem Stadium ist kurzfristig eine klinische Progression selten, die Expertenmeinungen über die Indikation einer Behandlung variieren (CIII).

Weitere klinische Indikationen

Ein unbekannter Anteil von HIV-infizierten Patienten entwickelt kurz nach der Infektion und meist vor der Serokonversion das sogenannte akute retrovirale Syndrom. Es ist gekennzeichnet durch konstitutionelle Symptome, Lymphknotenschwellungen und hohe HIV-RNA-Werte. Obwohl Daten aus Langzeitstudien zur antiretroviralen Therapie bei solchen Patienten noch nicht vorliegen und deshalb nicht eindeutig feststeht, daß eine Therapie hier einen klinischen Vorteil bedeutet, kann durch eine Therapie die Viruslast rasch gesenkt werden (26). Möglicherweise bedeutet dies eine Begrenzung der Virusausbreitung im Organismus. Aus diesem Grund wird eine solche Behandlung angeraten (BII). Bezüglich der Behandlungsdauer erlauben die vorliegenden Studienerfahrungen keine sichere Angabe eines minimal notwendigen oder maximal sinnvollen Zeitraums; einige Experten gehen von einer Minimaldauer von einem Jahr aus. Die Behandlung dieser Patienten sollte, wenn immer möglich, im Rahmen von klinischen Studien oder standardisierten Behandlungsprogrammen geschehen, um diese offene Frage zu klären.

Die Indikationen sind noch einmal zusammengefaßt in Tabelle 3.

Initiale Therapieregime

Da nach Versagen einer initialen Therapiekombination beim Einsatz eines zweiten Proteaseinhibitors ein deutlich schwächerer antiretroviraler Effekt zu erwarten ist, ist die initiale Kombination von besonderer Bedeutung. Nach Meinung der Mehrheit der Experten sollte die initiale Therapie eine maximale Absenkung der Viruslast bewirken (auch unter die Nachweisgrenze von 50 Genomkopien/ml). In der Regel bedeutet dies eine Kombination zweier Nukleosidanaloga mit mindestens einer dritten Substanz, vorzugsweise einem Proteaseinhibitor (Tabelle 4).

Alternative Kombinationen bestehen aus zwei Nukleosidanaloga (weniger gut virologisch oder klinisch wirksam), aus zwei Nukleosidanaloga und einem nichtnukleosidalen Reverse-Transkriptase-Inhibitor sowie aus zwei Proteaseinhibitoren (bisher nicht direkt verglichen mit Nukleosidkombination plus Proteaseinhibitor). Als klinisch additiv wirksam mit Nukleosidanaloga-Kombination haben sich bisher die Proteaseinhibitoren Indinavir, Ritonavir und Saquinavir erwiesen, allerdings nur für Patienten mit höchstens 350 CD4+-Zellen/mm[3] (4, 8, 22). Als additiv wirksam im Rahmen von Laborparameterstudien haben sich Nelfinavir, Nevirapin und Delavirdin erwiesen (11, 12, 23, 31, 35) (Tabelle 4).

Therapieerfolg und -versagen

Ein Therapieerfolg kann nach den bekannten Daten zur Dynamik der HIV-Replikation frühestens nach 4 Wochen, oft erst nach drei Monaten und in Einzelfällen erst nach 6 Monaten beurteilt werden. Das Absinken der HIV-Replikation unter die Nachweisgrenze ist als Therapieerfolg zu werten. Ein geringerer Abfall als 1 $\log_{10}$ nach 4 Wochen oder das Ausbleiben des Abfalls unter die Nachweisgrenze innerhalb vonmaximal 6 Monaten ist ein Zeichen für einen ungenügenden Therapieerfolg und sollte Anlaß sein zur Erwägung möglicher additiver oder alternativer Therapieregime (Tabelle 2). Eine relevante Einbuße der Wirksamkeit liegt wahrscheinlich vor, wenn die HIV-RNA signifikant über den Nadir des Abfalls ansteigt; von einem sekundären Versagen der Therapie ist auszugehen, wenn HIV-RNA wieder auf einen Wert ansteigt, der nur noch 1 $\log_{10}$ unterhalb des Ausgangswerts liegt. Im Falle einer Stimulation des Immunsystems, z.B. durch interkurrenten Infekt, eine Impfung oder andere immunstimulierende Situationen sind entsprechende Meßwerte oft nicht verwertbar, und sollten nach etwa vier Wochen kontrolliert werden.

Hinweise auf eine ungenügende Wirksamkeit sind ferner ein signifikanter Abfall der CD4+-Lymphozyten (s.o.) sowie eine weitere klinische Progression. Insbesondere die Bewertung eines Therapieversagens nach dem letzten Kriterium ist oft schwer und nicht klar zu treffen. Eine antiretrovirale Therapie kann virologisch wirksam, aber das Immunsystem aber dennoch so schwer geschädigt sein, daß trotzdem das Auftreten einer opportunistischen Erkrankung möglich ist (25).

Die häufigste Ursache für ein Versagen der antiretroviralen Therapie ist eine Resistenzentwicklung, beruhend auf einzelnen oder mehrfachen Punktmutationen charakteristischer Genabschnitte der entsprechenden Ziel-Enzyme. Resistenztestungen (genotypisch und phänotypisch) befinden sich in der klinischen Validierung. Eine Optimierung der Therapie durch eine Resistenztestung ist in Einzelfällen möglich. Primäre Resistenzen (vor Initialtherapie) sind bisher selten beschrieben, ihre Bedeutung und Häufigkeit ist dringend zu klären, u.a. auch bei anderen als HIV-1-B-Subtypen. Bei Versagen einer antiretroviralen Therapie sollte immer auch eine mangelnde Compliance oder Bioverfügbarkeit als möglicher Grund erwogen und ausgeschlossen werden. In Zweifelsfällen sollte immer ein in der antiretroviralen Therapie erfahrener Arzt konsultiert werden.

Therapiewechsel und -unterbrechung

Ein Wechsel der Therapie bei Patienten mit schweren Nebenwirkungen ist selbstverständlich. Dies ist die einzige klinische Situation, in der zum Austausch nur eines Medikamentes geraten werden kann. Ansonsten wird ein Wechsel vor allem notwendig sein bei primärem oder sekundärem (s.o) Versagen. In diesem Fall sollte ein Austausch möglichst aller bisher verwendeter Medikamente erfolgen, sofern die Dauer des Einsatzes eine Resistenzentwicklung wahrscheinlich sein läßt. Ferner sollte eine Therapieänderung bei Patienten mit einer unzulänglichen Therapie, z. B. Monotherapie, erfolgen.

Ein Therapiewechsel kann durch Vortherapien bedingt nur erheblich eingeschränkt oder gar nicht sinnvoll möglich sein. Nicht entschieden werden kann derzeit, ob eine Fortsetzung einer virologisch unwirksamen Therapie einen Vorteil darstellt im Vergleich zum Absetzen, falls keine Möglichkeit zum sinnvollen Wechsel mehr besteht.

Zusammenfassung

Mit der Verfügbarkeit mehrerer neuer und zum Teil stärker antiretroviral wirksamer Substanzen haben sich die Therapiemöglichkeiten der HIV-Infektion deutlich verbessert.

Für eine Reihe von klinischen Situationen kann heute eine klare Therapieindikation formuliert werden. Allerdings fehlen bislang prospektive klinische Studien, die den Zeitpunkt des optimalen Therapiebeginns klar und eindeutig definieren.

Theoretische Überlegungen sprechen für einen möglichst frühzeitigen Therapiebeginn, allerdings fehlen Daten zu Langzeitnebenwirkungen. Die konsekutiven Therapiemöglichkeiten bei Therapieversagen sind durch die Selektion von resistenten Viren eingeschränkt. Eine Minderung der Lebensqualität durch Nebenwirkungen und die notwendige hohe Compliance ist ebenfalls zu bedenken.

Die Prognose HIV-infizierter Patienten hängt wesentlich ab von Erfahrung und Kenntnissen des behandelnden Arztes. Insbesondere komplizierte therapeutische Fragen sollten deshalb Anlaß zur Konsultation eines in der antiretroviralen Therapie erfahrenen Arztes geben. Der Zeitpunkt des Therapiebeginns, aber auch die Wahl der initialen Therapiekombination sind individuell zu fällende Entscheidungen, bei denen Richtlinien eine Hilfestellung geben können.

Die hier aufgestellten Richtlinien sind weitergehend als die Empfehlungen des British HIV Guidelines Coordinating Committee (1) und sind vergleichbar mit den Empfehlungen der IAS/USA (5). Dies reflektiert vor allem die zwischenzeitlich publizierten Ergebnisse der randomisierten kontrollierten Studien zum Einsatz von Proteaseinhibitoren. Ein Teil der Unterschiede vor allem zu den Empfehlungen der BHIVA ist allerdings nicht durch Daten randomisierter Studien belegt und spiegelt einen vorsichtigen Optimismus wider, der durch epidemiologische Daten gestützt wird (7). Es bleibt anzumerken, daß die Daten der publizierten randomisierten Studien eine antiretrovirale Wirksamkeit zeigen, die nicht unbedingt der therapeutischen Realität entspricht und daß die Vielzahl der zur Verfügung stehenden Substanzen über die wahre Zahl der sinnvollen und erprobten Kombinationen hinwegtäuschen kann. Nicht die Behandlung bisher therapienaiver Patienten ist derzeit das Hauptproblem in der antiretroviralen Therapie, sondern die Therapie oft multipel vorbehandelter Patienten, bei denen eine hohe Zahl von Patienten ein frühes Therapieversagen zeigen (15).

Die tatsächlich sinnvollen Kombinationen sind immer noch abzählbar, nur zwei verschiedene konsekutiv sinnvolle Zweifachkombinationen sind bei den Nukleosidanaloga möglich und bei Proteaseinhibitoren ist nach einem initialen Versagen einer Substanz dieser Klasse die weitere Therapiechance erheblich eingeschränkt. Neue Substanzen mit alternativen Resistenzmechanismen für alle Klassen von Therapeutika sind weiter dringend notwendig ebenso wie Substanzen mit zusätzlichen Angriffspunkten im Replikationszyklus des HIV. Hierzu wie zu den Mechanismen einer möglichen Immunrekonstitution ist intensive weitere Forschung notwendig.

ANHANG - Tabellen

1. Empfehlung	Definition
A	eindeutige Empfehlung
B	im allgemeinen ratsam
C	vertretbar
D	im allgemeinen abzulehnen
E	eindeutige Ablehnung
2. Grundlage der Empfehlung	Definition
I	auf der Basis mindestens einer randomisierten Studie mit klinischen Endpunkten
II	auf der Basis von Surrogatmarkerstudien
III	nach Expertenmeinung

Tabelle 1 - Graduierung von Therapieempfehlungen

Substanz bzw. -gruppe	Handelsname	Wichtigste Nebenwirkungen	Relevante Interaktion	Dosis*
Reverse Transkriptase Inhibitoren – Nukleosidanaloga				
Didanosin	Videx®	Pankreatitis, Neuropathie	–	2 × 200 mg
Lamivudin	Epivir®	Kopfschmerz	–	2 × 150 mg
Stavudin	Zerit®	Neuropathie, Pankreatitis	–	2 × 40 mg
Zalcitabin	Hivid®	Neuropathie, orale Ulzera	–	3 × 0,75 mg
Zidovudin	Retrovir®	Neutropenie, Anämie	–	2 × 250 mg
Protease-Inhibitoren				
Indinavir	Crixivan®	Nephrolithiasis, Hyperbilirubinämie	Rifampin, Terfenadin, Astemizol, Cisaprid, Ergotamine**	3 × 800 mg
Nelfinavir	Viracept®	Diarrhoe, Übelkeit	s. o.**	3 × 750 mg
Saquinavir	Invirase® Fortovase®	Diarrhoe, Übelkeit (meist mild)	s. o.**	3 × 600 mg 3 × 1200 mg
Ritonavir	Norvir®	Diarrhoe, Übelkeit Hypertriglyzeridämie	s. o. multiple andere**	2 × 600 mg
Reverse Transkriptase Inhibitoren – nicht nukleosidisch				
Nevirapin	Viramune®	Arzneiexanthem	Rifampin, Rifabutin, Protease-Inh. Kontrazeptiva (alle ↓)	2 × 200 mg
Delavirdin	Rescriptor®	Arzneiexanthem	Indinavir (↑)	3 × 400 mg

* normale Nierenfunktion, Körpergewicht > 60 kg
** alle Proteaseinhibitoren sind Inhibitoren des Cytochrome P450, Ritonavir ist der potenteste Inhibitor, einige Isoenzyme werden durch Ritonavir auch induziert.

Tabelle 2 - Antiretrovirale Stoffklassen, Substanzen und Dosierung

Klinisch	HIV-RNA und CD4$^+$/µl	Therapieempfehlung
HIV-assoziierte Symptome	unabhängig von den Laborwerten	AI* (4, 16, 17)
Asymptomatische Patienten (CDC A)	<350-500 CD4$^+$-Zellen oder >10.-20.000 Genomkopien	BII* (3, 13, 21, 22)
	>500 CD4$^+$-Zellen und <10.-20.000 Genomkopien HIV	CIII**
Akutes retrovirales Syndrom	unabhängig von den Laborwerten	BII (26)

* insbesondere bei Patienten mit höheren CD4+-Lymphozyten (>350-500 CD4$^+$/µl) und meßbarer Virusreplikation (>10.-20.000 HIV-RNA-Genomkopien/ml) ist die Therapieindikation weniger gut belegt. Für Patienten mit CD4$^+$<350/µl (nicht differenziert nach dem Ausmaß der HIV-Replikation) liegen auch klinische Endpunktdaten vor (AI).

** Die vorliegenden Surrogatmarkerstudien für Patienten mit >350-500 CD4$^+$/µl sind nicht ohne weiteres anzuwenden auf Patienten mit niedriger Virusreplikation. Einige Experten würden in dieser Gruppe eine Therapie befürworten, viele Experten würden hier eine Therapie zurückstellen und den klinischen und Laborparameterverlauf zunächst beobachten.

Tabelle 3 - Therapieindikationen und -empfehlung

Nukleosidanaloga (als Kombination)		+Proteaseinhibitor/NNRTI
Zidovudin + Lamivudin I (3, 14)		Indinavir I/II (20,22)***
Zidovudin + Didanosin I (13,21)		Ritonavir I/II (4)***
Zidovudin + Zalcitabin I (13,21)	+ A-BI**	Nelfinavir II (31)
Stavudin + Lamivudin II (29)		Saquinavir (Softgel) II# (18)
Stavudin + Didanosin II (30)		Saquinavir (Hartgel) + Ritonavir II##
Nicht empfohlene Kombinationen und Substanzen:*		
Didanosin + Zalcitabin		Saquinavir (Hartgel) I# (8)
Zidovudin + Stavudin		Nevirapin II### (10, 23, 35)
Zalcitabin + Stavudin		Delavirdin II (12)

* Additive Nebenwirkungen, identische Resistenzmechanismen oder kompetitive Phosphorylierung
** Bewertung der 3fach Kombination abhängig vom Immunstatus, klinische Daten liegen nur für Kombinationen mit Indinavir, Ritonavir und Saquinavir vor. Das Hinzufügen einer dritten Substanz ist insbesondere bei Patienten mit >350 CD4$^+$-Lymphozyten/µl und initial sehr niedriger Viruslast (<10.000-20.000) nicht durch klinische Daten abgesichert.
*** Indinavir klinisch besser (Evidenzgrundlage I) nur für Patienten mit CD4$^+$ < 200/µl, Ritonavir klinisch besser nur für Patienten mit CD4$^+$ <100/µl, ansonsten Evidenz II für beide.
# Saquinavir in Hartgelformulierung: klinischer Benefit gesichert in randomisierter Studie (8), aber geringe Bioverfügbarkeit und hohe virologisch definierte Versagerrate (15); klinische Daten zu Saquinavir in Softgelzubereitungen stehen aus.
zur Kombination dieser beiden Substanzen mit Nukleosidkombinationen liegen nur wenig Daten vor, ob hier ein oder zwei Nukleosidanaloga kombiniert werden sollten, kann derzeit nicht entschieden werden.
es liegen wenig Daten vor zur Therapie von Patienten mit fortgeschrittenem Immundefekt (CD4$^+$ <350/µl) und Nekleosid-NNRT-Kombinationen.

Tabelle 4 - Initiale Therapieregime

ANHANG – Teilnehmerliste

Vollständige Liste aller Teilnehmer der Konsensuskonferenz:

Deutsche AIDS-Gesellschaft (DAIG),
Österreichische AIDS-Gesellschaft,
Robert Koch-Institut (RKI),
Klinische Arbeitsgemeinschaft AIDS Deutschland (KAAD),
Deutsche Arbeitsgemeinschaft niedergelassener Ärzte in der Versorgung von HIV- und AIDS-Patienten (DAGNÄ),
Deutsche Gesellschaft für Chirurgie,
Deutsche Dermatologischen Gesellschaft (DDG),
Deutsche Gesellschaft für Infektiologie (DGI),
Deutsche Gesellschaft für Innere Medizin,
Deutsche Gesellschaft für Krankenhaushygiene (DGKH),
Deutsche Gesellschaft für Mund-Kiefer- und Gesichtschirurgie (MKG-Chirurgie),
Deutsche Gesellschaft für Pneumologie,
Deutsche STD-Gesellschaft (DSTDG),
Deutsche Gesellschaft für Transfusionsmedizin und Immunhämatologie (DGTI),
Kommission für Antivirale Chemotherapie der Gesellschaft für Virologie (GfV),
Intensivierung der Klinischen Forschung (IDKF),
Deutsche AIDS-Hilfe (DAH)

An der Formulierung mitgewirkt haben als Vertreter der genannten Gesellschaften und Institutionen bzw. als Einzelpersonen:

Arasteh K (AVK Berlin); Bogner J (Medizinische Poliklinik LMU München); Brockhaus W (Klinikum Nürnberg); Brodt R (Universitätsklinik Frankfurt); Dupke S (Schwerpunktpraxis, Berlin); Günter L (Pettenkofer-Institut, München), Hartmann M (Universitätsklinik Heidelberg); Gölz J (Schwerpunktpraxis, Berlin); Goetzenich A (Aachen); Helm E-B (Universitätsklinik Frankfurt); Jäger H (Schwerpunktpraxis, München); Jarke J (AIDS-Beratungsstelle, Hamburg); Kern P (Universitätsklinik Ulm); Knechten H (Schwerpunktpraxis, Aachen); Korn K (Institut für Klinische und Molekulare Virologie, Erlangen); Lechl F (Projekt Information, München); Lessey D (Bonn); Linkens H-J (DAH, Berlin); Marcus U (RKI, Berlin); Mauss S (Schwerpunktpraxis, München); Mertens T (Universität Ulm, Virologie); Moll A (Schwerpunktpraxis, Berlin); Pauli G (RKI, Berlin); Pfeil B (Universitätsklinik Leipzig); Pisner H (Universitätsklinik Würzburg); Plettenberg A (AK St. Georg, Hamburg); Rasokat H (Universitätshautklinik Köln); Rieger A (AKH der Stadt Wien); Rockstroh J (Universitätsklinik Bonn); Rübsamen-Waigmann H (Wuppertal), Ruf B (Klinikum St.Georg, Leipzig); Rump J-A (Medizinische Universitätsklinik Freiburg); Sakranski A (LMU München); Salzberger B (Universitätsklinik Köln); Schabert T (Rotenburg); Schedel I (Hannover); Schmiedt B (Pulm. Zentrum, Wien); Schramm W (Klinikum Innenstadt, München); Stangl M (München); Staszewski S (Universitätsklinik Frankfurt); Stellbrink H.-J. (Universitätsklinik KH Eppendorf, Eppendorf); Stoehr A (AK St. Georg, Hamburg); Thoma-Greber E (Dermatologische Klinik LMU München); Zangerle R (Universitätsklinik Innsbruck).

Literatur

1. BHIVA. British HIV Association guidelines for antiretroviral treatment of HIV seropositive individuals. BHIVA Guidelines Co-ordinating Committee. Lancet 1997;349: 1086-92.
2. Bocket L, Ajana F, Senneville E, et al. Long terum HIV-1 viral load suppression. Comparative study of bitherapy and trithe-rapy. 37th ICAAC. Toronto, Canada, 1997:I-108.
3. Caesar Coordinating Committee. Randomised trial of additi-on of lamivudine or lamivudine plus loviride to zidovudine-containing regimens for patients with HIV-1 infection: the CAESAR trial. Lancet 1997;349: 1413-21.
4. Cameron DW, Heath-Chiozzi M, Kravcik S, et al. Prolongation of life and prevention of AIDS complications in advanced HIV immunodeficiency with Ritonavir : update. XI International Conference on AIDS,. Vancouver, Canada, 1996:Mo. B. 411.
5. Carpenter CC, Fischl MA, Hammer SM, et al. Antiretroviral therapy for HIV infection in 1996. Updated recommendations of the International AIDS Society-USA. Journal of the Ameri-can Medical Association 1997;277: 1962-1969.
6. Carr A, Emery S, Kelleher A, et al. CD8+ lymphocyte responses to antiretroviral therapy of HIV infection. J Acquir Immune Defic Syndr Hum Retrovirol 1996;13: 320-6.
7. CDC. Update: Trends in AIDS incidence, deaths, and preva-lence - United States, 1996. MMWR 1997;46: 165-73.
8. Clumeck N. Clinical benefit of saquinavir (SQV) plus zalcita-bine (ddC) plus zidovudine in untreated/minimally treated HIV-infected patients. 37th ICAAC. Toronto, Canada, 1997:LB-4.
9. Condra JH, Schleif WA, Blahy OM, et al. In vivo emergence of HIV-1 variants resistant to multiple protease inhibitors. Na-ture 1995;374: 569-71.
10. D'Aquila RT, Hughes MD, Johnson VA, et al. Nevirapine, zi-dovudine, and didanosine compared with zidovudine and di-danosine in patients with HIV-1 infection. A randomized, double-blind, placebo-controlled trial. National Institute of Allergy and Infectious Diseases AIDS Clinical Trials Group Protocol 241 Investigators. Ann Intern Med 1996;124: 1019-30.
11. D'Aquila RT, Johnson VA, Welles SL, et al. Zidovudine resi-stance and HIV-1 disease progression during antiretroviral therapy. AIDS Clinical Trials Group Protocol 116B/117 Team and the Virology Committee Resistance Working Group. Ann Intern Med 1995;122: 401-8.
12. Davey RT, Jr., Chaitt DG, Reed GF, et al. Randomized, controlled phase I/II, trial of combination therapy with delavirdine (U-90152S) and conventional nucleosides in human immuno-deficiency virus type 1-infected patients. Antimicrob Agents Chemother 1996;40: 1657- 64.
13. Delta Coordinating Committee. Delta: a randomised double-blind controlled trial comparing combinations of zidovudine plus didanosine or zalcitabine with zidovudine alone in HIV-infected individuals. Delta Coordinating Committee. Lancet. 1996;348: 283-91.
14. Eron JJ, Benoit SL, Jemsek J, et al. Treatment with lamivudine, zidovudine, or both in HIV-positive patients with 200 to 500 CD4+ cells per cubic millimeter. North American HIV Work-ing Party. N Engl J Med 1995;333: 1662-9.
15. Fätkenheuer G, Theisen A, Rockstroh J, et al. Virological treat-ment failure of protease inhibitor therapy in an unselected co-hort of HIV-infected patients. AIDS 1997;11: FS113-FS116.
16. Fischl MA, Richman DD, Grieco MH, et al. The efficacy of azi-dothymidine (AZT) in the treatment of patients with AIDS and AIDS-related complex. A double-blind, placebo-controlled tri-al. N Engl J Med 1987;317: 185-91.

17. Fischl MA, Richman DD, Hansen N, et al. The safety and efficacy of zidovudine (AZT) in the treatment of subjects with mildly symptomatic human immunodeficiency virus type 1 (HIV) infection. A double-blind, placebo-controlled trial. The AIDS Clinical Trials Group. Ann Intern Med 1990;112: 727-37.

18. Gill MJ, Beall G, Beattie D, et al. Safety of Saquinavir soft gelatine capsule (SQV-SQC) in combination with other antiretroviral agents: multicenter study NV15182: 24 weeks analysis. 37th ICAAC. Toronto, Canada, 1997:I-90.

19. Gross PA, Barrett TL, Dellinger EP, et al. Purpose of Quality Standards for infectious diseases. Clinical Infectious Diseases 1994;18: 421.

20. Gulick RM, Mellors JW, Havlir D, et al. Treatment with indinavir, zidovudine, and lamivudine in adults with human immunodeficiency virus infection and prior antiretroviral therapy. N Engl J Med 1997;337: 734-9.

21. Hammer SM, Katzenstein DA, Hughes MD, et al. A trial comparing nucleoside monotherapy with combination therapy in HIV-infected adults with CD4 cell counts from 200 to 500 per cubic millimeter. AIDS Clinical Trials Group Study 175 Study Team. N Engl J Med 1996;335: 1081-90.

22. Hammer SM, Squires KE, Hughes MD, et al. A controlled trial of two nucleoside analogues plus indinavir in persons with human immunodeficiency virus infection and CD4 cell counts of 200 per cubic millimeter or less. AIDS Clinical Trials Group 320 Study Team. N Engl J Med 1997;337: 725-33.

23. Harris M, Rachlis A, Shillington A, et al. Long term suppression of HIV in plasma with a combination of two nucleosides and nevirapine. 37th ICAAC. Toronto, Canada, 1997:I-86.

24. Hughes MD, Johnson VA, Hirsch MS, et al. Monitoring plasma HIV-1 RNA levels in addition to CD4+ lymphocyte count improves assessment of antiretroviral therapeutic response. ACTG 241 Protocol Virology Substudy Team. Ann Intern Med 1997;126: 929-38.

25. Jacobson MA, Zegans M, Pavan PR, et al. Cytomegalovirus retinitis after initiation of highly active antiretroviral therapy. Lancet 1997;349: 1443-5.

26. Kinloch-De Loes S, Hirschel BJ, Hoen B, et al. A controlled trial of zidovudine in primary human immunodeficiency virus infection. N Engl J Med 1995;333: 408-13.

27. Mellors JW, Munoz A, Giorgi JV, et al. Plasma viral load and CD4+ lymphocytes as prognostic markers of HIV-1 infection. Annals of Internal Medicine 1997;126: 946-54.

28. Perelson AS, Neumann AU, Markowitz M, et al. HIV-1 Dynamics in vivo: virion clearance rate, infected cell life span, and viral generation time. Science 1996;271: 1582-6.

29. Pollard R, Peterson D, Hardy D, et al. Antiviral effect and safety of stavudine (d4T) and didanosine (ddI) combination therapy in HIV-infected subjects in an ongoing pilot randomized double-blindtrial. Third Conference on Retroviruses and Opportunistic Infections. Washington, D.C., USA, 1996.

30. Raffi F, Reliquet V, Auger S, et al. A pilot tiral of antiviral activity and safety of didanosine-stavudine combination therapy in HIV-infected subjects: the quintet trial. 37th ICAAC. Toronto, Canada, 1997:I-123.

31. Saag M, Knowles M, Chang Y, et al. Durable effect of viracept (nelfinavir mesylate, nfv) in triple combination therapy. 37th ICAAC. Toronto, Canada, 1997:I-101.

32. Schmit JC, Cogniaux J, Hermans P, et al. Multiple drug resistance to nucleoside analogues and nonnucleoside reverse transcriptase inhibitors in an efficiently replicating human immunodeficiency virus type 1 patient strain. J Infect Dis 1996;174: 962-8.
33. Shafer RW, Winters MA, Iversen AK, et al. Genotypic and phenotypic changes during culture of a multinucleoside-resistant human immunodeficiency virus type 1 strain in the presence and absence of additional reverse transcriptase inhibitors. Antimicrob Agents Chemother 1996;40: 2887-90.
34. Stanley SK, Ostrowski MA, Justement JS, et al. Effect of immunization with a common recall antigen on viral expressin in patients infected with human immunodeficiency virus type 1. New England Journal of Medicine 1996;334: 1222-30.
35. Staszewski S, Miller V, Rehmet S, et al. Virological and immunological analysis of a triple combination pilot sutyd with loviride, lamivudine and zidovudine. AIDS 1996;10: F1-7.

Kongreßbericht Chicago, Februar 1998

5th Conference on Retroviruses and Opportunistic Infections

1. - 5. Februar 1998, Chikago, IL

http://www.retroconference.org

Epidemiologie

Nach aktuellen Zahlen der WHO (Stand: 1996) sind z. Zt. 3.100.000 Menschen neu an HIV erkrankt bei kumulativ 29 400 000 HIV-Patienten, davon 8 400 000 mit AIDS. Pro Jahr rechnet man mit 1,5 Mio. Todesfällen an AIDS, im Verhältnis dazu stehen 3 Mio. Todesfälle an Tuberkulose und 1,5 bis 2,7 Mio. Todesfälle an Malaria (Baltimore, Vortrag).

Nach Daten der Centers of Disease Control (CDC) starben in den USA in den ersten 6 Monaten 21 460 Patienten an AIDS, in der 1. Hälfte 1997 12 040. Dies ist eine Verminderung um 44%. Im Bereich des New York City Hospitals sank die Zahl der stationären Aufnahmen zwischen 1995 und 1997 um die Hälfte (Paul, Poster 205).

In einer Seroprävalenzstudie aus New York City sank bei Männern und Frauen insgesamt von 1992 bis 1996 die HIV-Seroprävalenz von 12 % (1992) auf 7 % (1996), während sie bei den Frauen stabil blieb (Torian, Poster 142). Sexuell übertragene Krankheiten (STD) als Marker für Risikoverhalten treten bei Homosexuellen siebenmal häufiger auf als bei Heterosexuellen. Insgesamt gesehen steigt die STD-Inzidenz bei HIV-negativen Patienten stärker als bei HIV-positiven Patienten (Sodroski, Vortrag).

Immunologie

Einen breiten Raum nahm die Darstellung der Korezeptoren für CD4 ein: Diese können bei T-Lymphozyten, Gedächtniszellen, naiven T-Zellen, Makrophagen, der neuronalen Mikroglia, dendritischen Zellen und Langerhanszellen nachgewiesen werden (Charo, Vortrag). Die wichtigsten Korezeptoren für CD4-positive Zellen sind CXCR4 und CCR5. Beim Fortschreiten der Infektion überwiegt CCR5, geringer wird CXCR4 aktiviert (Ostrowski, Poster 62). Die Korezeptoren CCR5 weniger CCR3 binden die nicht syncytium-induzierenden HIV-Stämme (NSI). Die Gabe von IL-4 erhöht die syncytium-induzierenden HIV-Stämme und die Virusload und führt damit indirekt zu einem CD4-Abfall (Pavlakis, Vortrag). Patienten mit homozygoter CCR5-Deletion (Delta 32/Delta 32) sind weitgehend vor der HIV-Infektion geschützt. Diese Deletion kommt in ca. 1 bis 4 % der kaukasischen Bevölkerung vor (Detels, Poster 94). Nach antiretroviraler Therapie wird im Lymphknotengewebe CCR5 und CCXR4 herunterreguliert (Andersson, Poster 159).

Unter antiretroviraler Therapie wird ebenfalls die CD4-Apoptose vermindert (Dockrell, Poster 174).

Shanmugam konnte nachweisen, daß bei HIV-2 Infektion im asymptomatischen Stadium in der Regel eine niedrige Viruslast besteht. Diese konnte überhaupt nur in 17 % der Patienten überhaupt nachgewiesen werden. Es könnte eine Erklärung dafür sein, warum die HIV-2 Infektion langsamer und klinisch unauffälliger verläuft (Shanmugam, Poster 578).

Skowron zeigt, daß die Gabe von GM-CSF keinen Einfluß auf die Viruslast hat (Skowron, Poster 615).

Während der antiretroviralen Therapie kommt es zu einem Anstieg der CD3-positiven Zellen, langsamer der naiven Lymphozyten (CD45RA+/62L+), während die natürlichen Killerzellen nicht ansteigen. Die Gedächtniszellen fallen ab (CD45RA+/RA-), später kommt es auch zu einem Abfall der CD8-Zellen (Lederman, Vortrag).

In Bezug auf die Dauer der Therapie und die Wirksamkeit trat Ernüchterung ein: Bei 18 Patienten (4 chronisch infiziert, 14 akut infiziert) mit einer Therapie mit AZT/3TC + Proteinaseinhibitoren und ohne Nachweis einer Virämie über 13 Monate, zeigten sich auch nach 18 Monaten die Zellen bei 6 Patienten (43 %) und 22 Monaten bei 4 Patienten (28 %) in der HIV-Kokultivierung positiv. Die Halbwertszeit von der infizierten CD4-Zelle wird mit 8,5 Tagen angenommen, die der Gedächtniszelles mit „postintegreated" HIV ist unbekannt. Lymphozyten mit den defekten HIV-Partikeln haben eine Überlebenszeit von 145 Tagen. Es muß nach theoretischen Berechnungen von einer Eliminationsrate von 5 bis 20 Jahren ausgegangen werden. (Ho, Vortrag). In einer anderen Studie wird die Lebenszeit der latent infizierten CD4-Lymphozyten mit 104 bis 108 Tagen angenommen. Dies bedeutet, daß eine antiretrovirale Kombinationstherapie 5,8 bis 7,7 Jahre durchgeführt werden muß (Chun, Vortrag).

Diagnostik

40 Minuten nach einer Nadelstichverletzung war die Blutprobe in einem HIV-Antigen-EIA positiv, bei Banden gegen gp120/gp160 im Westernblot. Eine Woche später war der Westernblot wieder negativ und die PCR positiv. Innerhalb eines Monats kam es zu einer kompletten Serokonversion in EIA und Westernblot (de Oliveira, Poster 135).

Bei Patienten, die mit der Viruslast an der Nachweisgrenze lagen, ergab sich beim Vergleich von b-DNA und PCR eine Konkordanz von lediglich 60 % (Yerkovich, Poster 303).

Sensitiver als die Viruslast im peripheren Blut ist die Quantifizierung der proviralen HIV-DNA in den peripheren mononukleären Zellen (Christopherson, Poster 304). Nach 6 und 12 Monaten Dreifachtherapie ist noch in 50 % der mononukleären Zellen HIV-RNA nachweisbar, auch wenn im peripheren Blut die Nachweisgrenze von 20 Kopien/ml bereits unterschritten wird (Rouzioux, Poster 328).

Kombinationstherapie

Als Standardtherapie hat sich inzwischen die Dreifachkombinationstherapie durchgesetzt. Bei Patienten mit IDV/AZT/3TC-Therapie (vs. AZT/3TC, ACTG 320) lagen 55 % der 1178 Patienten mit Dreifachtherapie unter 500 Kopien/ml und 40 % der Patienten unter 50 Kopien/ml. Patienten mit weniger als 50 CD4-Zahlen hatten dabei ein geringeres Ansprechen. 30% bis 50 % der Patienten hatten trotz Therapie positive Kokultivierungsversuche. Erkrankungen traten in der Regel bei mehr als 500 Kopien/ml auf, der bedeutsamste Hinweis auf eine Virusunterdrückung war die HIV-RNA Produktion nach 4 Wochen (Demeter, Vortrag).

In der Start-1-Studie wurden Patienten mit CD4-Zahlen über 500 und einer Viruslast über 10000 Kopien/ml über 24 Wochen entweder mit D4T/3TC/IDV oder mit AZT/3TC/IDV behandelt. Die Patienten der D4T-Gruppe zeigten eine Senkung der Viruslast im Median um 1,95 log10 verglichen mit 1,6 log10 Senkung in der AZT-Gruppe. Die Unterschiede in beiden Behandlungsgruppen waren nicht statistisch signifikant. In der Start-2-Studie erhielten die Patienten entweder d4T/DDI/IDV oder AZT/3TC/IDV. Eine vorläufige Auswertung von 100 Patienten nach 24 Wochen zeigte vergleichbare immunologische und virologische Ergebnisse. In den beiden Studien wurde gezeigt, daß D4T nicht mit AZT kombiniert werden sollte. AZT/DDI und DDI sind bei AZT-erfahrenen Patienten gleich wirksam (Havlir, Vortrag).

Eine vergleichende Kombinationstherapie-Studie von D4T/3TC und IDV gegen AZT/3TC und IDV zeigte in einer Zwischenanalyse bei 100 Patienten in beiden Studienarmen eine Reduktion der HIV-RNA Spiegel unter 500 Kopien/ml in mindestens 80 %, bei einer geringgradigen besseren Verträglichkeit des D4T-Studienarms (Squires, Poster 380).

Reeger (Poster 697) stellt eine einmal tägliche Kombinationstherapie vor: 400 mg NVR/400 mg DDI/300 mg 3TC. 18 Patienten wurden behandelt, die Kombinationstherapie war gut verträglich. In einer Zwischenanalyse scheint eine ausreichende Virusverminderung erreichbar zu sein. Die Wirksamkeit der Behandlung wird z. Zt. untersucht.

87 HIV-1 Patienten wurden 2 x tägl. mit AZT/3TC/IDV in einer Dosierung von 2x1000 mg oder in einer Dosierung von 2x1200 mg behandelt. Der dritte Studienarm umfaßte die derzeit übliche Dosierung 3x800 mg/die. Nach 32 Wochen schien die 2 x tägliche Dosierung genauso effektiv wie die 3 x tägliche zu sein (Bach-Yen Nguyen).

Bei der Kombinationstherapie von NVR/D4T/3TC wurde die 2 x tägliche Dosierung von NFV (2x750 mg/2x1000 mg/2x1250 mg) gegen die 3 x tägliche Gabe (3x750 mg) jeweils geprüft. Unter der Zweimaldosierung waren 83 % unter der Nachweisgrenze (<400 Kopien/ml) und unter der Dreimaldosierung 78 % der Patienten (Johnson, Poster 373). 46 Patienten wurden mit einer Kombination von zwei NRTI und NFV 2 x täglich (2x1250 mg) behandelt. 96 % der Patienten waren bei Woche 24 unter der Nachweisgrenze der PCR mit 400 Kopien/ml. 10 Patienten erhielten eine NFV in einer Dosierung von 2x1000 mg. Diese Gruppe zeigte ein schlechteres Ansprechen (Sension, Poster 387 a).

Auch die zweimal tägliche Gabe von NFV 500 mg (750 mg) in Kombination mit RTV (2 x 400 mg/die) scheint sicher und verträglich zu sein (Gallant, Poster 394 a).

In einer anderen Studie wurden 10 Patienten mit einer 2 x täglichen Kombinationstherapie von IDV (2x1000 mg/die) und NFV (2x750 mg/die) behandelt. Bei Woche 8 waren 7 der 10 Patienten unter einer Nachweisgrenze von 500 Kopien/ml. Hauptnebenwirkungen waren Diarrhoen, Blutungen und Hautausschläge (Havlir, Poster 393).

Im Rahmen der ALTIS-Studie (ALTIS-1: naive Patienten, ALTIS-2: vortherapierte Patienten) wurde die intrazelluläre Phosphorylierung von 3TC-Triphosphat (TP) und D4T-TP gemessen. Bei Therapieversagern wurden niedrigere D4T- und 3TC-TP-spiegel gemessen. Eine vorherige AZT-Therapie scheint die folgende Phosphorylierung zu vermindern (Sommadossi, Vortrag). AZT/D4T und DDC/DDI werden jeweils unterschiedlich phosphoryliert. Eine AZT-Vortherapie kann die Phosphorylierung von D4T vermindern. Dies kann bei entsprechend vorbehandelten Patienten ein Versagen der D4T/3TC-Therapie erklären (Flexner, Vortrag).

Die neue Darreichungsform von AZT 300 mg/3TC 150 mg (CombivirTM) zeigt 2 x täglich gegeben + Proteaseinhibitor mindestens die gleiche Wirksamkeit wie 2x150 mg 3TC + 3x200 mg AZT + Proteinaseinhibitor (Eron, Poster 387 c).

Bei 60 Patienten wurden die Proteinaseinhibitoren IDV und SQV (sgc) verglichen. Die Wirksamkeit war gleich (Borleffs, Poster 387 b).

Die Kombination von SQV (sgc)/NFV und zusätzlich 2 NNRT ist hoch wirksam und führt zu einer 5-fachen Erhöhung der SQV-Spiegel (Opravil, Poster 394 b).

Hydroxyurea, ein Inhibitor der zellulären Ribonukleotid-Reduktase wurde bisher vor allem bei myeloproliferativen Erkrankungen eingesetzt. In-vitro Daten zeigten jedoch, daß Hydroxyurea (HU) auch

die HIV-DNA-Synthese hemmt. Ein synergistischer Anti-HIV-Effekt von HU und DDI in Lymphozyten konnte in vitro gezeigt werden. 31 Patienten zeigten bei Woche 12 eine durchschnittliche Verminderung der Viruslast um 1,3 log10 unter der Therapie mit HU/ D4T/ DDI (Rossero, Poster 653). In einer anderen Studie konnte eine Kombination von Hydroxyurea (3x300 mg/die bei einem Körpergewicht <60 kg und 3x400 mg bei einem Körpergewicht >60 kg) / DDI (2 x 200 mg/die) / IDV (3 x 800 mg/die) für ca. 11 Monate die Viruslast bei allen 24 Patienten unter die Nachweisgrenze drücken (<400 Kopien/ml), ebenso den HIV-RNA Virusnachweis in den Lymphknoten (bei 7 von 8 Patienten) und im Sperma (bei 6 von 6 Patienten, Lori, Poster 655).
Havlir berichtet von einer Erhaltungstherapie von IDV versus AZT/ 3TC versus AZT/3TC/Indinavir nach einer Induktionsphase von AZT/3TC/IDV. Dabei war das Therapieversagen am höhsten bei der Fortführung der Therapie mit IDV oder AZT/3TC, auch wenn die Viruslast nach Initialtherapie unter 200 Kopien/ml blieb. Patienten die mit D4T/NFV oder mit AZT/3TC/NFV therapiert worden, hatten Mutationen von D30N, M36I, A71V und N88D. Unter der „Salvagetherapie" von RTV/SQV/3TC/D4T blieben 90 % der Patienten unter einer Viruslast von 500 Kopen/ml. Bei Woche 24 waren es noch 70 % der Patienten und bei Woche 40 66 % der Patienten (Tebas, Vortrag).
DeWolf (Poster 384) behandelte therapienaive Patienten mit Dreifachtherapie (AZT/3TC/RTV - 15 Patienten) mit Vierfachtherapie (D4T/3TC/NFV/SQV - 35 Patienten) und Fünffachtherapie (AZT/ 3TC/Abacavir/IDV/NVR - 9 Patienten). Die Viruslast vor der Therapie war jeweils über 10 000 Kopien/ml. Der Therapieeffekt auf die Viruslastsenkung war stärker bei Vier- und Fünffachtherapie, aber abhängig von dem Ausgangswert.
Duncombe behandelte 56 Patienten mit Ritonavir/Saquinavir/3TC und AZT oder D4T bei HIV-Patienten im fortgeschrittenen Krankheitsstadium oder mit Vortherapie. Dabei zeigte sich in 50 % der Therapieversagen und häufiges Auftreten von Nebenwirkungen (Duncombe, Poster 390).
Vergeblich vortherapierte Patienten wurden von Workmann mit 3TC/D4T/DDI/NVR/NFV und SQV behandelt. 9 der 12 Patienten konnten die Therapie mindestens 3 Monate durchhalten und blieben jeweils unter der Nachweisgrenze von 400 Kopien/ml (Workman, Poster 426).
Gerard zeigt, daß sich Patienten, die auf eine vorherige Therapie nicht ansprachen, unter einer Kombinationtherapie aus Foscarnet/NFV/NVR/AZT/D4T in 45 % (initial 9 Patienten) klinisch oder virologisch verbesserten. Beim Absetzen von Foscarnet kam es jeweils zu einer Verschlechterung (Gerard, Poster 424).
In einer kontrollierten Studie von intermittierender Gabe von IL-2 + antiretrovirale Therapie verglichen mit antiretroviraler Therapie ergab eine niedrigere HIV-Viruslast und höhere CD4-Zellen bei 57 Patienten in der mit IL-2 behandelten Gruppe. Der klinische Verlauf erschien geringgradig besser (Emery, Poster 608). In einer anderen Studie mit 14 Patienten erschien die Zugabe von IL-2 keinen Einfluß auf die Viruselimination zu haben (Stellbrink, Poster 610).

Resistenzen

Bei einer phänotypischen Resistenz auf IDV, RTV, NFV oder SQV findet sich in 77 - 95 % der Fälle eine Kreuzresistenz unter den jeweiligen Proteinaseinhibitoren im AntivirogramTM. Am häufigsten war eine Kreuzresistenz zwischen RTV und IDV, am seltensten bei NFV (Hertogs, Poster 395).
Bei Resistenzen gegen AZT oder 3TC besteht im AntivirogramTM zu 95 % eine Empfindlichkeit für Abacavir (1592U89). Eine Therapie mit dem Proteinaseinhibitor RTV oder IDV ist bei SQV-naiven Patienten wirksamer als bei SQV-vortherapierten Patienten (Mayers, Poster 400).

Es muß von einer Prävalenz der übertragenen AZT-Resistenzen in 10 % der Fälle ausgegangen werden (Mellers, Vortrag). Yerly fand unter 231 Serokonverter bei 7 % der Patienten eine vorbestehende AZT-Resistenz (Yerly, Poster 545).

Kompartimente

Als Reservoir für HIV kommen alle latent infizierbaren Zellen in Frage: Peripheres Blut, Lymphoidgewebe, RES (retikulo-endotheliales System), Epitheloidzellen, Knochenmark, Schleimhäute (Pomerantz, Vortrag).

Die Nachweisgrenze von HIV-RNA im Plasma und Liquor verhält sich korreliert signifikant (Roth, Poster 329).

63 % von 79 HIV-positiven Männern hatten ebenfalls HIV-1 RNA im Sperma. Durchschnittlich lag sie um den Faktor 5 niedriger als im Blut, gelegentlich jedoch deutlich höher (Evans, Poster 189). Die Extraktion von HIV-DNA korreliert nicht mit der HIV-RNA im peripheren Blut, sondern mit den CD4-Lymphozyten im Sperma (Vernazza, Poster 190).

Nicht nur das Sperma, auch die vaginale Sekretion zeigt lokale HIV-Produktion mit teils genotypischen Differenzen zum Virustyp im Plasma (Subbarao, Poster 708).

Wechsel-/Nebenwirkungen

Bei einer Kombinationstherapie des NNRTI Efavirenz (DMP 266) in einer Dosierung von 1x600 mg/die und NFV in einer Dosierung von 3x750 mg/die muß mit einer Erhöhung von NFV um 20 % gerechnet werden (Fiske, Poster 349).

Bei Kombinationstherapie von NFV und NVR sollte NFV wegen Arzneimittelinteraktionen auf 3x1000 mg angepasst werden (Merry, Poster 351).

NFV erhöht die Bioverfügbarkeit von SQV (hgc) auf das 5-fache (Merry, Poster 352).

Pharmakokinetische Studien bei Lebererkrankungen zeigten, daß RTV bei diesen Erkrankungen reduziert werden muß (Cameron, Poster 359).

Neue Medikamente

Scott Hammer gab am letzten Tag des Kongresses eine Übersicht zu neuen Medikamenten. An neuen NRTI sind z. Zt. Abacavir (1592U89), Lodenosine (FddA), BCH-10652, FTC, Adefovir dipivoxil und bis-POC PMPA. An NNRTI sind Efavirenz (DMP-266) und MKC-442 in Prüfung. Neue Proteaseinhibitoren stellen Amprenavir (141W94, VX-478), APT-378, PNU-140690, PD-178390 dar.

Abacavir (1592U89) ist ein Nukleosidanalogum, das über einen alternativen Weg phosphoryliert wird. Hauptresistenzpunkt ist M184V, K65R, L74V, Y115F. Es zeigt eine gute orale Verfügbarkeit und ZNS-Penetration (Ravitch, Poster 636). Bei der Kombination von Abacavir (2 x 300 mg/die) und Amprenavir (2x1200 mg/die) ließ sich nach 5 Monaten bei keinem Patienten HIV-1 RNA nachweisen (<500 Kopien/ml), die CD4/CD8 Ratio normalisierte sich im Blut und im Lymphknoten. Hauptnebenwirkungen waren gastrointestinale Unverträglichkeiten und Exantheme (Bart, Poster 365). In einer weiteren Studie wurde Abacavir (2x300 mg) in Kombination mit jeweils den vier bekannten Proteaseinhibitoren bzw. mit Amprenavir (2x1200 mg/die) bei 80 naiven Patienten mit einer Helferzellzahl über 100/µl und einer Viruslast von über 5000 Kopien/ml getestet (s. auch Poster 364). Die Zwischenauswertung ergab eine log10-Reduktion von 1.78 bis 2.05. Unter den Kombinationstherapien mit Abacavir war RTV am wirksamsten, bei allen Kombinationen waren nach 16 Wochen 50-85 % der Patienten unter 400 Kopien/ml und 40- 70 % der Patienten unter 50 Kopien/ml. Auffallend war das sog. Abacavir-Exanthem, ein morbilliformes Exanthem, das in 2 - 5 % auftritt (in dieser Studie 4 von 78). Meist trat das Exanthem 3 bis 42 Tage nach Einnahme von Abacavir auf (im Durchschnitt nach 9 Tagen). Vorausgehend wurden Fieber, Schwäche, Übelkeit und Erbrechen beobachtet. Das Exanthem trat auch 1 bis 2 Tage nach Absetzen von Abacavir auf. Vor einer Reexposition wird wegen Todesfällen gewarnt (Mellors, Vortrag). Die Kombination von Abacavir, Amprenavir und AZT / 3TC wurde von 13 Patienten mit akuter Infektion (AI) und 12 Patienten mit chronischer Infektion (CI) gut vertragen. Hauptnebenwirkungen waren Übelkeit, Erbrechen und Müdigkeit. Ein Exanthem trat bei 7 Patienten auf. Bei Woche 8 betrug die Reduktion der Viruslast 2,6 log10 (AI) und 2,2 log10 (CI). Die Plasma-HIV RNA war unter der Nachweisgrenze (<100 Kopien/ml) bei Woche 8 bei 14 von 20 Patienten, bei Woche 12 in 8 von 12 Patienten und bei Woche 20 in 5 von 8 Patienten. Die HIV-RNA im Liquor nach 3 - 8 Wochen Behandlung sank um 1,2 log10 bei 5 Patienten (Kost, Poster 363).

FddA (Iodenosine) ist ein neuer NRTI mit guter Wirksamkeit bei bestehenden NRTI-Kreuzresistenzen und wird 2 x täglich gegeben (Welles, Poster 651). **FTC** ist ebenfalls ein NRTI (Triangel Pharmaceutical) mit einer 3- bis 10-fachen Aktivität im Vergleich zu 3TC, der häufigsten Resistenz M184V FTC und einer Dosierung von 2x25 mg/die bis 1x200 mg/die. Ein weiteres Präparat ist **BCH-10652** mit guter Aktivität bei 3TC-Resistenz und guter Liquorgängigkeit.

Ein weiteres Medikament ist **Adefovir Dipivoxil** (bis-POM PMEA, Preveon™) ein Nukleotidanalogon von Gilead. Es wird intrazellulär schnell zu Adefovir (ADV) umgewandelt und hat eine Aktivität gegen Retroviren, Herpesviren und Hepadnaviren. Hauptresistenzpunkte sind K65R, T69D, K70E. Die intrazelluläre Halbwertszeit beträgt zwischen 16 und 18 Stunden. Hauptnebenwirkungen sind Übelkeit, Durchfälle, Kreatinin- und Leberwerterhöhung.

Der neue NNRTI **Efavirenz** (Sustiva™, DMP266) wird einmal täglich gegeben, ist hochwirksam und reduziert die Plasma-RNA in Kombination mit IDV um 2,5 log10 bei Woche 60 (Kahn, Poster 692). In Kombination mit AZT und 3TC führt es nach 16 Wochen bei 59 % der Patienten zu nicht mehr nachweisbaren Virusspiegeln im ultrasensitiven RNA-Nachweis bei einer Dosierung von 600 mg. (Haas, Poster 698). Die häufigsten Einzelresistenzen unter Efavirenztherapie waren L100I/K103N, bei letzterer traten Kreuzreaktionen gegen alle NNRTI auf (Jeffrey, Poster 702). Häufigste Nebenwirkung ist Kopfschmerz, die Metabolisierung erfolgt über die CYP3A4-Isoenzyme.

MKC-442 ein neuer NNRTI hat eine IC50 von 1.5 nmol und K103N Hauptresistenz.

Der Proteinaseinhibitor **Amprenavir** (141W94, VX-478) hat als Hauptresistenzpunkte I50V, M46I, I47V, I54V, I84V. Die Aufnahme ist unabhängig von der Nahrungaufnahme, die Metabolisierung erfolgt über die CYP3A4-Isoenzyme. Amprenavir wurde in Kombination mit den Proteaseinhibitoren SQV, IDV und NFV getestet bei Patienten über 200/μl CD4-Zellen und eine Viruslast über 10 000 Kopien/ml. Am wirksamsten war dabei die Kombination von Amprenavir/IDV und von Amprenavir/AZT/3TC. An Nebenwirkungen traten periorale Dysästhesien auf (Eron, Vortrag).

Hauptresistenzpunkte des Proteinaseinhibitors **ABT378** sind K20R, E35D und A71V. ABT378 ist 10 mal potenter als Ritonavir und auch aktiv bei proteaseinhibitorresistenten Virusmutanten. Die Aufnahme erfolgt unabhängig von der Nahrungsaufnahme, die Metabolisierung über die CYP3A-Isoenzyme. Bei 25 gesunden Freiwilligen wurde die Verträglichkeit von ABT378 mit Ritonavir geprüft. Hauptnebenwirkungen waren Durchfälle, eine geringgradige Erhöhung der Triglyceride und des TSH (Lal, Poster 647).

Resistenzen von **PNU-140690** sind L10I, K20R, I62V, L63A und A79V, von **PD-178390** hauptsächlich L10I. Parke-Davis stellt einen neuen Nicht-Peptid-Proteinaseinhibitor vor (PD178390) mit langer Halbwertszeit (Domagala, Poster 638) ohne Kreuzresistenz zu den z. Zt. erhältlichen Proteinaseinhibitoren (Sharmeen, Poster 637).

Zu den CXCR4-Antagonisten gehören AMD3100, T22, SDF-1-Analog. Der Fusininhibitor T-20 senkt nach 1 bis 2 Wochen die HIV-RNA um 1,2 log10. Dezobe führte eine Phase I-Studie mit einem Fusioninhibitor (FP-21399) durch.

Weitere Ansatzpunkte stellen Integraseinhibitoren dar (DFQA, DCTA). Von Parke-Davis wurde ein Quinolon (PD176931) mit Integraseinhibitor-Aktivität entwickelt (Gogliotti, Poster 641).

Ein neuer Ansatzpunkt sind HIV-1 Nukleokapsid-Zink-Finger-Inhibitoren. Bei Patienten mit Helferzellzahlen über 500/µl ergab die Zugabe von rekombinanten IL-12 in vitro eine Erhöhung der HIV-spezifischen zytotoxischen T-Zell-Aktivität (Joung, Poster 600). Looney berichtet von einem Phase I-Versuch von einer T-Zell-Ribozym-Gentherapie bei 3 HIV-positiven Patienten (Poster 614).

Opportunistische Infektionen/Neoplasien

Die HIV-RNA ist ein prognostischer Parameter für das Auftreten von PCP, CMV- und MAI-Infektionen. Die PCP tritt signifikant häufiger bei über 30 000 Kopien/ml auf, CMV und MAI bei über 60 000 Kopien/ml (Lyles, Vortrag). Am San Francisco General Hospital sanken die Erkrankungen von CMV, PCP, MAI und Kryptokokkose zwischen 1996 und 1997 um mehr als 50 % (Holtzer, Poster 183). Am wenigsten fallen die Erkrankungszahlen für die progressiver multifokaler Leukoenzephalopathie (PML), HIV-Enzephalopathie und die malignen Lymphome. Tuberkulose und zerebrale Toxoplasmose zeigen einen geringergradigen Abfall (Costagliola, Poster 182).

Nach einer erfolgreichen Proteinaseinhibitor-Therapie und Anstieg der CD4-Lymphozyten kann eine Beendigung der CMV- oder MAI-Therapie versucht werden. Weniger opportunistische Infektionen, insbesondere CMV, MAI und Kryptosporidiose werden beobachtet, wenn die CD4-Zellen >200/µl und die Proteinaseinhibitoren früh eingesetzt wurden (Currier, Vortrag). Bei Patienten, die mit Proteinaseinhibitoren erfolgreich behandelt werden, kann die Azol-Medikation bzgl. der Prophylaxe der oralen Candidose abgesetzt werden (Gripshover, Poster 489). Bei Versagen der antiretroviralen Therapie in Bezug auf die Viruslast fallen bei den meisten Patienten die CD4-Zellen nicht wieder ab. Ebenso kommt es nicht zu einem Anstieg von CMV/MAI-Infektionen (Deeks, Poster 419).

Miralles zeigte bei 13 Patienten mit progressiver multifokaler Leukoenzephalopathie eine längere Überlebensrate bei Verwendung von Proteinaseinhibitoren (Miralles, Poster 464).

Monticelli beschrieb 18 Patienten mit Kaposi Sarkom, die auf eine antiretrovirale Therapie mit einer Verbesserung des Kaposi Sarkoms reagierten (Monticelli, Poster 434). Beim Kaposi Sarkom werden z. Zt. geprüft 9cRA, Il-2, Il-12, antiretrovirale Kombinationstherapie, TNP470 und PDGF-Inhibitoren (Feigal, Vortrag). Gehäuft wird KSHV (HHV-8) gefunden bei gleichzeitigen STD. Der Nachweis von KSHV steigt mit der Anzahl der sexuellen Partner (Ganem, Vortrag).

Zervixkarzinome bei HIV-Infektionen werden signifikant erhöht bei HIV-RNA Werten über 10 000 Kopien/ml gefunden (Luque, Vortrag).

Sonstiges

Meta-Analyse von 15038 Patienten aus 15 Studien zeigte, daß eine erhöhte CD4-Zellzahl und eine verminderte HIV-1 RNA mit einem kleineren Risiko der klinischen Progression verbunden ist (DeMasi, Poster 220). In einer anderen Studie konnte nachgewiesen werden, daß die HIV-RNA-Bestimmung signifikant besser mit der Klinik assoziert ist, als die CD4-Bestimmung nach 10 und 12 Monaten (Haubrich, Vortrag).

Bei 127 HIV-Expositionen (96 % durch sexuellen Kontakt) wurde in 66 % (18 Fällen) eine Postexpositionstherapie durchgeführt (14 x Zweifachtherapie, 4 x Dreifachtherapie). Bislang kam es zu keiner HIV-Infektion (Bouvet, Poster 136).

Bei einem 38-jährigen homosexuellen Patienten wurde 13 Tage nach einer orogenitalen Exposition eine antiretrovirale Therapie für 6 Monate begonnen. 35 Tage nach Absetzen dieser Therapie entwikkelte der Patient ein Syndrom der akuten HIV-Infektion (Daar, Poster 588).

Hecht zeigte, daß bei Patienten mit guten Compliance doppelt so häufig der Virusnachweis negativ ist wie bei Patienten, die weniger als 80 % der Medikamente einnehmen (Hecht, Poster 151).

Die stationäre Behandlung durch „HIV-erfahrene Ärzte" ergibt eine Kostenersparnis um 30% bis 40 % (Brown, Poster 202).

In der Schwangerschaft wird die Kombinationstherapie von AZT und 3TC gut vertragen. Am häufigsten tritt postpartal als Nebenwirkung beim Kind eine Anämie auf. In den Jahren 1994 und 1995 nahmen in der USA ca. 50 % der schwangeren HIV-positiven Mütter AZT ein. Dadurch reduzierte sich die Transmissionsrate von 25% auf 8 % (Eriksen, Poster 235).

Abkürzungen

Arzneimittel/Medikamente

Abkürzung	INN	Handelspräparat
AZT	Zidovudine	Retrovir[x]
3TC	Lamivudine	Epivir[x]
DDI	Didanosine	Videx[x]
D4T	Stavudine	Zerit[x]
IDV	Indinavir	Crixivan[x]
RTV	Ritonavir	Norvir[x]
SQV	Saquinavir	Invirase[x] (hgc-Hartgelatinekapsel) Fortovase[x] (sgc-Softgelatinekapsel)
NFV	Nelfinavir	Viracept[x]
NVR	Nevirapine	Viramune[x]
DLV	Delavirdine	Resriptor[x]
ZDV	Zidovudine	Retrovir[x]
HU	Hydroxyurea	Litalir[x]

Sonstige

Abkürzung	Definition
NRTI	Nukleosid Reverse Transkriptaseinhibitor
NNRTI	Nicht Nukleosid Reverse Transkriptaseinhibitor

Sachverzeichnis

A

Abacavir III.A8
Acarus scabeii (Scabies) VII.A4
Aciclovir (Zovirax) V.CD
Adenofovir Dipivoxil III.A8
Adressenverzeichnis XI
Aids-Demenz-Komplex (ADS / HIV-
 Enzephalopathie) V.N, VII.B1a, VII.J
Aids-Fälle I.A2
Aids-Hilfen XI.C
Aids-Organisationen, internationale XI.H
Aids-Phobie VII.J
Albendazol (Eskazole) V.J
Alkohol VII.I
Allopurinol (Zyloric) V.H
Ambisome (Liposomales Ampho B) V.K
Ambulanzen XI
Ampho-Moronal V.B
Amphotericin B V.B, V.K, V.L
Ancotil (Flucytosin) V.K, V.L
Antikörpernachweis II.B1
antiretrovirale Therapie III.A1
Antisense-Moleküle III.A10
Aphthen VII.A4
AR 177 III.A8
Arzneimittelexanthem VII.A4
Aspergillose V.K
Aspergillus fumigatus V.K

Atovaquon (Wellvone) V.F, V.G
Augenaffektionen VII.C
Azithromycin (Zithromax) V.J
AZT (Retrovir) III.A3-A4

B

Bakterien, Dermatologie VII.A2
bDNA II.D4
Behandlungsgruppen II.D3
Beratungsstellen XI
– Deutschland XI.C
– International XI.H
– Österreich XI.F
– Schweiz XI.G

C

Candida-Infektionen V.B, IX
– orale Candidose IX
Cannabis VII.I
Capsid I.B1
CCR-5 I.B2, III.A10
CD4-Rezeptor III.A10
CD4-Zellen I.B2
CDC-Klassifikation (1993) II.A
Chemokine III.A10
Cidofovir (Vistide) V.E
Ciprofloxacin (Ciprobay) V.H, V.I
Clarithromycin (Mavid) V.I

Clindamycin (Sobelin) V.G
CMV-(Cytomegalievirus)-Infektionen V.E
– CMV-Myeloradikulitis VII.B2b
– CMV-Retinitis VII.C, IX
Combivir (Lamivudin + Zidovudin) III.A4
Core I.B1
Cotrimoxacol (Eusaprim) V.F, V.G
Crixivan (Indinavir) III.A4
Cryptococcus neoformans V.L
Cryptospirodium parvum V.J
CXCR4 I.B2, III.A10
Cycloserine (D-Cycloserin) V.H
Cymeven (Ganciclovir) V.E
Cytomegalievirus-Infektionen (siehe CMV)

D

D-Cycloserin (Cycloserine) V.H
Dapson V.F, V.G
Daraprim (Pyrimethamin) V.G
Depressionen VII.J
dermatologische Manifestationen VII.A1
– Bakterien VII.A2
– Pilze VII.A3
– sonstige VII.A4
Deutschland
– Beratungsstellen XI.C
– Epidemiologie I.A2
Diagnostik II.A

Didanosin (Videx) III.A4
Diflucan (Fluconazol) V.B, V.L
Diphenoxylat (Reasec) V.J
Dipivoxil (Adenofovir Dipivoxil) III.A8
bDNA II.D4
Dosisrichtlinien bei Kindern VII.D4
Drogen VII.I
Drogenkonsumenten VII.H1-H6

E
Einhundert
- *141W94 / VX 478* III.A8
- *1592U89* III.A8
Einschleusung I.B2
Eintritts-Inhibitoren I.B2
Ektebin (Protionamid) V.H
Ekzem, seborrhoisches VII.A4
ELISA-Test II.B1
EMB-Fatol (Ethambutol) VI
env I.B1
Enzephalopathie, AIDS-Demenz-Komplex (HIV-Enzephalopathie) V.N, VII.B1a
Enzyme I.B1
Epidemiologie I.A1, I.A2
- Deutschland I.A2
- Weltweit I.A1
Epivir (Lamivudin) III.A3-A4
Eradikation III.A11
Ernährung VII.I, VII.M
- HIV-Medikamente und Ernährung VII.M5
- Mangelernährung VII.M1

Ernährungstherapie VII.M2
Eskazole (Albendazol) V.J
Ethambutol (EMB-Fatol) V.H, V.I
Eusaprim (Cotrimoxacol) V.F, V.G
Evavirenz (Sustiva) III.A8
Exiccationsekzem IX

F
Famciclovir (Famvir) V.C, V.D
Fieber und Gewichtsverlust VI.A
Fluconazol (Diflucan) V.B, V.L
Flucytosin (Ancotil) V.K, V.L
Folinsäure (Ribofolin) V.G
Fortovase (Saquinavirbase) III.A4
Foscarnet (Foscavir) V.C, V.E
Fusin I.B2

G
gag I.B1
Ganciclovir (Cymeven) V.E
gastrointestinaler Symptomenkomplex VI.B
GEM 91 III.A8
Gewichtsverlust VI.A
Gingivitis VII.F
gp41 I.B1
gp120 I.B1
- Hüllprotein I.B2
GS840 III.A8
Guillain-Barré-Syndrom (Polyradikulitis) VII.B2a

H
Haarleukoplakie, orale V.A, IX
Hausarzt, Rolle des VIII
Haustiere VII.I
HBY 097 III.A8
Heimtest II.B2
Herpes simplex-Infektionen V.C
- „human herpes virus" V.O
Herpes zoster IX
Hexobion (Pyridoxin) V.H
HIV-0 I.B5
HIV-1 I.B5
HIV-2 I.B5
HIV-Enzephalopathie (AIDS-Demenz-Komplex) V.N, VII.B1a
HIV-Infektionen bei Kindern VII.D
HIV-Subtypen I.B5
HIV-Tests II.B1
Hivid (Zalcitabin) III.A4
HNO-Manifestationen VII.E1-E3
Hülle I.B1
„human herpes virus" V.O
Humatin (Paromomycin) V.J
Hydroxyurea III.A10
Hyperpigmentierung VII.A4

I
Ichthyosis (Xerosis) VII.A4
Immunglobuline III.A12
Imodium (Loperamid) V.J
Impfschutz VII.G
Indinavir (Crixivan) III.A4

Infektionsverlauf   I.C1
Integrase-Inhibitoren   I.B2
Interleukin 2 (IL-2)   III.A10
internationale AIDS-Organisationen   XI.H
Invirase (Saquinavir)   III.A4
Isoniazid (Isozid)   V.H
Itraconazol (Sempera)   V.B, V.K, V.L

J
JC-Virus   VII.B1e

K
Kaposi-Sarkom (KS)   V.O, VII.A4, IX
Kinder, HIV-Infektionen bei   VII.D
– Dosisrichtlinien   VII.D4
klinischer Verlauf   I.C1
Krankheitsbilder   V.A
Kryptokokken-Meningitis   VII.B1c
Kryptokokkose   V.L
Kryptosporidiosen   V.J

L
Laboruntersuchungen   II.D
Laborverlauf   I.C2
Lamivudin   III.A4
– Combivir   III.A4
– Epivir   III.A4
Leukenzephalopathie, progressive
   multifokale (PML)   VII.B1e, IX
Liposomales Ampho B (Ambisome)   V.K
Literaturliste   X
Loperamid (Imodium)   V.J

Lovirid   III.A8
Lymphome   V.P, IX
– ZNS-Lymphom   VII.B1d

M
Makrophagen   I.B2
Mangelernährung   VII.M1, VII.M3
– medikamentöse Therapie   VII.M3
Matrix   I.B1
Mavid (Clarithromycin)   VI
Meningitis, Kryptokokken-Meningitis
   VII.B1c
Methadon   VII.H2-H5
Mikrosporidiose   VII.C
Mollusca contagiosa   IX
Mucofalk (Plantagoafra)   V.J
Mundhöhle   VII.E5
Mutationen   III.B1-B2
Mycobutin (Rifabutin)   V.I
Myelopathie   VII.B2a
Myeloradikulitis, CMV-Myeloradikulitis
   VII.B2b
Mykobakteriose (Mykobakterium / Myk.)
   V.H, IX
– atypische   V.I, IX
– Myk. africanum   V.H
– Myk. avium complex   V.I
– Myk. bovis   V.H
– Myk. tuberculosis   V.H
Myopathie, HIV-assoziierte   VII.B3a

N
Nachweis
– Antikörpernachweis   II.B1
– Virusnachweis   II.B1
Nadelstichveretzungen   II.A14
NASBA   II.D4
Nasen- und Nasennebenhöhlen   VII.E4
Nelfinavir (Viracept)   III.A4
Neugeborene   VII.D1
neurologisch-psychiatrischer Symptomen
   komplex   VI.D
Nevirapin (Viramune)   III.A4
Nikotin   VII.I
NNRTI (Nicht-Nukleosidale Reverse
   Transkriptasehemmer)   III.A7
Norvir (Ritonavir)   III.A4
NRTI (Nukleosidale Reverse
   Transkriptasehemmer)   III.A5
Nystatin   V.B

O
Octreotid (Sandostatin)   V.J
Ohrerkrankungen   VII.E1-E3
ophthalmologischer Symptomenkomplex
   VI.E
Österreich   XI.F

P
p17   I.B1
p24   I.B1
p7(9)   I.B1
Papular eruption of AIDS   VII.A4

Paradontosis VII.F
Paromomycin (Humatin) V.J
PcP (Pneumocystis carinii-Pneumonie) V.F
PCR („polymerase chain reaction") II.B1
- Q-PCR II.D4
Pentacarinar (Pentamidin) V.F
Petechien VII.A4
Pflegestufe VII.N
Pflegeversicherung VII.N
Pharynx VII.E6-E7
Phobie, AIDS-Phobie VII.J
Pilze VII.A3
Plantagoafra (Mucofalk) V.J
PML (progressive multifokale Leukenzephalopathie) VII.B1e, IX
PMPA III.A8
Pneumocystis carinii-Pneumonie (PcP) V.F, VII.C, IX
pol I.B1
Polyneuropathie VII.B2b
Polyradikulitis (*Guillain-Barré*-Syndrom) VII.B2a
Protease I.B1-B2
Proteasehemmer III.A6
- Plasmakonzentrationsbestimmung III.A6
Proteaseinhibitoren I.B2
Protionamid (Ektebin) V.H
Psoriasis vulgaris VII.A4, IX
psychiatrische Krankheitsbilder VII.J
psychische Krisen VII.I
Psychosen VII.J

Psychotherapie VII.K
pulmonaler Symptomenkomplex VI.C
Purpura VII.A4
Pyrazinamid (Pyrafat) V.H
Pyridoxin (Hexobion) V.H
Pyrimethamin (Daraprim) V.G

Q
Q-PCR II.D4

R
R89439 III.A8
RANTES III.A10
Reasec (Diphenoxylat) V.J
Reisen VII.I
Rescriptor III.A4
Resistenzbestimmung II.D4
- genotypische II.D4
- phänotypische II.D4
Resistenzentwicklung III.B
Retinanekrose VII.C
Retinitis, CMV-Retinitis IX
Reverse Transkriptase I.B1
- Inhibitoren I.B2
Ribofolin (Folinsäure) V.G
Ribozyme III.A10
Richtlinien, deutsch-österreichische XII.A
Rifa (Rifampicin) V.H
Rifabutin (Mycobutin) V.I
Rifampicin (Rifa) V.H
Ritonavir (Norvir) III.A4
RNS I.B1

S
Sandostatin (Octreotid) V.J
Saquinavir (Invirase) III.A4
Saquinavirbase (Fortovase) III.A4
Säuglinge VII.D1
Scabies (Acarus scabeii) VII.A4
schizophrene Psychosen VII.J
Schmerztherapie VII.L
Schwangerschaft IIIA.13
Schweiz XI.G
Schwerpunktpraxen XI
seborrhoisches Ekzem VII.A4
Sempera (Itraconazol) V.B, V.K, V.L
Sexualität VII.I
Sicca-Syndrom VII.C
Sobelin (Clindamycin) V.G
Spezialpflegedienste XI.D
Spiramycin (Rovamycine) V.J
Sport VII.I
Stomatitis VII.F
Streptomycin (Streptomycin-Hefa) V.H
Streß VII.I
Strukturproteine I.B1
Substitution VII.H6
Subtypen I.B5
Suizidalität VII.J
Sulfadiazin (Sulfadiazin-Heyl) V.G
Sustiva, Efavirenz III.A8
Symptomenkomplexe VI.B
- gastrointestinal VI.B
- neurologisch-psychiatrisch VI.D
- ophthalmologisch VI.E

– pulmonal   VI.C
Syndrome
– *Guillain-Barré-*   VII.B2a
– *Sicca-*   VII.C
– Wasting-   V.M

T
Test(s)
– Beratung   II.B3
– ELISA-Test   II.B1
– Heimtest   II.B2
– HIV-Tests   II.B1
– Laboruntersuchungen   II.D
– Resistenzbestimmung   II.D4
– Teststandard   II.B1
– Viruslastbestimmung   II.D3
– Western Blot   II.B1
Therapie, antiretrovirale   III.A1
Therapieformen, komplementäre   IV
Tinctura opii   V.J
Toxoplasmose, zerebrale (Toxoplasma
   gondii)   V.G, VII.B1b, VII.C, IX
Transkriptase, Reverse (*siehe auch*
   Reverse T.)   I.B1-B2
Transkriptasehemmer   III.A5, III.A7
– Nicht-Nukleosidale Reverse (NNRTI)
   III.A7
– Nukleosidale Reverse (NRTI)   III.A5
tropenmedizinische Institutionen   XI.E
Tuberkulose   V.H
Tumoren   V.P, V.Q

U
Übertragung   I.B4
Untersuchungen, Labor   II.D

V
Vakzination   III.A9
Valaciclovir (Valtrex)   V.C, V.D
Varizella-Zoster-Infektionen   V.D
Verbände   XI.B
Verlauf   I.C1-C2
– Infektionsverlauf   I.C1
– klinischer   I.C1
– Laborverlauf   I.C2
Vermehrung   I.B2
Verrucae   IX
Versicherung, Pflegeversicherung   VII.N
Videx (Didanosin)   III.A4
Viracept (Nelfinavir)   III.A4
Viramune (Nevirapin)   III.A4
Virus   I.B1, VII.A1
– Aufbau   I.B1
– Nachweis   II.B1
Viruslast   III.A1
– Bestimmung   II.D3
Vistide (Cidofovir)   V.E
VX 478 / 141W94   III.A8

W
Wellvone (Atovaquon)   V.F, V.G
Western Blot   II.B1
Wirkverlust   III.B

X
Xerosis (Ichthyosis)   VII.A4

Z
Zahnkomplikationen   VII.F
Zalcitabin (Hivid)   III.A4
zerebrale Erkrankungen   VII.B1a
– Toxoplasmose, zerebrale   V.G, VII.B1b,
   IX
Zerit (Stavudin)   III.A4
Zidovudin (Retrovir)   III.A4
Zielzellen   I.B3
Zimmerpflanzen   VII.I
Zintevir   III.A8
Zithromax (Azithromycin)   V.J
ZNS-Lymphom   VII.B1d
Zovirax (Aciclovir)   V.C-D
Zyloric (Allopurinol)   V.H

GENF Welt-AIDS-Kongress 1998*

Zwei Jahre nach Vancouver ist Ernüchterung eingetreten. Nach neuesten Daten ist die Eradikation des HI-Virus nicht möglich. Andererseits hat man aber die Gewißheit darüber, daß eine antiretrovirale Therapie sinnvoll ist.

Die Suche nach einem Impfstoff geht zwar weiter, aber eine Lösung ist auch weiterhin nicht in Sicht.

Weltweit geht man von etwa 30 Millionen HIV-Infizierten aus. Davon leben 90% in der 3. Welt.

Hier sind die Industrienationen gefordert, Konzepte zu entwickeln, um etwas gegen die Pandemie zu tun.

Proteasehemmer sind zwar potent, die Langzeitnebenwirkungen wie Fettpolsteransammlung an Bauch und Hüften sind jedoch nicht zu unterschätzen.

Mit Abacavir und DMP 266 stehen in Zukunft zwei Substanzen zur Verfügung, die den Einstieg in die Therapie wesentlich erleichtern können (Dreifachkombinationen mit vier Tabletten pro Tag in Kombination mit Combivir). Die Effektivität solcher Kombinationen ist mit der Effektivität PI-haltiger Kombinationen vergleichbar. Fraglich ist lediglich, ob auch im Lymphknoten ähnliche Erfolge wie im Plasma erzielt werden können. Hier fehlen bisher Daten.

Resistenzuntersuchungen werden zunehmend als möglicherweise sinnvolle Hilfe gesehen, allerdings besteht noch keine Klarheit darüber, was wann sinnvoll ist.

Abacavir:

Die effektive Kombination von drei Nukleosidanaloga scheint möglich, die Daten von Fischl et al. sind denen der AVANTI 2 und 3 und der DMP 266-006-Studien vergleichbar (Montaner, plenary session). 72-Wochen-Daten für die Kombination von ABC/3TC/AZT wurden vorgestellt (Staszewski et al.).

Abacavir weist ein günstiges Resistenzprofil auf (Lanier et al.); die Zahl der vor Beginn der Therapie vorhandenen Mutationen entscheidet über den Therapieerfolg.

Die Kombination von ABC mit den verfügbaren PIs führt bei nicht-vorbehandelten Patienten zu einer Senkung der VL um bis zu 2,55 log-Stufen; die Mehrzahl der Patienten liegt unter der NWG von 50 Kopien (Kelleher et al.); ein Trend zur Normalisierung der Immunfunktion war zu beobachten (Kelleher et al.).

Erste Phase-III-Daten zum Einsatz bei vorbehandelten Kindern sehen erfolgversprechend aus (van Dyke et al.; Danehower et al.).

Trotz der eher enttäuschenden Ergebnisse der ADC-Studie spricht vieles dafür, daß ABC im ZNS wirkt. So wurde im Tierversuch die Ausbreitung der HIV-Infektion im ZNS positiv beeinflußt (Limoges et al.), und ABC weist eine ausgezeichnete Penetration ins Hirngewebe auf (Thomas et al.).

Abacavir ist in den USA, Kanada und der EU zur Zulassung eingereicht. Der Handelsname wird Ziagen lauten.

* Die Namen in Klammern benennen Referenten zu den jeweiligen Themen des Genfer Meetings

Amprenavir:

Erwähnenswert sind in erster Linie die Daten von Bart. Die Kombination von Abacavir und Amprenavir führt nach einer 24wöchigen Therapie zur Normalisierung der CD4/CD8-Ratio bei nicht-vorbehandelten Patienten.

Die I50V-Mutation ist für eine Resistenzentwicklung gegenüber Amprenavir in vivo und in vitro entscheidend (Tisdale et al.).

Efavirenz:

Nicht-Nukleosidaler Reverse Transkriptase-Hemmer (NNRTI). In Amerika ist die Zulassung unter dem Namen Sustiva eingereicht. Einmal tägliche Einnahme (3 x 200mg).

In der DMP 266-06 Studie stellt sich die Kombination EFV/3TC/AZT als effektive Therapie dar, die genau so potent ist wie die Therapie mit Proteaseinhibitoren, jedoch mit einem einfacheren Einnahmemodus (Staszewski et al.).

Im Liquor wurden EFV-Konzentrationen gemessen, so daß eine zusätzliche Substanz zur Verfügung steht, die die Blut/Hirnschranke passiert.

Hydroxyurea:

Inhibiert HIV-1 indirekt durch Bindung an zelluläres Protein. Wirkt synergistisch in Kombination mit Nukleosidanaloga insbesondere mit DDI. Nach 24 Wochen Kombinationsbehandlung mit HU/D4T/DDI war bei 80% der Patienten die Viruslast unter der Nachweisgrenze (Lupo et al.).

Interleukin 2:

Zytokin, welches die Differenzierung und Proliferation von Lymphozyten reguliert.

Anstieg der CD4-Zellzahl bei asymptomatischen HIV-Patienten in Kombination mit Nukleosidanaloga (Levy et al.)

Einnahmehinweise für Medikamente zur antiretroviralen Therapie (in alphabetischer Reihenfolge)

Name, (Freiname) Darreichungsform	Einnahmeintervall, Dosierung	Einnahmehinweise	Seitenverweis
Combivir® (Lamivudin + Zidovudin) Tbl. zu 150 mg + 300 mg	2 x tgl. 1 Tbl.	keine	III A5
Crixivan® (Indinavir) Kps. zu 200 u. 400 mg	3 x tgl. (8-stdl.) 800 mg	nüchtern bis 1 Std. vor den Mahlzeiten; möglich ist die Einnahme mit einer leichten, **fettfreien** Mahlzeit; auf ausreichende Flüssigkeitszufuhr achten (2– 3 Liter pro Tag)!	III A6
Epivir® (Lamivudin) Tbl. zu 150 mg	2 x tgl. (12-stdl.) 150 mg	keine	III A5
Fortovase™ (Saquinavirbase) Kps. zu 200 mg	3 x tgl. (8-stdl.) 1200 mg	siehe Invirase	III A6
Hivid® (Zalcitabin) Tbl. zu 0,375 u. 0,75 mg	3 x tgl. (8-stdl.) 0,375 – 0,75 mg	nüchtern, mind. 30 Min. vor den Mahlzeiten	III A5
Invirase® (Saquinavir) Kps. zu 200 mg	3 x tgl. (8-stdl.) 600 mg	unmittelbar bis zwei Std. nach den Mahlzeiten, Grapefruitsaft verbessert die Aufnahme!	III A6
Norvir® (Ritonavir) Kps. zu 100 mg	2 x tgl. (12-stdl.) 600 mg	zu den Mahlzeiten, **Therapie einschleichend beginnen:** 1. Tag 2 x 300 mg, 2. und 3. Tag 2 x 400 mg, 4. Tag 2 x 500 mg, dann 2 x 600 mg	III A6
Rescriptor™ (Delarvidine)	3 x tgl. (8-stdl.) 400 mg	in mind. 75 ml Wasser (Cola oder Orangensaft) auflösen	III A7
Retrovir® (Zidovudin) Kps. zu 100 u. 250 mg	2 x tgl. (12-stdl.) 250 mg	keine	III A5
Videx® (Didanosin) Tbl. zu 50 u. 100 mg	2 x tgl. (12-stdl.) 100 – 200 mg oder 1 x tgl. 300 mg	mind. 30 Minuten vor den Mahlzeiten; es müssen pro Einzelgabe **immer 2 Tbl.** sein; zerkauen oder in ca. 30 ml Wasser auflösen (zur Geschmacksverbesserung ist klarer Apfelsaft erlaubt – 15 ml Saft und 15 ml Wasser)	III A5
Viracept® (Nelfinavir) Kps. zu 250 mg	3 x tgl. (8-stdl.) 750 mg	zu den Mahlzeiten; zur Einnahme sollte immer eine Kleinigkeit gegessen werden!	III A6
Viramune® (Nevirapin) Kps. zu 200 mg	2 x tgl. (12-stdl.) 200 mg	**Therapie einschleichend beginnen:** 14 Tage 1 x 200 mg, dann 2 x 200 mg, sonst keine Hinweise	III A7
Zerit® (Stavudin) Kps. zu 15, 20, 30, 40 mg	2 x tgl. (12-stdl.) 15 – 40 mg	keine	III A6

Bei Kombination mehrerer Medikamente sind andere Dosierungen möglich (siehe Seitenverweise)

If you have any concerns about our products,
you can contact us on
ProductSafety@springernature.com

In case Publisher is established outside the EU,
the EU authorized representative is:
Springer Nature Customer Service Center GmbH
Europaplatz 3, 69115 Heidelberg, Germany

Printed by Libri Plureos GmbH
in Hamburg, Germany

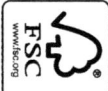

MIX
Papier aus verantwortungsvollen Quellen
Paper from responsible sources
FSC® C105338